褥瘡の
リハビリテーション医療

―― 予防 治療 ケア の実際 ――

監修｜寺師浩人

編著｜杉元雅晴　日髙正巳　吉川義之

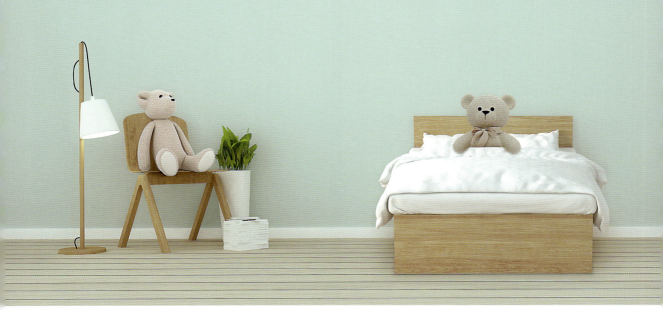

Pressure Injury Management
Based on the Concept of Rehabilitation

照林社

序言

　待ちに待った書籍『褥瘡のリハビリテーション医療』が発刊されます。褥瘡、とりわけ物理療法に力を入れてこられた杉元雅晴・編著者代表の渾身の一冊と言えます。日本褥瘡学会が発足し、今年で第 26 回目の学術集会が姫路市で開かれ、理学療法士として初めて日髙正巳教授（兵庫医科大学 リハビリテーション学部）が主催します。ようやくか、という思いです。

　わたしの、形成外科医（創傷外科医）としての、理学療法士である杉元氏との接点は、本来わたしが考えていた「理学療法士＝歩行」という分野ではありません。褥瘡や下肢慢性創傷患者を取り巻く創傷ケアのみならず、より広い範囲のリハビリテーション＝社会復帰という分野でした。最初に出会った頃の杉元氏との会話の中で衝撃的だったのは、「創傷被覆材の超音波透過率に関する研究」でした。わたしの創傷ケア分野の中の物理療法との接点です。理学療法士が「創傷からの滲出液のことを考え、創傷被覆材を用いた超音波療法を模索している」ことへの驚きでした。2002 年頃だったと思います。当時、杉元氏は、神戸大学大学院保健学研究科所属でしたので、そのうち神戸大学医学部附属病院形成外科の「褥瘡・難治性潰瘍外来」に毎週木曜日午後に来られるようになりました。当時の患者数は 60 人くらいで、多くの「難治性潰瘍患者へのリハビリテーションとは」を、わたしは学ぶことになります。現在も杉元氏の 3 人のお弟子さんで本書の執筆者でもあります前重伯壮氏、吉川義之氏、植村弥希子氏が交代で来てくれています。

　さて、日本褥瘡学会学術集会は、毎年 5,000 人を超える多分野医療者の参加があり、理学療法士と作業療法士が 150～250 人ほど参加しています。全体の中では決して多い人数ではありませんが、当初は数十人規模の参加者であったところが、第 16 回（2016 年）頃から参加者が増えてきました。杉元氏が会長（日髙氏が事務局長）をされた第 6 回（2009 年 3 月 8 日）日本褥瘡学会近畿地方会では、これまで最高の 836 人（非会員 228 人）の参加がございました。この記録は近畿地方会では今も破られていません。このときのテーマは「褥瘡ケアと静から動へのリハビリテーション」でした。わたしたちが、褥瘡を「静」の中で捉えてきた間違った見方を「動」つまり社会復帰させる道へといかに導くかがじわじわと浸透してきたのだと捉えています。

　本書の第 1 章と第 2 章では、「褥瘡学・褥瘡ケア」の基本が述べられています。第 3 章から理学療法士を中心に「動」のリハビリテーション（＝社会復帰）への導きが現れてきます。

超高齢化社会を迎え、今後多くの褥瘡ケア・予防を必要とされる方々が増えます。よりよい医療・介護を統括した福祉国家確立のために、また多くの方々への well-being のために、さまざまな方面へ目を向けたリハビリテーション領域の活躍が期待されます。「動」の観点での褥瘡ケア・予防の分野において、多くの理学療法士・作業療法士の方々が本書を携え多方面で活躍されることを願いますし、さらに「動」の観点を持ち合わせていない他医療者にも一読していただきたい一冊です。

2024 年 7 月

神戸大学大学院医学研究科 形成外科学 教授

寺師　浩人

編著者の言葉

　日本褥瘡学会が発会し25年が過ぎました。創傷管理に関する新しい知見により、褥瘡治療に最新の医療技術も活用されています。

　多くの医療者や患者に「リハビリテーション」という語句がなんとなく受け入れられてきました。専門領域を究めていってこそ、多岐にわたる専門職種も高度なチーム医療として治療技術を発揮します。インターディシプリナリ・アプローチ（interdisciplinary approach）はチーム医療には必要な理念だと信じています。そこで、本書ではチーム全体が一体化した（synchronize）意味を込め、「シン・メディカルチーム」となることを念願に編集しました。

　一般的に「リハビリテーション」は患者に向き合う理念で話されることもあり、意味が混沌としています。そのため、書籍としては曖昧な用語をできるかぎり明確に記述することに心がけました。

　リハビリテーション医療は、当事者の抱える障害像を把握し、運動や活動、物理療法を治療基盤とする「患者の生活を再建」する医療体系です。また、リハビリテーション医療は、「患者の主訴」だけでなく「患者の価値観に基づくニーズ（要求）」に重点を置きます。失った機能に執着しないで、残された機能を最大限に活かし、患者自身が人生の主人公として生きていくことを支援する医療です。これまで、脳梗塞、脊髄損傷、脳性麻痺などを治療対象としていました。これらの疾患の合併症として、褥瘡を併発していました。そのとき、リハビリテーション医は、褥瘡が日常生活活動を阻害（遅延）する因子にならないよう治療方針を立ててきました。

　本書では、リハビリテーション医療の専門職種である理学療法士（PT）、作業療法士（OT）、言語聴覚士（ST）の専門領域を明確にし、専門職種の技術を十分に活用できるように概説しています。これからも、基礎体力を養成するPTや生活行為を指導するOTの専門技術を見極めて、医師からの処方箋をお願いしたいと思います。

　これから障がい者が能力を獲得していくとき、リハビリテーション医療からの支援は必ず必要となるでしょう。しかし、私たちの職種は「リハビリ」とひとまとめに呼ばれ、それぞれの専門性が強調されなくなっています。今後、リハビリテーションという言葉は残っても、専門技術は失われてしまうかもしれません。専門職種が治療技術を発揮するには、それぞれの専門技術を患者に適切に提供していくことが必要です。患者にとって適切でない医療技術は、低い医療環境がつくりだす問題点であるという視点で編集をいたしました。

　本書を通じて神戸大学病院での基礎研究や臨床研修を経て、患者を通して得られた成果をまとめる機会に恵まれ感謝しています。

　これからも、より充実した内容に改訂していく所存であります。読者の忌憚のないご意見やご指摘を賜ることができれば幸いであります。

　2024年7月

編著者代表　杉元雅晴

CONTENTS

序言 ……………………………………………………………………… 寺師浩人 **(i)**

編著者の言葉 ………………………………………………………… 杉元雅晴 **(iii)**

第1章 褥瘡患者へのリハビリテーション医療

褥瘡ケアにおけるリハビリテーション医療の理念 ………… 杉元雅晴　**2**

医療専門職種としての期待 2 ／褥瘡の発生機序 4 ／褥瘡評価 5 ／運動・日常生活
活動に基づく治療体系 6 ／物理療法学に基づく治療体系 8

リハビリテーション医療にかかわる多職種の役割と連携 … 日高正巳　**10**

職種と役割 10 ／連携 13

第2章 褥瘡の病態像と治療過程

褥瘡の病態 ……………………………………………………… 内藤亜由美　**16**

褥瘡の定義 16 ／褥瘡発生のメカニズム 17 ／応力を理解する重要性 17 ／褥瘡発生
要因 18 ／褥瘡の病態 24 ／褥瘡が悪化、治癒遅延している場合に検討すべきこと 25

褥瘡の治癒過程 ………………………………………………… 門野岳史　**27**

浅い褥瘡の治癒過程 27 ／深い褥瘡の治癒過程 28

治療体系・治療コンセプト …………………………………… 櫻井　敦　**33**

乾燥、消毒の概念から湿潤療法へ 33 ／急性創傷と慢性創傷 34 ／急性創傷の治癒
過程：一次治癒と二次治癒 35 ／慢性創傷の特徴 35 ／Wound Bed Preparation
（創面環境調整：WBP）とTIME理論 37 ／TIMEの各項目への対策 38 ／進化する
TIME理論：TIMEからTIMERへ 44

第3章 褥瘡患者の評価方法

発生リスク要因の評価 ………………………………………… 石澤美保子　**50**

ブレーデンスケール 50 ／OHスケール 53 ／K式スケール 55 ／厚生労働省危険因
子評価票 58

褥瘡リスクアセスメントスケール結果からのプランニング … 植村弥希子　**61**

体圧分散マットレスの選定 61 ／体位変換の間隔 63 ／肌が湿潤している人への対
応 63

創の評価 ………………………………………………………… 片岡ひとみ　**64**

褥瘡の深達度評価 65 ／創の評価頻度 69 ／DESIGN-R®2020の採点方法 69 ／
DESIGN-R®2020評価の活用 74

創の評価結果からのプランニング………………………植村弥希子　77

褥瘡の発生要因 77 ／褥瘡の形状から可視化される外力 77 ／創面から可視化される外力 80

生活環境の評価① 静的座位姿勢での評価………………………飯坂真司　82

静的姿勢の評価 82

生活環境の評価② 動的座位姿勢での評価………………………小原謙一　91

車椅子利用の意義とその環境における褥瘡発生因子としての外力 91 ／褥瘡発生因子である外力に影響を与える車椅子上での座位姿勢 92 ／外力を増大させ得る車椅子駆動と動作環境の影響 95 ／車椅子利用時の動作環境の評価 101

第4章　褥瘡予防支援

姿勢管理・動作管理………………………土中伸樹　104

離床の重要性 104 ／ベッドの背上げ機能 105 ／ポジショニングの前に考えること＝おむつ 107 ／ポジショニングの本当の目的 108 ／体位変換とスモールチェンジ 109 ／間接法の方法 110 ／ポジショニングと重力の関係 112 ／間接的サポートを中心に 112 ／起き上がり動作→座位→移乗→駆動に必要な動作練習 114 ／スライディンググローブのひと工夫 118 ／重度な関節拘縮・筋緊張の軽減方法 118

褥瘡予防のための運動療法………………………吉川義之　122

関節可動域の維持・改善 122 ／筋組織の萎縮予防 125

福祉用具………………………永吉恭子　128

臥位に関する福祉用具 128 ／座位に関する福祉用具 134 ／移乗に関する福祉用具 139／人的環境による用具の選定 140

第5章　褥瘡に対するリハビリテーション医療

運動療法………………………植村弥希子　142

関節運動による創の変形 142 ／褥瘡患者の基本動作練習 143 ／車椅子使用者に生じる圧力・ずれ力 144 ／褥瘡の術前・術後の運動療法 147

褥瘡部位別留意点：仙骨部・尾骨部・大転子部・坐骨部・踵部

………………………佐々木基代　150

仙骨部に褥瘡を保有している場合 150 ／尾骨部に褥瘡を保有している場合 152 ／大転子部に褥瘡を保有している場合 154 ／坐骨部に褥瘡を保有している場合 154 ／踵部に褥瘡を保有している場合 156 ／運動療法中の疼痛 157

物理療法………………………前重伯壮　160

電気刺激療法 160 ／超音波療法 166 ／水治療法 169 ／振動刺激療法 171 ／近赤外線療法 172

作業療法 ·· 岩谷清一 175

作業療法とは 175 ／褥瘡予防・悪化防止における作業療法士の役割と専門性 176 ／
ICFと褥瘡予防・管理 177 ／褥瘡予防・悪化防止と作業療法の手順 177 ／作業療法
の実施における注意点 184 ／生活行為における対応の例 185

栄養管理 ·· 真壁　昇 193

褥瘡とLBM 193 ／サルコペニアと栄養のトピック 194 ／褥瘡栄養対策で注目され
る栄養素 195

嚥下機能低下を考慮した食事ケア ················· 内田　学 198

褥瘡を形成する異常姿勢と嚥下機能障害の関連性 198 ／嚥下機能を効果的に発揮
させるポジショニング 201 ／嚥下機能が低下している患者に対する食事ケア 202

生活行為拡大に向けて留意しておきたい薬物療法 ········· 生島繁樹 204

褥瘡のリスクを予想する褥瘡対策診療計画 204 ／リハビリテーション医療に影響
を与える可能性のある薬剤 205 ／筋弛緩作用を有し、運動療法時に注意を要する
薬剤 206 ／運動療法・ADLを制限することも必要になる薬剤 207 ／外用薬の使用
方法 208 ／被覆保護材を使用している患者に運動療法を行う際の注意点 209

訪問リハビリテーションにおけるポイント ················ 永井健太 210

心身機能・身体構造を視る 210 ／環境因子を視る 211 ／在宅療養者の生活をみる視
点についての実践報告 212

第 6 章　リハビリテーション支援のためのエビデンス

最新のガイドライン ································ 前重伯壮 220

ガイドラインとは 220 ／診療ガイドラインの作成方法 221 ／褥瘡予防・管理ガイ
ドライン（第5版）の作成方針 222 ／褥瘡予防・管理ガイドラインの活用方法 223

研究の発展 ······································ 吉川義之 226

クリニカルクエスチョンとリサーチクエスチョン 227 ／PI（E）CO 227 ／研究デザ
イン 228

装丁：大下賢一郎
本文イラストレーション：今﨑和広、SUNNY.FORMMART
本文DTP：明昌堂

- 本書で紹介しているアセスメント、治療・ケアの方法などは、著者の臨床例をもとに展開しています。実践により
  得られた方法を普遍化すべく万全を尽くしておりますが、万一、本書の記載内容によって不測の事故等が起こった
  場合、監修者・編著者・出版社はその責を負いかねますことをご了承ください。
- 本書に記載している機器・薬剤等の選択・使用にあたっては、最新の添付文書や取り扱い説明書を確認してください。
- 執筆者から提供された本書掲載の写真・画像等は、ご本人・ご家族の同意を得て使用しています。

監修・編著者一覧

監修

寺師浩人　神戸大学医学部附属病院形成外科 教授（医師）

編集

杉元雅晴　前・神戸学院大学総合リハビリテーション学部理学療法学科 教授（理学療法士）

日髙正巳　兵庫医科大学リハビリテーション学部 教授（理学療法士）

吉川義之　奈良学園大学保健医療学部リハビリテーション学科 講師（理学療法士）

執筆（掲載順）

杉元雅晴　前・神戸学院大学総合リハビリテーション学部理学療法学科 教授（理学療法士）

日髙正巳　兵庫医科大学リハビリテーション学部 教授（理学療法士）

内藤亜由美　湘南医療大学保健医療学部看護学科臨床看護学領域 教授（看護師）

門野岳史　聖マリアンナ医科大学皮膚科 教授（医師）

櫻井　敦　兵庫県立加古川医療センター形成外科 部長（医師）

石澤美保子　奈良県立医科大学医学部看護学科成人急性期看護学 教授（看護師）

植村弥希子　関西福祉科学大学保健医療学部リハビリテーション学科 講師（理学療法士）

片岡ひとみ　山形大学医学部看護学科 教授（看護師）

飯坂真司　淑徳大学看護栄養学部栄養学科 教授（保健師、看護師）

小原謙一　川崎医療福祉大学リハビリテーション学部理学療法学科 教授（理学療法士）

土中伸樹　医療法人養和会 養和病院 診療副部長（理学療法士）

吉川義之　奈良学園大学保健医療学部リハビリテーション学科 講師（理学療法士）

永吉恭子　株式会社アバンサール雅の里グループ訪問看護ステーション道（作業療法士）

佐々木基代　Be active株式会社えんたす研究所（理学療法士）

前重伯壮　神戸大学大学院保健学研究科リハビリテーション科学領域運動機能障害学分野 准教授（理学療法士）

岩谷清一　医療法人社団心愛会TOWN訪問診療所（作業療法士）

真壁　昇　関西電力病院疾患栄養治療センター部長／栄養管理室長、美作大学客員教授（管理栄養士）

内田　学　東京医療学院大学保健医療学部リハビリテーション学科理学療法学専攻 准教授（理学療法士）

生島繁樹　奈良県総合医療センター薬剤部長（薬剤師）

永井健太　株式会社アバンサール雅の里グループ訪問看護ステーション道（理学療法士）

＊本書は多職種の医療従事者にご執筆いただいているため、執筆者の職種も記しました

本書における用語の使い方について

1. **「リハビリテーション」という用語について**

   「リハビリテーション」は「概念」であることから、内容・文脈によって、「運動療法」「関節可動域運動」「生活行為支援」等の具体的な用語を使用しています。ただし、法律に規定された行政上の言い回しでは、「リハビリテーション」という表現を残しています。

2. 当事者の置かれた状況に応じて、患者、障がい者、療養者と区別しています。**「障がい者」**は原則としてひらがなによる記載としますが、原因などで表現される「障害」は漢字表記とします。

3. 厚生労働省の通達で、「車いす」を「車椅子」に記載する指導にのっとり、「車椅子」と漢字表記にしています。

4. **「運動」「動作」「活動」「行為」「行動」の意味づけ**

   膝関節の「運動」により、座位から立位までを立ち上がり「動作」とします。臥位から座位あるいは立位に至る一連の基本的な動作を起居「動作」としています。毎日繰り返される一連の身体的動作群を総称して日常生活「活動」（ADL）と言い、模擬的生活行為を繰り返し実施するときにも用います。その動作に目的が加えられて、例えばその場面（環境）に応じ、棚に荷物を載せる動作を生活「行為」と言います。「行動」とは無意識の活動（条件反射など）も含む幅広い概念を意味しています。

5. 骨や関節の位置関係から決まる体軸の配列を「アライメント」と言います。**「ポジショニング」**とは、臥位、座位、立位の姿勢や動作時に目的に応じて的確にアライメントを整えることを言います。特に、座位で調整することを**「シーティング」**と言っています。「ポジショニング」や「シーティング」と記述されている場合には、必要に応じて一語句のみを記載しています。

6. **「介入」**は、臨床医療では具体的な治療手段の言葉に置き換えて表現しています。中には**「指導」**という表記になっている箇所もあります。

7. 当用漢字の表記法として**「臀部」**としますが、「大殿筋」などの解剖学用語は「殿」を用いています。

8. 従来は、動作を意味する場合は「坐る」（動詞）と表記していましたが、近年、「座る」**「座位」**などと表記するようになりました。

第 **1** 章

褥瘡患者への
リハビリテーション医療

第1章

褥瘡患者へのリハビリテーション医療

褥瘡ケアにおける
リハビリテーション医療の理念

杉元雅晴

医療専門職種としての期待

リハビリテーション医療は、褥瘡に罹患した患者や褥瘡リスクの高い患者に機能改善運動を早期に再開し、自律した生活を支えることが責務です。当事者に残された機能を最大限に引き出し、生活能力を取り戻し、寝たきり患者を減少させることを目的としています。

30年前にパラメディカル（para-medical staff）からコ・メディカル（co-medical staff；和製英語）と言い換えられるようになりました。現在は、さらにチーム全体が一体化した（synchronize）意味を込め、シン・メディカル（syn-medical staff）と言われるチームになることを目指すべきと考えています。

❶ 疾患別医療から患者生活支援医療への視点を重視

リハビリテーション医療は、運動や活動を治療基盤とする患者の生活を再建する医療体系です。「患者の主訴」だけでなく、「患者の価値観に基づくニーズ（要求）」に重点を置きます。失った機能に執着しないで、残された機能を生かし、患者自身が人生の主人公として生きていくことを支援する医療です。そのこともあり、日常生活活動（量；Activities of Daily Living）と人生の意義（質；Quality of Life）の両面を重視しています。

リハビリテーション医療は、現在の医療技術を駆使して実現可能な生活行為をゴールとし、障害受容に基づいて軌道修正することもあります。

❷ リハビリテーション医療からの視点（対麻痺）

リハビリテーション医療では、疾患別ではなく障害別に対麻痺や褥瘡を診ていくことになります。すると図1のように、障がい者が抱えている見過ごしがちな障害

図1 障害学による視点：対麻痺の障害構造

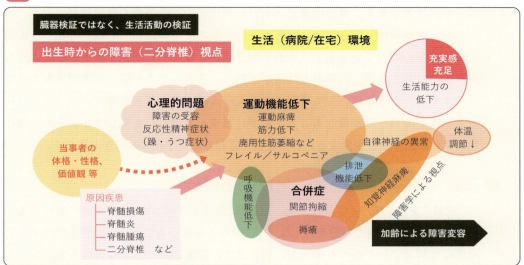

脊髄損傷等の疾患も障害学の視点から整理すると画一的になるが、詳細に検討すると各人により異なる障害像になる。また、患者からみれば、医療専門技術も患者に背負わされる治療環境となり、一障害構造になるかもしれない。

> **MEMO** ▶ 理学療法士・作業療法士・言語聴覚士の領域（役割分担）の違い（図2）
>
> 　理学療法士（PT：Physical Therapist）は、基本的動作に必要な運動機能（基礎体力；関節運動、筋力・筋持久力、神経・筋協調性、全身持久力：体力）を身につける「トレーナー指導」を担当します。さらに、褥瘡の自然治癒促進を促す物理療法も治療手段として活用します。
> 　作業療法士（OT：Occupational Therapist）は当事者が人生の主人公として作業能力を再獲得し、自助具や福祉用具等を活用して、生き生きと生活できる実践力をつくりだす「コーチ指導」を担当します。
> 　言語聴覚士（ST：Speech Therapist）は、言語障がい者だけではなく、口腔から喉頭までの嚥下機能の改善を支援します。嚥下しやすいトロミ食材も工夫します。ときには、PTと協力して誤嚥しないポジショニングを支援したり、OTと協力して摂食用の自助具を製作したりします。
>
> ### 図2 理学療法士と作業療法士と言語聴覚士の役割分担の相違
>
>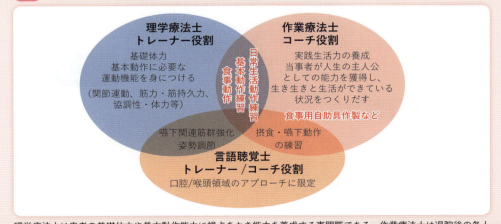
>
> 理学療法士は患者の基礎体力や基本動作能力に視点をおき能力を養成する専門職である。作業療法士は退院後の各人がおかれている生活場面で実践される生活能力に重点がおかれる専門職である。言語聴覚士は嚥下機能の姿勢や一連の動作指導や食事行為を指導する。

因子も発見できます。脊髄損傷による対麻痺患者の呼吸機能や自律神経の異常、排泄障害、関節拘縮、さらには、障害の受容や反応性精神症状（心理的問題）を配慮した治療を心がけていきます。疾患の障害構造を概念的に記述すると、このように画一的になりますが、当事者の体格や性格、人生観などや今後の生活環境を考えて記載すると、当事者に応じて問題点は一人一人相違することを考え、リハビリテーション医療のゴールが異なることを前提に推進してほしいと思います。また、原疾患により経過や予後が異なるため、症状に応じた治療手段の選択が必要です。

❸ 運動・活動を基盤とする医療体系から

"安静"を"臥床"と混同すると、「医原性疾患」を招きます。"安静"とは臓器の機能負担を軽減させた状態を言います。"臥床"を強いることで活動量を制限すると、廃用症候群、フレイルへと悪循環に陥ります。褥瘡創部に過度な負担をかけない他動運動であれば、関節可動域を維持できます。また、低負荷の運動であれば、体力の低下も予防することができます。

褥瘡の発生機序（図3）

褥瘡発生機序を理解することにより、褥瘡の評価、予防が可能になり褥瘡の悪化を防止することができます。

身体に外力（圧迫・ずれ）がかかると皮膚、粘膜およびその下の軟部組織の血流

図3 褥瘡の発生メカニズム

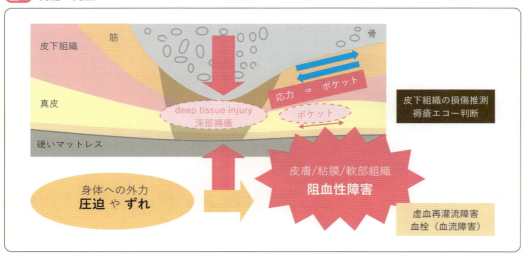

身体に加わった外力によって、【骨】と【硬いマットレス】に挟まれた皮下組織に発生した応力により、硬い構造物の近辺に褥瘡を発症することがある。【硬いマットレス】により浅部の上皮組織を含む褥瘡と骨周囲に発症する深部褥瘡がある。

が低下、あるいは停止した状況が一定時間持続した結果、組織に阻血性障害が起こり褥瘡が発生します。また、虚血性再灌流障害によって血栓ができ、血流障害が起こり褥瘡を発生することもあります。

　このときに、マットレス（硬い構造物）や骨に挟まれた皮下の軟部組織に阻血性障害が発生します。それゆえ骨の周囲に発生した応力（圧縮応力・引張応力・せん断応力）で発生する深部損傷褥瘡（deep tissue injury：DTI）の有無も確認する必要があります。ただし組織内応力は推定できますが、センサーで測定はできません。

褥瘡評価

　的確な評価により褥瘡の原因を推考し、褥瘡予防・管理プログラムが実施できます。

❶ 褥瘡の有無の確認

　まず、荷重のかかりやすい身体部位に褥瘡があるかどうかを確認しましょう。それから褥瘡の数を確認し、それぞれの発生要因を推測しましょう。多発性褥瘡であれば、発生要因から発生順位を推定しましょう。この推考によりアプローチの順位が決まります。一般的に、褥瘡発生の環境要因は姿勢保持するときの重心の作用点（圧迫）、蒸れ（microclimate）やずれ力です。

❷ 褥瘡の形状評価（図3）

　一般的に圧迫による褥瘡は形状が対称的で“病的骨突出部位”に一致しています。対称的な褥瘡には、体圧分散のためのクッション等で対応します。

　ずれが原因の場合には、非対称的形状の褥瘡になります。ずれ力の起点は「なだらかな創縁」となり、「巻き込まれた創縁」や「ポケットを含む深い創縁」が終点となります。このような褥瘡は身体のずれを防止して、改善することもあります。対応後に、創への治療仮説（推論）が間違っていないことを確認しましょう。

❸ ドレッシング材（創傷被覆材）のよじれによる外力評価

　処置のためにドレッシング材を剥ぎ取るだけでなく、よじれ具合を観察することも重要です。また、膿や出血の程度も推定でき、1日の活動量や創への負担度、よじれる方向も推測できます。わずかなずれであれば、ドレッシング材の摩擦係数を低くし改善することもできます。

❹ DESIGN-R®2020による褥瘡評価

　観察による系統的な創評価であり、信頼性の高い評価手段です。

褥瘡ケアにおけるリハビリテーション医療の理念　5

❺ その他の評価

　褥瘡発生要因を判定する「ブレーデンスケール」、褥瘡発生の個体要因を判定する「OH（大浦・堀田）スケール」、日中をベッド上で過ごす患者には「K式スケール」という褥瘡発生予測ができる評価があります。その他に、診療計画を作成するときに褥瘡対策を立てる「厚生労働省褥瘡危険因子評価票」があります。

運動・日常生活活動に基づく治療体系 (図4)

　身体を動かすことにより、当事者の生活能力を向上させることができます。また、褥瘡を予防・管理することもできます。

❶ 関節可動域運動

　関節拘縮を予防する他動的関節可動域運動（ROMEx：Range of Motion Exercise）では、関節周囲の軟部組織（深筋膜・筋・靭帯）等の緊張度（end feel）を確認しながら行います。褥瘡や創傷周囲の関節機能を維持するときには、創縁の引張変形を観て影響のない限界値を確認しながら運動します。

❷ 身体各部のアライメントの調整をしながら姿勢調整

　頭部（約5kg）の位置や上半身（体重×0.6）の傾斜具合により除圧や減圧の調節が可能です。このときに臀部座面にかかる重心の作用点を想定して、指導することが重要です。

　また、車椅子の適合は不良姿勢、脊柱や足部の変形をクッション等で調整します。車椅子に乗車している患者が自力でプッシュアップができなくても、上半身を机にもたれかけさせることにより、臀部の減圧が可能になります。

❸ 車椅子とクッションの選定

　車椅子の処方手順は、患者の座位能力や活動性に応じてクッションを選定し、処方します。多くの場合、入院時に病院の貸し出し用車椅子を利用する患者には、必ず体形や座位機能に応じてクッションの種類や厚さを調整しなければなりません。最近では、リクライニングタイプの車椅子から臀部をずれさせないティルティングタイプの車椅子を選択するようになりました。

　特定姿勢（動作）時の接触圧測定装置での計測には限界があります。それはセンサーシートには伸張性がなく、計測時にもハンモック様効果を取り除くことができないためです。必ず、測定者が創部への負担を再確認することが必要です。

❹ 基本動作の指導（起き上がりの場合）

　起居動作を指導するときには、開始姿勢（臥位）と最終姿勢（座位）が可能であれば、姿勢の変換動作を指導できると判断します。まず、座位保持が3分間できるかを確認します。一連の動作を想定して、各部位での関節運動の範囲を確認し、問題なければ各部位を統合した一連の動作を指導できます。そのうえで、動作時に接触する創部への負担度（除圧/減圧）を想定しながら指導します。

　さらに、ドアの開閉行為、乗用車の運転時のずれ外力の変動を確認することができれば、緻密な指導要領を充実させることができます。当事者の移動能力や行動範囲、さらに1日の活動量等を想定し、合併症を引き起こさない生活スタイルを患者に指導します。

❺ 患者や障がい者の褥瘡の予防・管理

　褥瘡の誘因となる活動時の外力はまだ十分に解明されていません。褥瘡の発生は生活行為や身体と接触している器具（用具）や生活環境に関係します。

　理学療法士は、運動療法により障がい者の基礎体力を向上させ、起居動作などの基本動作や模擬的生活行為、日常生活活動（ADL）などを中心に創部の減圧や除圧方法により褥瘡予防・管理の指導をします。

　作業療法士は、個々の活動で生じる外力の影響を最小限にするように姿勢を調整し、生活行為や生活用具の工夫、作業環境や活動時間の調整等を行います。当事者の主体性や役割の喪失を防ぎ、性格、価値観や自己管理能力に応じて実践生活を指導し

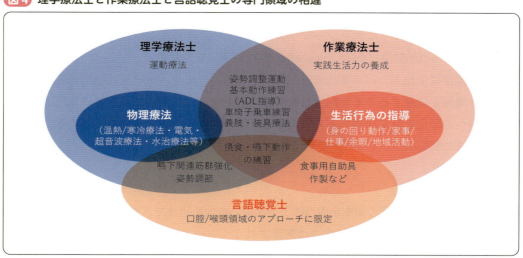

図4　理学療法士と作業療法士と言語聴覚士の専門領域の相違

言語聴覚士は嚥下機能の一連の動作を指導するが、嚥下関連筋群の電気刺激による筋力強化や嚥下しやすい姿勢調整を理学療法士と協働で指導する。また、食事動作を円滑に行うため作業療法士に自助具を製作してもらうことがある。

ていきます。退院後（生活期）、当事者の生活行為は1人1人異なるので、実践生活で活用できる評価方法や指導プログラムを立案し、褥瘡予防・管理に取り組む要領を確立していく必要があります。

物理療法学に基づく治療体系

生体現象のメカニズムを理解し、自然治癒能力を高めることができれば、褥瘡治癒を促進することができます。

❶ 電気刺激療法

生体には損傷などした際に傷ついた細胞を修復するため流れる微弱な損傷電流（injury current）があります。なお、生体に外部から通電すると組織間の容積導体（volume conductor）を考慮する必要があります。

電気刺激療法は創部に一定条件の直流微弱電流を流し、電気走性（遊走）を促し、創縁付近に遊走された線維芽細胞の分裂により肉芽増殖を促進することを期待する治療法です。従来から実施されている交流電流刺激は、電気走性には関与しませんが、肉芽増殖効果は認められています。高電圧刺激療法は、高電圧刺激後の低電流による肉芽増殖効果が考えられます。今後、通電電極の仕様、創内環境（温度・水分量・pHなど）や3D条件での検討も必要になるでしょう。

❷ 超音波療法

超音波は、周波数により治療部位の深度を限定することができます。また、超音波の連続波は温熱効果があり、照射時間率（duty factor）を低く調整し間歇波にすれば、安定したキャビテーション（cavitation）により細胞膜や血管壁の透過性を亢進させる機械的効果（mechanical effect）が顕著になります。

創部に低出力のパルス超音波を照射することにより、線維芽細胞の分裂により肉芽増殖を促進することを期待します。照射条件により創縁を引き寄せる筋線維芽細胞への分化を促す効果もあります。超音波刺激は細胞膜の透過性を高めるので、滲出液の制御について検討が必要になるでしょう。

❸ 水治療法

創部や創部周辺の衛生を保つことで感染の拡大を阻止できます。最近では、ハバードタンクを活用した水治療法は実施されなくなっています。理学療法士としては、水治療法の役割を生かすためにも、創および創周辺の洗浄を分担していくことがよいと考えます。

❹ その他の物理療法

　従来の物理療法は、症例報告や実施条件が変更されたなかで実施されているので、信頼性が十分に確立できていません。

> **COLUMN**
>
> ### 本書での運動、動作、活動、行為、行動の意味づけ
>
> 　膝関節の【運動】により、座位から立位までを立ち上がり【動作】とします。臥位から座位あるいは立位に至る一連の基本的な動作を起居【動作】としています。毎日繰り返される一連の身体的動作群を総称して日常生活【活動】（ADL）と言い、模擬的生活行為を繰り返し実施するときにも言います。その動作に目的が加えられて、その場面（環境）に応じ、例えば、棚に荷物を載せる動作を生活【行為】といいます。【行動】とは無意識の活動（条件反射など）も含む幅広い概念を意味しています。

第**1**章

褥瘡患者へのリハビリテーション医療

リハビリテーション医療にかかわる多職種の役割と連携

日髙正巳

　褥瘡管理においてリハビリテーションの理念を実現するためには、多職種がそれぞれの専門性を発揮し、連携して取り組むことが必要です。本稿では、褥瘡ケアにかかわる職種と役割、そして、連携について紹介します。なお、リハビリテーションの理念を成し遂げていくためには、患者自身の役割も重要になってきますので、本稿では患者自身を含めて役割について解説します。

職種と役割

❶ 患者自身・家族

　患者の状態はさまざまです。自らの褥瘡と向き合い、どのように生活していきたいのかを意思表明できる場合には、しっかりと専門職に伝えることが大切です。リハビリテーションは受けるものではなく、自らの自己実現に向けて取り組むことで実現できるものであり、自己決定をしていくことは大切です。また、車椅子アスリートのように、活動的な場合には、時折、手鏡を使って臀部などに褥瘡の徴候がないかを確認するなど、自己管理に努めることも必要です。

　在宅ケアにおいては、家族によるケアが展開されることから家族の役割も大切になります。しかし、家族の方も自身の生活があるため、無理することなく、必要に応じて、専門職に依頼をするようにし、抱え込まないことも大切です。

❷ 医師

　医師は、褥瘡ケアにおいて、処方や指示を出し、褥瘡創部の医学的管理の中心を担う職種です。専門は、皮膚科、形成外科、外科と複数の科が治療にかかわります。脊髄損傷者を除くとリハビリテーション科医が褥瘡ケアにかかわることは比較的少

ないですが、リハビリテーション医療の視点からは、理学療法士や作業療法士への処方や、指示を出すなどで積極的にかかわることが期待されています。

さらに、在宅ケアでは往診を担当する在宅医（かかりつけ医）がいますが、在宅医のなかには褥瘡ケアに精通されていない方もおられますので、褥瘡ケアについて、連携を図れるような体制の構築が大切になります。

❸ 看護師

看護師は、診療の補助と療養上の世話を担う職種であり、褥瘡ケアにおいても、褥瘡の経過観察・処置などを実施する中心的な職種です。皮膚・排泄ケア認定看護師（WOC ナース）や特定行為研修修了者など、褥瘡に対する高度な知識と技術を有する看護師によるケアでは、創処置を含めて、医師の指示のもと幅広くかかわります。入院時のケアのみならず、専門外来や訪問看護等において褥瘡の予防や管理での役割を果たします。

❹ 理学療法士

理学療法士は、身体機能に障害を有する方の基本動作能力の回復に貢献する職種です。褥瘡ケアの領域においては、ポジショニング・シーティングや物理療法などで、予防ならびに治療にかかわります。予防においては、身体構造・機能に対する専門知識を活用し、褥瘡発生要因になる関節拘縮や筋萎縮の予防、安全な離床活動支援を中心に、患者の状態に応じた安全な動きができるようにかかわります。また、治療においては褥瘡を有する人に対して、褥瘡の治癒を阻害しない動きを考えたり、超音波療法や電気刺激療法を用いて治癒促進にかかわったりします。

❺ 作業療法士

作業療法士は、身体ならびに精神に障害を有する方の応用動作能力の回復に寄与する職種です。褥瘡ケアにおいては、理学療法士と同様に、ポジショニングやシーティングにかかわることが多い職種ですが、単に姿勢を整えるだけではなく、それぞれの姿勢においてどのような生活が可能なのかを考え、生活を見据えたかかわりを専門としています。

❻ 言語聴覚士

言語聴覚士は、言語機能ならびに高次脳機能の回復だけでなく、口腔機能として重要となる摂食嚥下機能の回復に寄与する職種です。褥瘡ケアにかかわることが少ないように思われますが、2024 年度の診療報酬改定によって、「リハビリテーション・栄養・口腔連携体制加算」が設けられたことで、褥瘡ケアの領域においても栄

養摂取の観点での活躍が期待されています。

❼ 薬剤師

薬剤師は、褥瘡ケアにおける薬物療法全般の管理を行う職種です。使用する薬剤によって、その後の生活において求められる留意点などの情報提供を行う役割を担います。

❽ 管理栄養士

褥瘡が治癒していくためには適切な栄養が必要となります。患者の状態、ならびに、創の状態に応じて、どのような栄養を摂取することが必要かを判断します。また、摂食嚥下機能や消化能力などを踏まえて、栄養の取り方についても考えていきます。さらに、退院後の肥満を防ぐためにも活動量を考えた摂取栄養管理を行うこともあります。

❾ 義肢装具士

身体機能の障害を補うために用いられる装具の作成などを担う職種です。装具は、身体機能を補い、動作を可能にする機能を持ち、その機能を発揮するために、3点固定の原則に従って、身体を支えます。その際、持続的な圧迫を身体に加えることになるため、装具はMDRPU（医療関連機器褥瘡）の要因の1つに含められています。装具による褥瘡は「避けられない」ではなく、褥瘡にならないために、装具の構造や材質での対応を一緒に検討していく職種です。

❿ ケアマネジャー

在宅において介護保険を活用した生活を送る場合、提供されるケアはケアプランに基づいたものとなります。ケアプランを策定する中心的職種がケアマネジャーです。ケアマネジャーの基礎資格はさまざまですが、介護保険制度のことを熟知し、地域において提供可能なサービスのリソースを熟知している職種です。褥瘡ケアにおいても、どのような福祉用具を利用することが適切なのか、訪問系のサービスではどのタイミング、どの職種がかかわることがよいのかなどを専門的知識のもと判断し計画に盛り込みます。

⓫ 介護福祉士

在宅での訪問介護や高齢者施設などの入所介護において、直接的に介護を提供する職種です。褥瘡ケアの方針を理解し、褥瘡部への負荷を考慮した介護の提供が求められます。介護は単に手伝うだけではなく、患者自身ができることは、自身で取り組む自立支援の意識を持ちながらかかわることが求められます。

⑫ 福祉用具専門員

　褥瘡ケアにおいては、ベッド、体圧再分散寝具、車椅子クッションなど、多様な福祉用具を使用します。高機能であればよいということではなく、対象者の身体機能や活動性に応じて用具選定をすることが必要です。また、福祉用具は提供してしまえば終わりではなく、適切に使用されているのか、身体機能の変化に対応できているのかなど、定期的に身体機能と福祉用具とのマッチングについて確認することも大切な役割となります。

⑬ その他の職種

　その他にも、褥瘡ケアで活用される用品の製造企業の方や開発のエンジニアも、褥瘡を有する方が質の高い生活を送れるように活躍します。高機能な製品の開発によって、安全にかつ安楽に生活が送れるようになります。また、褥瘡リスクを有する車椅子アスリートの方においては、競技パフォーマンスにも影響を及ぼすことからコーチも褥瘡管理のために一定の役割を担うことになります。

　学会資格として、一般社団法人日本褥瘡学会では「褥瘡認定師」「在宅褥瘡予防・管理師」の認定を行っており、褥瘡ケアの中核を担う人材育成も行われています。

連携

❶ 医療機関

　医療機関においてリハビリテーション医療を展開するためには、各職種がそれぞれ評価した後、それらの情報をカンファレンスで共有し、「総合リハビリテーション実施計画書」を作成します。総合リハビリテーション実施計画書においては、患者自身がどのようなニーズを有しているのかを含めて、目標設定ならびに治療内容が規定されます。その後、患者がその内容を確認し、治療方針等について共有意思決定していきます。また、急性期病棟における「リハビリテーション・栄養・口腔連携体制加算」の算定要件にも褥瘡ケアの項目が含まれるように、多職種の連携が求められています。

❷ 在宅（介護保険）

　在宅ケアにおいては、医療機関の「総合リハビリテーション実施計画書」に相当するものが、ケアプランとなります。ケアプランはケアマネジャーが介護サービスの利用者の気持ちを聞きながら地域にある各種介護サービスを適切に組み合わせて作成します。できあがったケアプランの説明を受けて、納得してサインすることで

リハビリテーション医療にかかわる多職種の役割と連携　13

介護サービスの提供が開始されます。効果的なケアプランを作成するためにも、ケアマネジャーには、褥瘡に対する知識とともに、地域に存在する各種サービスの提供者の把握も必要になってきます。

❸ 車椅子アスリート

　褥瘡ケアにおいては、車椅子アスリートへの支援連携も重要です。活動性が低い患者の褥瘡ケアと異なり、活動性が高いアスリートが対象となります。車椅子に座りながら各種競技を行う車椅子アスリートにとって臀部に褥瘡が形成されると競技パフォーマンスに影響が出ます。単に圧縮応力だけでなく、競技動作に伴うせん断応力も働くため、さまざまなことを考えていくことが大切です。競技動作のフォームに応じた最適な車椅子や車椅子クッションを選択し、身体に過度な負荷がかからないようにすることで、よりよいパフォーマンスの発揮ができるように、各専門職と同時に指導者（監督、コーチ）等と連携し、競技特性を踏まえた支援をしていくことが大切になります。

＊

　リハビリテーションの理念を達するための多職種連携においては、図1に示すように、対象者を含めて多様な専門性を有する職種がそれぞれの専門性を重ね合わせ、対象者が抱える最大の課題である「褥瘡予防・ケア」に向けて取り組んでいくことが必要です。

図1　褥瘡予防・ケアに向き合う多職種連携

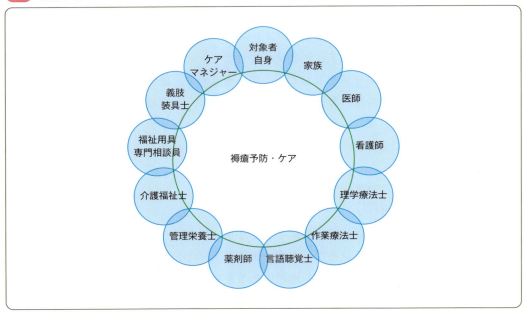

第 **2** 章

褥瘡の
病態像と治療過程

第2章

褥瘡の病態像と治療過程

褥瘡の病態

内藤亜由美

褥瘡の定義

　身体に加わった外力によって生じる創傷には、自重によるものと医療関連機器によって生じるものがあり、前者を「自重関連褥瘡（self load related pressure ulcer）」、後者を「医療関連機器褥瘡（medical device related pressure ulcer：MDRPU）」と呼んで区別します（図1）。

　日本褥瘡学会では褥瘡を「身体に加わった外力は骨と皮膚表層の間の軟部組織の血流を低下、あるいは停止させる。この状況が一定時間持続されると組織は不可逆的な阻血性障害に陥り褥瘡となる」[1]と定義しています。一方で、褥瘡の定義と区別するために、医療関連機器褥瘡については「医療関連機器による圧迫で生じる皮膚ないし下床の組織損傷であり、厳密には従来の褥瘡すなわち自重関連褥瘡と区別されるが、ともに圧迫創傷であり広い意味では褥瘡の範疇に属する。なお、尿道、消化管、気道等の粘膜に発生する創傷は含めない」[1]と定義されています。

図1 自重関連褥瘡と医療関連機器褥瘡の例

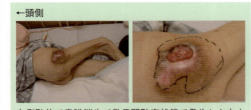
左側臥位で意識消失で数日間臥床状態で発生した左大転子部褥瘡。黒い線はポケットの範囲。
自重関連褥瘡

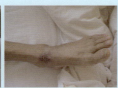
深部静脈血栓症予防のために着用していた弾性ストッキングの足首部分にしわがあり足関節部分に食い込みを生じている。同部位に一致して潰瘍が形成されている。
医療関連機器褥瘡

本稿では、自重関連褥瘡の病態について解説します。

褥瘡発生のメカニズム

褥瘡発生のメカニズムを図2に示します。褥瘡は圧迫と時間だけではなく、「圧力とずれ力がもたらす複合的な機序」[2]で発生します。褥瘡発生について、最も一般的に仮説として示されている病態生理学的説明では次の4つが挙げられます[2]。

1. 阻血性障害：毛細血管閉塞によって引き起こされる虚血
2. 再灌流障害：血液が虚血領域に再導入される際に、虚血に対する炎症反応に関連する物質の蓄積によって生じる損傷
3. リンパ系機能障害：代謝老廃物、タンパク質、酵素の蓄積を引き起こすリンパ機能の障害
4. 機械的変形：組織細胞の長時間にわたる機械的変形

上記の4点は、圧迫と組織の歪み（変形）によって引き起こされます[3]。

応力を理解する重要性

褥瘡を予防・治療する上で、「応力」を理解することは非常に有用です。日本褥瘡学会では、応力に関連する用語を表1のように定義しています[3]。生体内の力は応力として表されます。図3に示すように、人体が仰臥位となった場合、体重は組織内

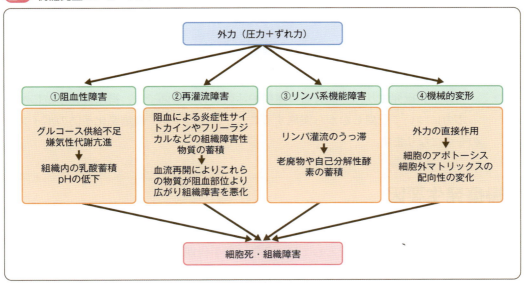

図2 褥瘡発生のメカニズム

褥瘡の病態　17

表1 応力に関連する用語の定義（日本褥瘡学会）

用語	定義
応力 stress	物体に外力が働いている場合に、内部に生じる単位面積あたりの力（単位はPa：パスカル）である。発生する方向によって、圧縮応力、引張応力、剪（せん）断応力がある。複雑な人体組織に関しては、単純な材料力学のモデルでは解析するのは難しく、有限要素法モデルなどでの解析が必要である
圧縮応力 compressive stress	外力によって圧縮される方向に働く応力である
せん断応力 shear stress	外力によって、任意の断面方向に働く応力である
引張応力 tensile stress	外力によって引っ張られる方向に働く応力である
ずれ slide, shear	ずれには、対象とする物体の移動した変位量を表す"ずれ量"（長さ、単位はm）と、対象とする物体に加わっている力を表す"ずれ力"（力、単位はN）という2つの概念がある。前者がslide、後者がshearに該当する

日本褥瘡学会用語集より引用 https://www.jspu.org/medical/glossary/（2024/7/2 アクセス）

図3 組織内の応力

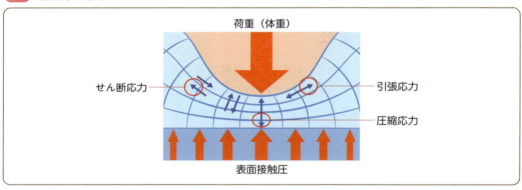

における引張応力、圧縮応力、せん断応力の3つの応力となります。これらの応力が複雑に複合して組織内の血流不全状態を引き起こし褥瘡を発生させます[4]。

特に、褥瘡発生リスク保有者の運動や活動を行う場面では、褥瘡好発部位に加わる応力について配慮しながら実施することが、褥瘡予防、褥瘡悪化予防のポイントの一つになります。

褥瘡発生要因

褥瘡発生要因には、個体要因、環境要因、これらが重なり合う共通要因があり、褥瘡が発生しやすい状況としては、急性・周手術期、終末期、特殊疾患、脊髄損傷などがあります[5]（図4）。

図4 褥瘡発生の要因

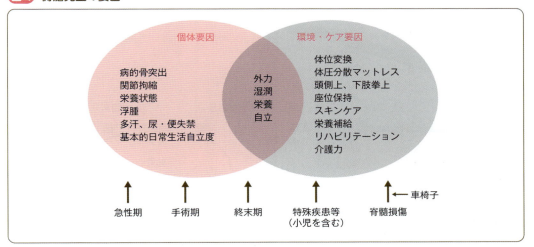

❶ 個体要因

個体要因には、病的骨突出、関節拘縮、低栄養状態、浮腫、多汗、排泄物の失禁、基本的日常生活自立度があります。

1) 病的骨突出

病的骨突出は、次のように定義されます。

「OHスケールにおける4つの危険因子の1つで、殿筋の廃用萎縮や長期低栄養状態による臀部皮下脂肪の減少によって仙骨が相対的に突出した状態をいう。仙骨部と臀部軟部組織の高低差（突出度）によって決定され、大転子部、腸骨稜などの解剖学的な骨突出（bony prominence）と区別される」（日本褥瘡学会用語集[3]）。

病的骨突出部位は、外界からの物理的刺激に対するクッションとしての役割をもつ皮下脂肪層が薄いため、圧迫が加わりやすくなります。病的骨突出の評価は評価者の主観に左右されないように、客観的に誰もが統一した判断ができることが望ましいです。客観的評価方法の例を図5に示します。

2) 関節拘縮

関節拘縮とは、「関節構成体軟部組織の損傷後の瘢痕癒着や不動による廃用性変化の1つで、関節包、靱帯などを含む軟部組織が短縮し、関節可動域に制限がある状態である。長期間の固定などにより、筋や皮膚などに原因がある場合は短縮（tightness）とよび、伸張運動により改善する。関節包内の骨・軟骨に原因があり、関節機能がない場合は強直（ankylosis）とよび区別され、伸張運動の効果は認められない」（日

図5 病的骨突出の判定方法例（OKメジャーを使用する方法）

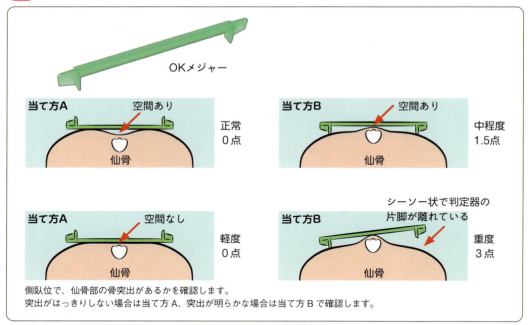

堀田予防医学研究所ホームページ：骨突出判定器OKメジャーの使い方より引用
https://www.tokozure.info/item/measure.html（2024/7/2 アクセス）

本褥瘡学会用語集[3]）とされています。

　特に、股関節、膝関節の屈曲拘縮や股関節の開排制限によって体動が困難な状態は（図6）、臀部の体圧を高め、褥瘡の発生や治癒遅延の要因となるため、関節拘縮の予防のためのポジショニングや関節可動域運動は医療・介護のチームが取り組むべき重要な課題です。

3）低栄養状態

　褥瘡予防・治療において栄養管理は重要であり、低栄養が問題となります。低栄養とは、「生体が生命活動を営むうえで必要とされるエネルギー（熱量）や各種栄養素が欠乏した状態をいう。一般に低栄養は、①蛋白と熱量がともに欠乏した状態（protein energy malnutrition：PEM/marasmus）、②熱量摂取は比較的保たれているが、蛋白欠乏が著しい状態（protein malnutrition/kwashiorkor-like syndrome）の2つに大別されているが、この2つのタイプの中間型の marasmus-kwashiorkor 型が多い」（日本褥瘡学会用語集[3]）とされています。

　低栄養は病的骨突出の原因となるほかに、組織耐久性低下や褥瘡の悪化・治癒遅延に関与するため、栄養状態をアセスメントし、管理栄養士や栄養サポートチーム（nutrition support team：NST）と連携することが大切です。栄養状態のアセスメン

図6 関節拘縮

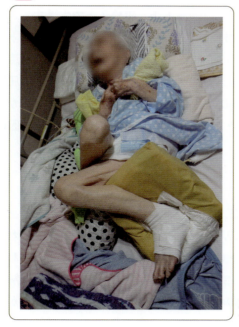

股関節、膝関節の屈曲拘縮や股関節の開排制限によって体動が困難な状態であり、踵部に褥瘡を有していた。

トは、食事摂取量、体重測定、生化学検査、栄養状態のスクリーニングツールなどを使用します[7]。

4) 浮腫

浮腫とは、「皮膚、粘膜、皮下組織、内臓などの間質に組織間液が過剰に貯留した状態。皮膚では圧迫すると指圧痕が残る。炎症、低蛋白血症により血漿が血管外へ移行して組織間液が増加することや、リンパ管の閉塞や心不全などによる循環不全などにより組織間液の還流が抑制されて生じる」（日本褥瘡学会用語集[3]）とされています。浮腫部位の皮膚は、組織耐久性が低下するため褥瘡発生危険因子の1つです。浮腫の原因への対策と予防的スキンケアが必要です。浮腫部位の皮膚は外力に対し脆弱であるため、他動運動等を実施するときには外傷予防への配慮が必要です。

5) 多汗、尿・便失禁

多汗、尿・便失禁は、適切なケアがなされずに皮膚に長時間水分が過剰に触れていると、皮膚の浸軟を招きます。浸軟は、コラーゲン線維を弱め、皮膚弾力性が低下し、物理的刺激や化学物質への曝露からの皮膚の耐久性を低下させる可能性があります[8]。また、浸軟した皮膚は摩擦係数の上昇により、せん断、摩擦、圧力などの応力に対する皮膚の耐久性も低下させ[9]、褥瘡の発生要因となります。

6）基本的日常生活自立度

　基本的日常生活自立度は自立度が低いと、ベッド上、車椅子上で生活する時間が長くなるため褥瘡発生の危険が高まります。図7に褥瘡発生リスクアセスメントツールであるブレーデンスケールの基となった概念図[7]を示します。日常生活自立度の低下は、褥瘡発生概念図の可動性の減少、活動性の低下に該当し、骨突出部に圧迫が加わることにつながります。入院基本料の算定要件のなかには褥瘡対策の基準があり、日常生活自立度が低い入院患者（B/Cランク）については、褥瘡発生危険要因の評価を行うことが定められています。

❷ 環境・ケア要因

　環境・ケア要因には、体位変換、体圧分散マットレス、頭側挙上、下肢挙上、座位保持、スキンケア、栄養補給、リハビリテーション、介護力があります。これらは、患者・療養者の褥瘡リスクアセスメントに基づいて適切な方法やスキルで行われなければ、かえって褥瘡の発生や悪化・治癒遅延を招く危険性があることを理解しておかなければなりません。超高齢社会のわが国では、老老介護や独居高齢者が増加しており、介護力の不足が褥瘡発生要因となるケースもあるので、心理社会的背景についてもアセスメントを行う必要があります。

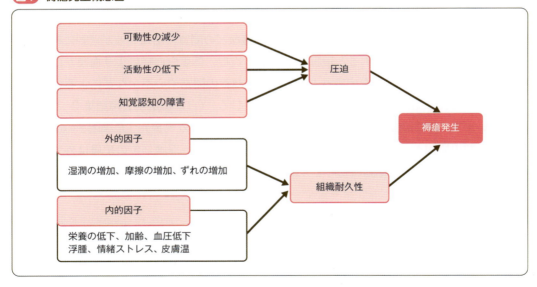

図7　褥瘡発生概念図

❸ 褥瘡が発生しやすい状況

褥瘡が発生しやすい状況には、急性期、手術期、終末期、特殊疾患、脊髄損傷による車椅子生活があります。

急性期は、集中治療室に入室している患者をイメージしてみるとわかりやすいと思います。生命の危機状態から回復するために、治療優先の状態となります。循環動態や外傷の状況によっては体位が厳しく制限されたりショック状態で血圧を保つためにノルアドレナリンが持続的に投与され末梢血管が収縮した状態になったり、救命処置を優先しなければならないなかで褥瘡予防ケアを行わなければなりません。

手術期は、長時間同一体位が必要な手術や、特殊体位の手術を受ける患者が褥瘡ハイリスク状態となります。

終末期は、低栄養や、病状の悪化、全身衰弱による可動性、活動性の低下が現れる場合があり、褥瘡が発生しやすい状況になる場合があります。特殊疾患は、脳性麻痺など重度の変形拘縮、側弯などを伴う疾患に起因した重症心身障害児などに注意が必要です。脊髄損傷で車椅子生活の方は坐骨結節部や両下肢などに褥瘡が生じるリスクがあります。適切な車椅子、車椅子用の褥瘡予防用クッション、プッシュアップや外傷予防のセルフケア指導が重要です（図8）。

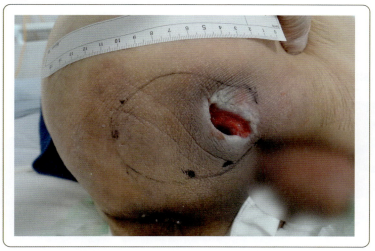

図8 脊髄損傷患者の坐骨結節部褥瘡

長年使い続けて、へたりのある厚さ5cmのウレタンフォームの車椅子クッションを使用していたケース。右坐骨結節部に褥瘡があり、圧迫の管理が不十分なことから、浮腫状の硬い不良肉芽で覆われ、ポケットを形成（黒実線部分）しており、骨髄炎も併発していた。

褥瘡の病態

　ここまでで述べてきたように、褥瘡は圧力とずれ力がもたらす複合的な機序で発生する組織の壊死であり、個体要因、環境・ケア要因、療養者の置かれた状況によって発生します。褥瘡の病態を理解するためには、創部の局所のみならず患者の生活環境や患者の日常生活の動作を丁寧に観察しアセスメントする必要があります。

　褥瘡は、組織の損傷範囲が定まるまでに時間を要します。褥瘡が発生して1〜3週間は、局所の病態が不安定であり、この時期の褥瘡を「急性期褥瘡」と呼びます。急性期褥瘡では、発赤、紫斑、浮腫、水疱、びらん、浅い潰瘍などの多彩な病態が存在します。その後、感染、炎症、循環障害などの急性期反応が消退し、組織損傷範囲が定まった状態を「慢性期褥瘡」と呼びます（図9）。発生要因への介入が不十分であると、慢性期褥瘡部位にあらたに急性期褥瘡が発生することがあります（図10）。

図9　急性期褥瘡、慢性期褥瘡

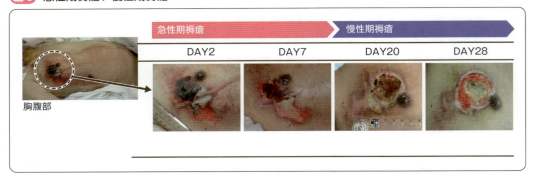

図10　褥瘡内褥瘡（D in D）

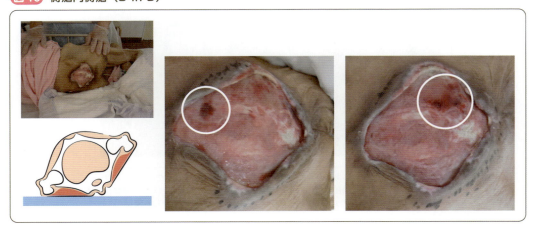

るい痩が著明な患者に30度側臥位の体位変換を継続したことにより生じた褥瘡内褥瘡。慢性期褥瘡の中に急性期褥瘡が発生している。

褥瘡が悪化、治癒遅延している場合に検討すべきこと

　褥瘡が悪化する、または治りにくい場合は、他稿で解説されている「Wound Bed Preparation 理論」に基づいて局所の評価を行います。つまり、創傷治癒過程（p. 27）における炎症期が遷延している原因を考えます。炎症期が遷延する原因には、発生要因が関与していることが多いため、局所のアセスメントとともに発生要因のアセスメントと介入が必須です。発生要因のアセスメントと介入には、医師、理学療法士、作業療法士、看護師、管理栄養士、薬剤師、介護士、ケアマネジャーなど各分野の専門家がチームを作り、それぞれの知見を集め、ディスカッションを行いながら、1つのゴールに向かって協働するインターディシプリナリアプローチ（図11）が効果的です。

　発生要因である可動性の低下、活動性の低下を防ぐための運動療法ですが、褥瘡を有する患者の動きを拡大する過程において、移乗時のずれ力、車椅子乗車時間の延長による圧迫時間の延長などから褥瘡が悪化するケースがあります（図12）。

図11 インターディシプリナリアプローチ (Interdisciplinary approach)

さまざまな専門職たちが1つの目標に対して緊密な相互連携の下、治療を進めていく取り組み

Multidisciplinary
専門領域が中心になる考え方。各専門家の意見は聞かれるが、お互いに踏み込むことはない。

Interdisciplinary approach
患者が中心になり、患者も参加して、多職種がかかわり話し合いを重ね、多職種が互いに補いながら問題解決に向かう。
場面によって、リーダーの職種が異なる、包括的なケアになる。
現在のチーム医療が目指しているのは、interdisciplinary approachである。

図12 通所リハビリテーションの回数増加に伴い悪化した褥瘡

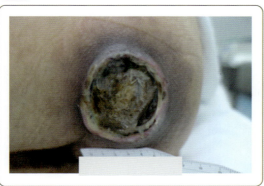

60歳代、頸髄損傷、四肢麻痺。
リハビリテーションゴールが生きる希望であった。
上方から吊るされたハーネスが坐骨結節に当たり、全体重の荷重が坐骨結節に加わる状態（簡易体圧計測定の測定上限を超え計測不能）で、週5日、1回1時間程度の通所リハビリテーションを実施したところ、左坐骨結節部に感染を伴う筋層に至る褥瘡が発生し、4か月に及ぶ入院を要することとなった。

文献

1. 日本褥瘡学会編：褥瘡の定義と疫学．褥瘡ガイドブック 第3版．照林社，東京，2023：8-19.
2. Berlowitz DR, Brienza DM: Are all pressure ulcers the result of deep tissue injury? A review of the literature. Ostomy Wound Manage 2007; 53（10）：34-38.
3. 日本褥瘡学会 用語集　https://www.jspu.org/medical/glossary/（2024/6/7 アクセス）
4. 大浦武彦：最近の褥瘡の実態とリハビリテーション．総合リハビリテーション 2004；32（6）：497-503.
5. 日本褥瘡学会編：褥瘡発生要因とリスクアセスメントスケール．褥瘡ガイドブック 第3版，照林社，東京，2023：161-162.
6. 真田弘美：褥瘡管理 up to date 総論：実践に基づくエキスパートの技術に共通する基礎知識．真田弘美，須釜淳子編，実践に基づく最新褥瘡看護技術 – フローチャートでわかるケア手順 第2版，照林社，東京，2009：4-28.
7. 日本褥瘡学会編：褥瘡発生の危険因子となる低栄養素状態を確認する指標．褥瘡ガイドブック 第3版，照林社，東京，2023：125-129.
8. Bryant RA: Types of skin damage and differential diagnosis. Bryant RA, Nix DP, Acute & chronic wounds: current management concepts, fourth edition. Elsevier, Missouri, 2012: 83-107.
9. Visscher ML: Recent advances in diaper dermatitis: etiology and treatment. Pediatric health 2009; 3（1）：81-89.

第**2**章

褥瘡の病態像と治療過程

褥瘡の治癒過程

門野岳史

褥瘡は治療により改善していく過程で、褥瘡によって失われた組織が修復されるか、もしくは肉芽によって充填されていきます。褥瘡の治療過程では、損傷が真皮までにとどまっているか、皮下組織以下まで損傷が及んでいるかが重要です。真皮までにとどまる浅い褥瘡では、残存する真皮の線維芽細胞が増殖し、その上を表皮細胞が被覆することで比較的早期に創は治癒に向かいますが、皮下組織まで損傷が及んでいる場合は創底が清浄化し、周囲から線維芽細胞が遊走してくる必要があるため通常治癒まで長期間を要します。

浅い褥瘡の治癒過程

浅い褥瘡は真皮までに損傷がとどまる褥瘡のことを指します。真皮は膠原線維が主体であり、この他、弾性線維やプロテオグリカン、ヒアルロン酸、ファイブロネクチンといった細胞外基質などから構成されます。膠原線維は主にコラーゲンから構成され、その主な産生細胞が真皮に存在する線維芽細胞です。したがって、線維芽細胞からコラーゲン産生され、足りない膠原線維が補充されれば真皮の修復が完成となります。表皮は主に表皮角化細胞（ケラチノサイト）から構成されます。表皮角化細胞は分裂し、分化していくとともに真皮との境目から表面に向かって上昇して角層となり、最終的に垢となって脱落します。表皮の欠損が塞がる方法としては、創の周囲から表皮角化細胞が遊走するか、もしくは、真皮深層から皮下組織にかけて存在する毛根から表面に向かって表皮角化細胞が遊走するかのいずれかです。

そのため、真皮浅層にとどまる褥瘡であれば、毛根が残っているため比較的早い上皮化が期待でき、同じ真皮までの褥瘡でも真皮深層に達していれば、毛根がある程度傷害されるため、毛根からの表皮角化細胞の遊走が期待しにくく、上皮化が遅くなります。

褥瘡の治癒過程　　**27**

深い褥瘡の治癒過程

褥瘡が真皮を超えて、皮下組織や筋肉に達する深い褥瘡である場合は、褥瘡が治癒するためには、乗り越えなければいけないハードルがいくつかあります。根本的には周辺の真皮や、皮下組織に存在する線維芽細胞が遊走・増殖し、コラーゲンなどを産生することで肉芽が形成され、欠損部が補填されればよいのですが、褥瘡部位においては壊死組織や、感染や、血流不全などのさまざまな阻害因子があり、そう容易には肉芽形成は進みません。

深い褥瘡については「褥瘡の4色」がよく知られ、褥瘡が治っていく過程を黒色期、黄色期、赤色期、白色期の4期に分類しています（図1）[1]。必ずしもこのようにきれいに色が変わっていくわけではないですし、複数の色が混在しているほうが普通ですが、これに沿って話を進めます。

❶ 黒色期

黒色期は硬い壊死組織が付着している状態です（図2）。壊死組織は血流がなく、感染防御が働きにくいため感染のリスクになり、適切な時期にデブリードマンによ

図1 褥瘡の4色

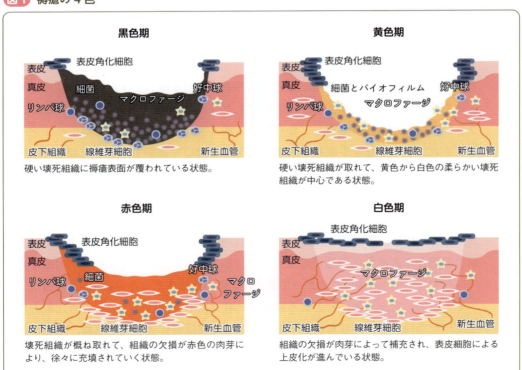

黒色期：硬い壊死組織に褥瘡表面が覆われている状態。

黄色期：硬い壊死組織が取れて、黄色から白色の柔らかい壊死組織が中心である状態。

赤色期：壊死組織が概ね取れて、組織の欠損が赤色の肉芽により、徐々に充填されていく状態。

白色期：組織の欠損が肉芽によって補充され、表皮細胞による上皮化が進んでいる状態。

図2 黒色期の褥瘡

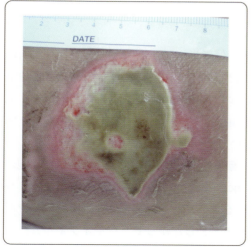

それほど壊死の程度は強くないが、やや黒色の壊死組織が褥瘡の中央に見られる。辺縁は一部上皮化が進んでいる。

り除去する必要があります。黒色期は早期では壊死に陥った部分と壊死を免れた組織との境界は不明瞭ですが、次第に境界部が明瞭化するとともに、自己融解して柔らかくなり、デブリードマンがしやすくなります。ただし、踵や四肢末端の褥瘡で、末梢動脈疾患（peripheral arterial disease: PAD）を合併し、あまりにも血流が悪い場合は境界部が柔らかくならず、干からびるような感じで壊死が進んでいくことがあります。

❷ 黄色期

　黄色期は黒色壊死組織が概ね除去され、白色から淡黄色の比較的柔らかい壊死組織が創面に付着していますが、その一方、徐々に肉芽が形成されつつある状態です（図3、4）。壊死組織と肉芽形成が見られる部分の境界部を中心に、好中球やマクロファージ（組織球）、リンパ球といった血球細胞が見られ、これらの血球細胞は感染を防御するのに加えて、matrix metalloproteinase（MMP）などのプロテアーゼを放出することにより壊死組織を融解し、さらには貪食することにより、創を清浄化します。

図3 黒色期から黄色期にかけての褥瘡

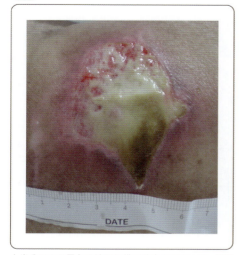

上半分のやや黒色の壊死組織が除去されていて、淡黄色から白色の壊死組織や一部赤色の肉芽も視認できる。

図4 黄色期から赤色期にかけての褥瘡

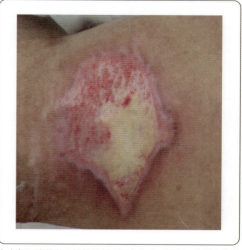

中央部に淡黄色の壊死組織が見られる。周辺は良好な肉芽形成が見られ、上皮化も進んでいる。

残存する壊死組織は感染を伴いやすく、細菌による臨界的定着（クリティカルコロナイゼーション）もしくは感染があるような状況下では、バイオフィルムの存在が問題になります。
　褥瘡に細菌が存在する場合は、ただ細菌が付着しただけの「汚染」、細菌が局所に持続して存在する「定着」、菌が増殖し炎症や全身症状を引き起こす「感染」と段階的に進んでいきます。「定着」と「感染」との中間に位置するのが「臨界的定着」であり、肉眼上明らかな発赤はないものの、創面にぬめりがあり、滲出液が多く、肉芽がある場合でも、浮腫性で脆弱であるといった像を示します。
　バイオフィルムは細菌から産生される多糖体やタンパク質、DNAといった細胞外高分子物質（extracellular polymeric substance：EPS）によって構成されます。こうしたバイオフィルムは肉芽の形成を阻害する因子であり、さらには好中球やリンパ球といった炎症細胞からの防波堤にもなります。したがって、バイオフィルムは柔らかい壊死組織とともに地道に洗浄やデブリードマン（debridement）で除去していく必要があります。もしくはプロントザンなどのバイオフィルムを除去するような製品を用いてもよいでしょう。

❸ 赤色期

　壊死組織が概ね除去され、肉芽の色調が改善し、赤みが増してくるのが赤色期です（図5、6）。赤色期で重要なのは、いかに良性の肉芽形成を促進していくかということです。肉芽は周囲から組織欠損部に向かって増殖し、欠損部を補填する結合組織であり、新生血管、炎症性細胞、線維芽細胞とそれが産生する膠原線維などの

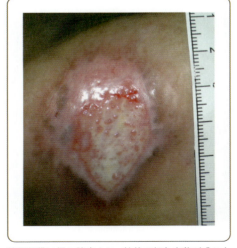

図5 赤色期の褥瘡

壊死組織は概ね除去され、粒状の紅色肉芽が盛り上がってきている。周辺の上皮化もさらに進んでいる。

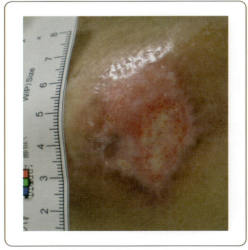

図6 赤色期から白色期の褥瘡

褥瘡はかなり縮小し、残存部位も概ね良好な肉芽に覆われている。

基質から構成されるみずみずしい組織です。なお、結核などで見られる“肉芽腫”とは言葉は似ていますが異なるものであることに注意が必要です。褥瘡周囲の十分な血流や湿潤環境など条件が整っている場合は、表面が細顆粒状で鮮紅色の外観を呈した増殖力旺盛な良性肉芽が形成されます。

　肉芽形成にはさまざまなサイトカインや細胞成長因子が関与します。代表的な肉芽形成を促す細胞成長因子としては塩基性線維芽細胞増殖因子（basic fibroblast growth factor：bFGF）や血小板由来成長因子（platelet-derived growth factor：PDGF）が知られ、塩基性線維芽細胞増殖因子の遺伝子組み換え体であるトラフェルミンは、臨床の現場で用いられています。これらの因子は炎症細胞などから産生され、血管の新生や線維芽細胞からの膠原線維を促します。肉芽組織における炎症細胞はさまざまですが、比較的目立つのがマクロファージです。マクロファージは、その役割によって炎症促進型のM1マクロファージと組織修復型のM2マクロファージに大別され、このM2マクロファージは肉芽組織において壊死組織を除去し、炎症反応を調節しながら、組織修復を促す役割を担っています。

　一方、創周囲の環境が悪い場合は、表面が粗造で淡紅色あるいは暗赤色の外観を呈する増殖力の低下した不良肉芽となり、なかなか組織欠損が埋まりません。このような場合は「TIME」として知られる阻害因子があり、こうした状況を改善させることが褥瘡治療のポイントになります。なお、「TIME」は最近「TIMERS」と呼ばれることが提唱されています。詳しくは別稿「治療体系・治療コンセプト」にて紹介されているように、従来のTIMEすなわち「T：tissue viability」（組織の生存性）、「I：infection/inflammation」（感染と炎症）、「M：moisture balance」（湿潤のバランス）、「E：wound edge」（創の辺縁）に加えて、「R：repair and regeneration」（先進的創傷治療）および「S：social factors」（患者の社会的課題）の2項目が追加されています[2]。

　また、近年「M.O.I.S.T.」という考え方が提示され、慢性創傷に対する局所治療で考えるべきこととして「M：moisture balance（湿潤のバランス）」、「O：oxygen balance（酸素バランス）」、「I：infection control」（感染管理）、「S：support」（細胞成長因子などのサポート）、「T：tissue management」（デブリードマンや洗浄といった組織管理）が挙げられています[3]。

❹ 白色期

　肉芽によりある程度組織の欠損が塞がってくると、次第に肉芽の上を増殖した表皮角化細胞が周辺から遊走し、上皮化が進んできます。また、真皮下層から脂肪組織に存在する毛根が残っていればそこからの上皮細胞の遊走も期待できます。こうして、上皮化が進むに従って、紅色の肉芽が白色の上皮に置き換わっていくのが白色期です（図7）。白色期においては上皮が肉芽の上を覆うことが重要であり、創面

から盛り上がるような過剰な肉芽はかえって上皮化を妨げることになります。このような場合は1〜2週間程度ステロイド外用薬の塗布を行うことで肉芽を引き締めることが速やかな上皮化を目指すうえで有効です。

　褥瘡が無事上皮化すれば、いったん治癒ですが、創は上皮化しても変化していき、再構築期に入ります。上皮化が終了した後も、肉芽の新生はしばらく続き、細胞外基質の過剰産生により個人差はあるものの硬い瘢痕組織となり、赤みを帯びてしばしば隆起してきます。その後数か月以上経過すると、多くの場合は、細胞外基質の再構築により、創は次第に軟らかくなるとともに色調も白くなっていきます。

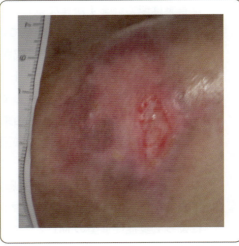

図7　白色期の褥瘡

上皮化が進み、残存病変はわずかである。上皮化が完了した部分は白から淡紅色を呈している。

さいごに

　褥瘡の治療過程はさまざまではありますが、結局は欠損した組織を埋める余力が体に残されているかどうかに帰結します。医療従事者は創を治すために「TIMERS」に留意し、「Wound Bed Preparation」を基本とする「M.O.I.S.T.」の考え方に沿って治療を行い、ここで記したような褥瘡が自然に修復される過程をできるだけ促していくことが重要といえます。

引用文献
1. 福井基成．褥瘡の分類．褥瘡の予防・治療ガイドライン．照林社，東京，1998：59-63.
2. Atkin L, Bućko Z, Conde Montero E, et al: Implementing TIMERS: the race against hard-to-heal wounds. J Wound Care 2019; 23（Sup3a）：S1-S50.
3. Dissemond J, Assenheimer B, Engels P, et al: M.O.I.S.T. - a concept for the topical treatment of chronic wounds. J Dtsch Dermatol Ges 2017; 15（4）：443-445.

第2章

褥瘡の病態像と治療過程

治療体系・治療コンセプト

櫻井敦

乾燥、消毒の概念から湿潤療法へ

　有史以来、戦争を繰り返してきた人類にとって、外傷（切創、刺創、裂創、開放骨折など）は重篤な感染（蜂窩織炎〜敗血症）を生じて死に直結する恐ろしいものであり、ヒポクラテスの時代から、「キズは乾燥させて痂皮形成を促すとよい」と伝承され、広く受け入れられてきました。1928年に世界初となる抗生剤ペニシリンが発見されましたが、その後実用化されたのは太平洋戦争が始まった1941年以降のことであり[1]、近代においても、外傷、創傷への対処は創部の乾燥・消毒を念頭に管理するものでした。

　1960年代以降、湿潤環境下において創傷治癒が促進される、いわゆる「湿潤療法」（Moist wound healing）の概念が広まります。Winter[2]はブタの創傷モデルを用いて、乾燥し痂皮形成した創とフィルムで被覆した創を比較し、後者において上皮化率が速いことを報告しました。Hinman[3]らはヒト皮膚の創傷治癒過程においても同様に、湿潤環境を保つと上皮化が早いことを報告しています。湿潤環境下においては、さまざまな成長因子やサイトカインなどの液性因子を創面に保持し、それらの活性に適した温度、湿度を維持できること、また表皮細胞の分裂・遊走および細胞外マトリックスの形成促進などが主要な機序とされています。

　湿潤療法の維持には、創傷被覆材（近代的ドレッシング材）の使用が欠かせませんが、創面の状態、滲出液の量、陥凹、ポケット形成の程度等によりそれぞれの特性を生かして使い分ける必要があります（図1）。臨床的にはドレッシング材交換時の疼痛軽減（剥離時の刺激が少ないため）が得られ、また交換回数を減らせるため、患者、医療者ともに処置時の負担が軽減されます。一方で、滲出液の量や創面の感染徴候には常に注意を払う必要があり、交換しない日も貼布部位と周囲の滲出液による汚染状態、発赤、疼痛、臭いなどに変化がないか観察しなければなりません。

治療体系・治療コンセプト

図1 ドレッシング材の使い分け

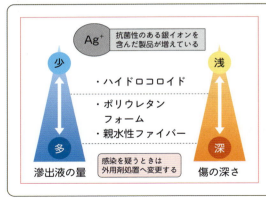
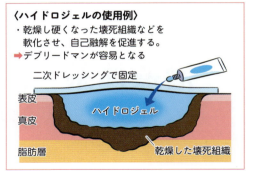

必要に応じて、より滲出液吸収能の高い製品への切り替えや、外用薬治療への変更を考慮します。

　湿潤療法の概念がわが国で広く受け入れられるようになったのは、ほんの30年ほど前のことです。当初はさまざまな解釈がなされ、過度の湿潤（moistではなくwet）から感染を助長してしまうといった例も見られました。また、Winterらの報告は治癒機転が正常に働きやすい急性創傷におけるものですが、褥瘡をはじめとする慢性創傷では、壊死組織や感染を伴う創面もあることから、正常な治癒機転が阻害されている場合があります。そこで、湿潤環境を安全に創傷へ適応するために、最適な創面環境を維持すること（慢性創傷から治療に反応する急性創傷へ変換させること）の重要性が認識され、Wound Bed Preparation（創面環境調整：WBP）の概念が拡がってきました[4]。WBPを理解するにあたり、まずは創傷にいろいろな種類があることを知る必要があります。

急性創傷と慢性創傷

　「創傷」とは、体組織の損傷において、特に物理的外力によって起こり、組織の連続性の離断を伴うものと定義されますが、そのなかに治癒するまでの期間による分類があります。「急性創傷」は、ホストの創傷治癒能力が正常であり、熱傷以外の物理的外力によって発生した組織損傷で、通常2週間以内で治癒するものです。

　一方、「慢性創傷」は基礎疾患や局所の要因などがあり、創傷治癒が遷延している創傷です。糖尿病性壊疽、重症虚血肢、褥瘡（偶発的褥瘡を除く）などがあり、治癒に4週間以上かかることが多いとされています[5]。これらは「難治性創傷（潰瘍）」と称されることもありますが、最近では慢性創傷と同義語として扱われることが多いようです。このように、創傷は治癒に要する期間で名称が変わりますが、治療期

間が長引く（治癒が遷延する）にはそれなりの理由があります。

急性創傷の治癒過程：一次治癒と二次治癒

　手術創や外傷創などの新鮮な創傷では、創面に正常な治癒機転が働くため、適切な処置を行うことで比較的速やかな治癒が期待できます。例えば、切創や裂創で切り口が鋭利なものであれば、創面同士を直接縫合することで治癒が得られますが、この治癒形態を「一次治癒」といいます。一方、皮膚の真皮層などが面状に欠損し、縫合できずに創面が残存する場合の治癒過程を「二次治癒」といいます。

　二次治癒の創面において治癒機転が正常に働いた場合、4期（①血液凝固期、②炎症期、③（細胞）増殖期、④再構築期（成熟期））の治癒過程を経て治癒に向かいます。これらが順調に進めば比較的速やかに創傷は治癒しますが、何らかの治癒阻害因子（全身性、局所性）により治癒機転が妨げられた場合、治癒は遷延し慢性（難治性）創傷となります（図2）。

慢性創傷の特徴

　急性創傷ではサイトカイン（免疫系の細胞から分泌され、他の細胞に影響を与える物質：インターフェロン、インターロイキン、成長因子など）や種々の増殖因子、プロテアーゼ（蛋白分解酵素）などが適切なタイミングで働き、4期の治癒過程を経て組織の修復を担っています。しかし、慢性創傷ではこれらの活性低下やバランスの悪化により正常な組織修復が行われず、治癒の遷延につながっています。

図2　急性創傷と慢性創傷

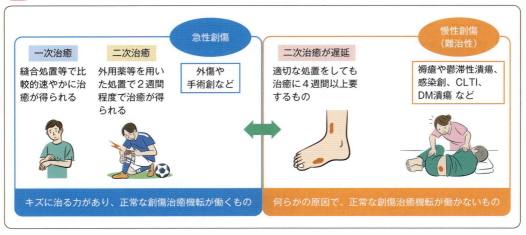

治療体系・治療コンセプト

例えば、慢性創傷の滲出液にはTNF-α、IL-1などの炎症性サイトカインが多く存在する一方で、炎症細胞の活性を高め、細胞の増殖をコントロールするTGF-βや、創部に好中球、マクロファージなどの白血球を呼び寄せる働きを持つPDGFが少ないことが知られています。このため、炎症期から増殖期へと至る正常な治癒過程が得られずに局所の炎症は遷延化し、またプロテアーゼ活性が過度に上昇すると細胞外マトリックスの再構築が困難となるといった具合です。このような組成の滲出液を、湿潤療法で局所に保持しても治癒機転はうまく働かず、逆に阻害してしまうことになりかねません。そのため、慢性創傷を治療するには、創面や滲出液における細胞レベルの活性を正常な状態に是正することを考えなければなりません[6]。また、慢性創傷の治癒を阻害している要因として、近年注目されているのがバイオフィルムの存在です[7]。

　バイオフィルムとは、細菌が菌体の表面に多糖体、タンパク質からなる粘液状物質を産生し、それに覆われてコロニー形成したものです。これらが増殖し集合体として創面表層に固着すると、宿主の免疫応答に抵抗性を示し、抗菌薬や外用薬の作用を阻害して創傷治癒を遷延させます。この状態を「クリティカルコロナイゼーション（臨界的定着）」といい、発赤、腫脹、熱感、疼痛といった、明らかな感染の徴候は示さないものの、治癒を遷延させる、感染の一歩手前の状態です（図3）。バイオ

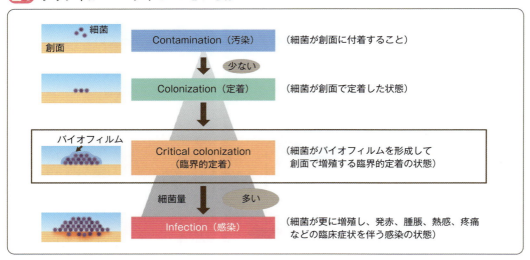

図3　クリティカルコロナイゼーションとは

図4 クリティカルコロナイゼーションの徴候：NERDS

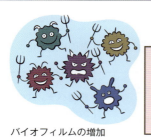

Sibbald RG, Woo K, Ayello EA：Increased bacterial burden and infection：the story of NERDS and STONES. Adv Skin Wound Care 2006；19（8）：447-461. より引用

フィルムは日常生活において、台所の排水溝にあるヌメリとして認識されますが、創傷表面においてはわかりにくいものです。その特徴的な所見として、NERDS（ナーズ）が知られており[8]（図4）、バイオフィルムの存在を疑った場合には、感染創に準じた処置、対策が必要となります。

Wound Bed Preparation（創面環境調整：WBP）とTIME理論

慢性創傷では、治癒機転が働きにくいこと、湿潤療法が適応しにくいことをご理解いただけたと思います。そこで、湿潤療法を安心して適応できるようにするには、慢性創傷を治療に反応する創傷（急性創傷の状態）へ変換する必要があり、そのために最適な創面環境を整えていくことを「Wound Bed Preparation（創面環境調整：WBP）」といいます。

また、「TIME理論」とは、WBPを進めていくうえで、治癒を阻害している因子を発見し、それらに対する対策法をわかりやすく提示した治療介入の概念となります[9]。T：Tissue non-viable or deficient（壊死組織・活性のない組織）、I：Infection or Inflammation（感染・炎症）、M：Moisture imbalance（湿潤環境の不均衡）、E：Edge of wound-non advancing or undermined epidermal margin（創縁の治癒遷延・表皮の巻き込み、ポケット形成）の4つの頭文字からTIMEと命名されました。これら4項目は創傷治癒を阻害する因子であり、それぞれの問題点、およびそれに対する臨床介入法と結果について示したものがTIME理論となります（表1）。各項目は相互に影響を及ぼし合いますので、それぞれの対策を同時進行で進める必要がありますが、優先順位としてはT⇒I⇒M⇒Eとなります。

表1 TIME 理論

観察項目	病態生理	臨床的介入	アウトカム
T：Tissue non-viable or deficient （壊死組織・活性のない組織）	細胞外マトリックスの損傷、細胞残屑による治癒遷延	デブリードマン	創面の活性化
I：Infection or inflammation （感染、炎症）	細菌数の増加、炎症性サイトカイン↑、プロテアーゼ活性↑、成長因子活性↓	デブリードマン 抗菌薬投与 プロテアーゼ抑制	細菌バランスの均衡 炎症の制御
M：Moisture imbalance （湿潤環境の不均衡）	乾燥による表皮細胞遊走能↓ 過剰な滲出液による浸軟	ドレッシング材の使用、圧迫、NPWT等による滲出液の除去	適切な湿潤環境
E：Edge of wound-non advancing or undermined epidermal margin （創縁の治癒遷延・表皮の巻き込み、ポケット形成）	表皮細胞の遊走能↓ プロテアーゼ活性の異常	原因の再評価、適切な治療の検討（デブリードマン、皮膚移植、生物学的治療等）	創の収縮、上皮化促進

Schultz GS, Barillo DJ, Mozingo DW, et al：Wound bed preparation and a brief history of TIME. Int Wound J 2004；1 （1）：19-32. より引用、一部改変

TIME の各項目への対策

❶ T：Tissue non-viable or deficient（壊死組織・活性のない組織）

　創面において感染が成立するためには、組織 1g に対して細菌が 10 万個以上増殖する必要があります。一方で、血腫や壊死組織などが創面に存在すると、細菌数はわずか 200 個で感染が成立するといわれています [10]。そのため、活性のない組織を早期に取り除くことは、I（感染・炎症）を防ぐ意味でも重要となります。

1）デブリードマンの必要性と禁忌

　壊死組織や創傷治癒因子に反応しない老化した細胞、異物およびこれらにしばしば伴う細菌感染巣を除去して創面を清浄化する治療行為を「デブリードマン」といいますが、メスや剪刀を用いた「外科的デブリードマン」以外にもさまざまな方法があります（表2）。

　デブリードマンは創傷の状態を改善するために欠かせない手技ですが、踵部や下腿に施術するときには注意が必要です。下肢を栄養する血管に動脈硬化や血管炎が生じ、動脈が狭窄、閉塞を起こすと足部への血流が低下します。この状態を「末梢動脈疾患」（Peripheral arterial disease：PAD）といい、糖尿病患者に多く合併するこ

第2章　褥瘡の病態像と治療過程

表2 デブリードマンの種類

デブリードマンの種類	方法
Surgical（外科的）	・**ASD**（Aggressive sharp debridement）：壊死性筋膜炎や汚染された外傷創など緊急症例に対して、血流のよいきれいな組織が露出するまで正常組織を含めて切除する方法 ・**CSD**（Conservative sharp debridement）：おもに慢性創傷に対して、エスカーやスラフなど血流のない組織を出血が少ないよう丁寧に切除する方法
Biological（生物学的）	・無菌状態で繁殖させたハエの幼虫（マゴット）を用い、選択的に壊死組織を除去させる。酵素を分泌して壊死組織を分解したり、創傷治癒を促進させる効果もある
Autolytic（自己融解による）	・本来生体にある白血球や酵素によって壊死組織が融解される炎症反応の過程。ハイドロジェルやクリーム基剤の外用剤を併用することが多く、時間を要するが疼痛は少ない
Chemical（化学的）	・蛋白分解酵素（パイナップル等）を含んだ外用剤による融解作用 ・周囲健常皮膚を守るため、ワセリンなどで創縁を保護する
Mechanical（物理的）	・Wet-to-dry dressing、ジェット洗浄などを用いて、壊死組織、膿、細菌などを物理的に除去

とが知られています[11]。PAD で血流が低下した部分に褥瘡が生じた場合、かろうじて維持されている創傷周囲の血流がデブリードマンを行うことで途絶してしまい、さらに壊死部分が拡大する恐れがあります。

また、PAD が原因の潰瘍を「包括的高度慢性下肢虚血」（Chronic limb threatening ischemia：CLTI）といいますが、この潰瘍を褥瘡と勘違いしてデブリードマンを行えば同様の結果となります。問診や視診、触診等で PAD や CLTI を疑う場合には、デブリードマンを施行する前に ABI、SPP、$TcPO_2$[注] などで血流評価を行います。

2）デブリードマン施行時の注意点

局所の血流が低い場合には、デブリードマンを実施する前に「血行再建術」（血管内カテーテル治療やバイパス手術）を考慮する必要があります。他にも、潰瘍化した有棘細胞癌等の皮膚悪性腫瘍を慢性創傷と勘違いした場合、デブリードマンを施行しても創傷の改善は見込めません。比較的まれではありますが、まったく改善しない創傷において皮膚悪性腫瘍を疑えば病理組織検査で確認する必要があります。

デブリードマンを行った後も、表層の細菌数を減らすために、微温湯と石鹸を用いて創面とその周囲をしっかりと洗浄する必要があります。普段の洗浄は水道水で十分ですが、創部の痛みや刺激が強い場合や臓器等の露出を疑う創面などには、人肌に温めた生理食塩水を用いるとよいでしょう。洗浄時、一定の圧をかけると細菌

注）ABI（Ankle brachial pressure index：足関節上腕血流比）、SPP（Skin perfusion pressure：皮膚灌流圧）、$TcPO_2$（Transcutaneous oxygen tension：経皮酸素分圧）

治療体系・治療コンセプト

除去率が高まり、感染率が低下するという報告がありますが[12]、跳ね返りも多く周囲を汚染する恐れがあり、また患部への刺激も強くなるので注意が必要です。

　実際には、創面をよく観察しながら手袋で撫でるように十分な量の水で洗うことで、洗浄効果が期待できます。創面にバイオフィルムの存在が疑われた場合、水を流すだけでは十分に除去できません。出血や疼痛に留意したうえで、ガーゼ等で軽く擦るように洗うことも有効な場合があります。壊死組織や活性のない組織がしっかりと取り除かれて創面に炎症がなくなるまでは、抗菌効果のある外用薬を用いて処置を行います。

❷ I：Infection or Inflammation（感染・炎症）

1）感染への対応

　デブリードマンと洗浄処置を繰り返し行い、創面の細菌数を減少させることに努めます。局所には抗菌効果のある外用薬を用いて処置を行いますが、感染創に使える外用薬としては、ヨウ素製剤とスルファジアジン銀、ヨードホルムがあります。外用薬（軟膏）は有効成分（主剤）と基剤の混合物であり、基剤の特性によって滲出液を吸収し引き締めるもの（水溶性基剤のマクロゴール等）、水分を与えるもの（クリーム基剤等）がありますので、創部の滲出液の量で適宜使い分ける必要があります。

　創部に感染や炎症を伴っている場合、創底の毛細血管透過性が亢進して滲出液が多くなる傾向にありますが、このような場合にクリーム基剤の外用薬（ゲーベンクリーム等）を使用すると、創部は浸軟して湿潤環境が悪化してしまいます。一方、硬い壊死組織が付着している比較的乾燥した創面であれば、壊死組織に格子状切開を加えてクリーム基剤の外用薬やハイドロジェルを用いることで（図1）、壊死組織の融解が進みデブリードマンも容易となります。

　多量の滲出液を吸収させるには、1回あたりの吸収量を増やす（ガーゼの量を増やす、またはポリマー等含有の吸収性素材の併用）か、処置回数を増やすかを検討する必要があります。ガーゼの厚みが増えると創面への圧迫が増し、ずれも生じやすくなるため褥瘡には不向きであり、吸収性素材で上から覆ってしまうと創面と周囲健常皮膚が浸軟しやすいため注意が必要です。デブリードマンと洗浄の回数を増やす意味でも、マンパワー的に可能であれば処置回数を増やす方向で検討しますが、このあたりは次項の M（Moisture imbalance）にも関連してきます。また、局所の炎症が強い場合（深部、広範囲に炎症が拡がっている場合等）、全身状態、血液検査結果によっては経口あるいは経静脈抗菌薬の投与も考慮します。

2）クリティカルコロナイゼーションへの対応

　感染の4徴（発赤、腫脹、熱感、疼痛）を認める間は外用薬を用いた処置がメイ

ンとなりますが、4徴がなくなるまで改善すれば、クリティカルコロナイゼーション（臨界的定着）の状態となりますので、抗菌効果を持つ創傷被覆材の使用も考慮していきます。銀含有の製品（ハイドロファイバー、アルギン酸塩、ソフトシリコーン・ポリウレタンフォーム、ハイドロコロイド等）の使用が推奨されますが、滲出液の増加や悪臭といったNERDS（図4）に見られる臨床所見が悪化してくるようであれば速やかに外用薬を用いた処置に戻します。

3）メンテナンスデブリードマンとウンドハイジーン

　この時期の創傷被覆材の使用は、処置ごとにしっかりとデブリードマンを行い、悪化していないか創面をよく観察することが前提となります。クリティカルコロナイゼーションと先述のバイオフィルムには密接な関係がありますが、バイオフィルムをデブリードマンで除去しても、そのままにしておくと24〜48時間経過すれば再形成してしまいます[13]。そのため、創面の清浄化を保つには定期的なデブリードマン、洗浄を行い、抗菌性のある外用薬や創傷被覆材を用いた管理が必要となります。

　このように、定期的にデブリードマンを行い、バイオフィルムのない環境を維持する作業を「メンテナンスデブリードマン」といいます。また、創傷に対するバイオフィルムの影響に着目し、その対策に特化した「Wound hygine」（ウンドハイジーン：創傷衛生）という概念があります[14]。4つのステップから構成され（図5）、口腔衛生（Oral hygine）や手指衛生（Hand hygine）になぞらえ、毎日行う歯磨きや手洗いのように習慣的に4ステップを実践し、バイオフィルムを適切にコントロールすることで、創傷治癒を促進していきます。

❸ M：Moisture imbalance（湿潤環境の不均衡）

　T、Iがある程度改善し、創面の清浄化が進めばいよいよ「Moist Wound Healing」（湿潤療法）の出番です。滲出液が徐々に減少し、ガーゼの一部が創面に固着し始めたら、速やかに創傷被覆材の使用を検討します。創傷被覆材が使用できない状況であれば、シリコーンメッシュをコンタクトレイヤーとして使用し、創面とガーゼの固着を予防することもあります。この際、外用薬は創面を乾燥させやすい精製白糖・ポビドンヨードを漫然と使用し続けないことが重要であり、周囲からの上皮化（表皮細胞の遊走）を促すために最適な湿潤環境を形成することを考えます。

　一方、滲出液が多い場合には、細菌の増殖により感染は助長され、肉芽組織は浮腫状となります。周囲の正常組織にも浸軟が及べば、上皮化は遷延し、ふやけた角質は脆くなってバリア機構は破綻します。このような場合には、デブリードマン、洗浄、外用薬を用いた処置をしっかりと行い、必要に応じてガーゼ交換の回数も増やします。創部の感染やクリティカルコロナイゼーションの所見がなくなれば、ま

治療体系・治療コンセプト　41

図5 Wound hygiene：創傷衛生

①洗浄 (Cleanse)	②デブリードマン (Debride)	③創縁の新鮮化 (Refashion)	④創傷の被覆 (Dress)
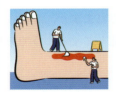	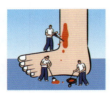	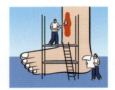	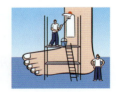
・創面を洗浄して、壊死組織やバイオフィルムを取り除きます ・創周囲の健常皮膚も洗浄して、垢、鱗屑、角質、汚れを取り除きます	・ガーゼや被覆材を交換するたびに、壊死組織、バイオフィルム、スラフを取り除きます	・壊死組織や痂皮、創縁の巻き込み、ポケット形成などはバイオフィルムの温床となりますので除去します ・表皮細胞の遊走と創傷の収縮を促進させるため、創縁が創面になだらかにつながっていることを確認します（断崖絶壁→砂浜へ）	・抗バイオフィルムまたは抗菌性の創傷被覆材を使用して、バイオフィルムの再成長を防止、または遅延させながら、残留バイオフィルムに対処します

Murphy C, Atkin L, Swanson T, et al: Defying hard-to-heal wounds with an early antibiofilm intervention strategy: Wound Hygiene. J Wound Care 2020; 29（Suppl 3b）：S1-S26. より引用、一部改変

ずは吸水性の高い創傷被覆材（銀含有ハイドロファイバー等）から使用を開始し、滲出液の量により適宜他の被覆材や外用薬に変えていきます。

❹ E：Edge of wound-non advancing or undermined epidermal margin（創縁の治癒遷延・表皮の巻き込み、ポケット形成）

T⇒I⇒Mと順調に克服していけば、良好な肉芽組織が形成され、筋線維芽細胞等の働きと上皮化で創面は縮小してきます。創面が順調に縮小しない場合には、このE項目を考えます。

1）創縁の新鮮化とポケット切開

創周囲の表皮の巻き込みや過角化、ポケット形成などが原因となりますので、創縁の新鮮化やポケット切開といった外科的介入が必要となります。創縁が表皮の巻き込みや過角化で段差を生じている場合、表皮細胞の遊走は阻害されバイオフィルムの温床にもなります。段差を海岸線の景色ととらえた場合、段差が顕著な断崖絶壁の状態から、なだらかに創底につながる砂浜の状態に変化させるとよいでしょう（図5参照）。

ポケットを形成している場合、深部の洗浄やデブリードマンが難しく、バイオフィルムが形成されやすい状態となりますが、ポケット切開をすることで深部の状態が観察しやすくなり、創面に応じた適切な処置も可能となります。ポケット形成をしている場合の処置は深さ、奥行きなどで適宜、外用薬、銀含有創傷被覆材などを使い分けますが、カデキソマー・ヨウ素を使用するとポリマー成分が深部に残りやすいため注意が必要です。

入口が小さく内腔が広い場合などは、血管留置針の外套や経管栄養に用いるチューブを挿入し、深部を洗浄するなどの工夫が必要ですが、いずれにせよ十分な処置は難しいため、早期の外科的介入を考慮します。

2) 陰圧閉鎖療法の実施

ポケット切開後の大きな内腔や広範囲に及ぶ創傷に対しては、「陰圧閉鎖療法」（Negative pressure wound therapy：NPWT）による管理が有効です。2010年からわが国でもキット製品が使用可能となりました。NPWTは創面をフィルムで密閉して、創面に陰圧を負荷することでさまざまな効果が期待できます。凹凸のある多孔質のフォーム材は肉芽組織に伸張応力を作用させ、適度な陰圧で血流も増加することから肉芽形成を促進します。また、陰圧自体が創縁を引き寄せる効果を持つため、創部の縮小が期待できます。持続的にかかる陰圧は余分な滲出液を吸収して細菌数を減少させ、創面の浮腫も改善させるなど、Mへの対策にも有用です[15]。

NPWTは創面を一定期間閉鎖してしまうことから、十分に清浄化した創傷にしか使用できませんでした。しかし、2017年より間歇洗浄型NPWT（NPWT with instillation and dwell time：NPWTi-d）が使えるようになり、一部のクリティカルコロナイゼーション創面にも適応が拡がりました。NPWTi-dは創面を生理食塩水で一定時間浸漬した後に陰圧を加えることで、注入した生理食塩水とともに溶解されて浮いた壊死物や老廃物を取り除く機能があります。ただ洗浄効果を過信せず、初回は早めに交換して創面の状態を確認すること、交換ごとにしっかりとメンテナンスデブリードマンを施行することが望まれます。

❺ 治療を行う際の「管理項目」としての TIME

T ⇒ I ⇒ M ⇒ Eの順で、治癒を阻害する要因に対する「評価項目」としてTIMEを見てきましたが、Leaperら[16]はTIMEの頭文字を、治療計画（**T**reatment plan）、実施（**I**mplementation）、モニタリング（**M**onitoring）、評価（**E**valuation）からなる、治療を行う際の「管理項目」へと再定義しました。

まず、達成すべきケアの目的を設定し、TIME理論に基づいた適切な治療計画（T）を立てます。そして経過を確認しながら、最適で効果的な目的のために一貫して治

療計画を実施（I）していきます。その際は局所的、または全身的な有害事象のモニタリング（M）を行いつつ、臨床的な手技と使用されるデバイスにより、良好な結果が得られていることを確認します。また、実施したすべての治療法は、創傷治癒曲線や疼痛評価ツール、デブリードマンの指標やQOLへの影響評価などを含め、定期的かつ客観的に評価（E）されるべきであると述べています。

TIME を従来の「評価項目」としてだけではなく、「管理項目」としてもとらえることができれば、創傷管理はより充実したものとなるでしょう。

進化する TIME 理論：TIME から TIMERS へ

Wound Bed Preparation の考え方とともに、わが国でも広く受け入れられてきた TIME 理論ですが、近年、創傷治癒を阻害する因子の項目であった TIME に、「R」と「S」が加わり、「TIMERS」（タイマーズ）へと進化しました[17]（表3）。

❶ R：Repair and regeneration（修復と再生）

慢性創傷は、治癒を阻害する因子が取り除かれて初めて、治療に反応する可能性が高いと考えられます。しかし、すべてのリスク因子に対処し、標準治療をしっかりと行っても治療に反応しない（治療を開始して4週間後に治癒率が50%未満）ことがあります。このような場合、治療のオプションとして、先進医療を用いて創傷の修復や再生を行うことを「R」で表しています。先進医療には NPWT、EPIFIX®（加

表3 TIMERS の R と S

R：Repair and regeneration（組織の修復と再生）

観察項目	臨床的介入	アウトカム
標準治療では治癒が遷延する創傷 （治療を開始して4週間後に治癒率が50%未満）	NPWT、EPIFIX、PRP療法、HBO、幹細胞療法、自家皮膚移植など	創閉鎖、組織の修復

S：Social situation and patient-related factors（社会的状況と患者に関連する因子）

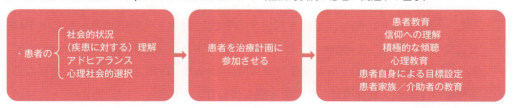

Atkin L, Bućko Z, Conde Montero E, et al：Implementing TIMERS：the race against hard-to-heal wounds. J Wound Care 2019；23（Sup3a）：S1-50. より引用、一部改変

エ・乾燥したヒト胎盤の羊膜・絨毛膜）、PRP（Platelet-Rich Plasma：多血小板血漿）、HBO（Hyperbaric oxygen therapy：高気圧酸素治療）、幹細胞療法、自家皮膚移植などがあります。

❷ S：Social situation and patient-related factors（社会的状況と患者に関連する因子）

「社会的状況と患者に関連する因子」は、創傷を効果的に管理するために重要であり、TIMERS の他のすべての要素とともに考慮していかなければなりません。まずは、総合的な患者アセスメントと詳細な診察を行い、創傷と患者に関連するすべてのリスク因子を特定することから始めます。

1）「コンプライアンス」から「アドヒアランス」へ

慢性創傷を治療していく際、患者に必要な治療計画を立てて確実に実践していくことが重要となります。しかし、患者とその家族は自分の病態を理解していない可能性があるため、彼らのヘルスリテラシー（健康面における適切な意思決定を行う際に必要な、基本的情報やサービスを調べ、理解し、効果的に利用する個人的能力の程度）のレベルに合わせた丁寧な説明が必要となります。難解な医学用語はなるべく用いず、患者がよく理解できているか確認しながらわかりやすい資料を用いた説明を行い、ケアの実践にあたっては「コンプライアンス」ではなく「アドヒアランス」を意識します。

医療従事者の間では、治療計画がどの程度遵守されているかに関連して、「コンプライアンス」という用語が長らく使用されてきました。コンプライアンスという用語は、患者が医療従事者の考えに同意したうえで行動するのではなく、単に一方的な指示に従う受動的な状態を意味するため、患者との良好な関係を構築することが困難でした。一方、「アドヒアランス」は患者が積極的に治療方針の決定に参加し、内容をよく理解したうえで、その決定に従って治療を受けることを意味します。患者と相談して治療法を決めることにより、患者の治療への積極的な参加を促していきます。つまり、患者が治療計画についてより理解し、同意しているほどアドヒアランスが良好といえます。コンプライアンス不良の場合は、患者側のみに原因があるとの誤解がありましたが、アドヒアランス不良の場合には、患者側だけではなく医療者側にも問題があるとの考えです。そのため、治療計画が患者の希望や目標に沿っていない場合や併存疾患（認知症、うつ病、睡眠障害等）がある場合、治療計画を理解、実践することは難しく、アドヒアランスも不良となってしまいます。この場合、並存疾患への対処に加え、患者の家族や介助者の教育も重要となります。

2) 患者を取り巻く社会的状況への対処

　また、治療計画を滞りなく実践するためには、診療にあたる多職種チームのなかに心理学的なサポートを行う臨床心理士や精神科医の存在が望まれます。他にも、身体的な要因（筋力や可動域の低下、網膜症などによる視力低下など）があればセルフケアの実施が困難となり、患者の社会的孤立や病院までのアクセスの悪さ、医療費の支払いを含む経済的問題なども治療の継続に影響を及ぼします。以上のことから私たちは、創傷を診ることにとどまらず、患者を取り巻く社会的状況やさまざまな因子に対してもサポートしていく必要があり、このような考え方が「S」に込められています。

3) 多職種連携のチーム医療

　TIMERS（タイマーズ）をよく理解し、実践していくことで、Wound Bed Preparation もよりスムーズに行えます。しかし、関節拘縮や筋萎縮が強く、ポジショニングもままならない場合や嚥下機能の低下で栄養が改善しない場合などは、創傷管理だけをしっかり行っても、当然良い結果には結びつきません。多職種が密に連携したチームで創傷に対峙していると、それぞれの専門領域から改善ポイントが次から次へと出てきて、創傷治癒が早く進むことを経験します。また、多職種の少し俯瞰した視点から思わぬアイデアが得られることも多いものです。「このキズが治らないのはなぜか？」という疑問に対して、各専門職で忌憚なく意見を出し合い、実践していく必要があります。創傷治癒が進み、患者さんの笑顔も見られたら、これ以上の喜びはありません。

引用・参考文献

1. Howie J : Penicillin: 1929-40. Br Med J 1986; 293（6540）: 158-159.
2. Winter GD: Formation of the scab and the rate of epithelization of superficial wounds in the skin of the young domestic pig. Nature 1962; 193 : 293-294.
3. Hinman CD, Maibach H: Effect of air exposure and occlusion on experimental human skin wounds. Nature 1963; 200 : 377-378.
4. Schultz GS, Sibbald RG, Falanga V, et al : Wound bed preparation : A systemic approach to wound management. Wound Repair Regen 2003; 11（suppl 1）: S1-28.
5. 舘正弘：創傷の急性、亜急性、慢性、難治性をどう定義するか．創傷 2013；4（3）: 133-134.
6. Tarnuzzer RW, Schultz GS : Biochemical analysis of acute and chronic wound environments. Wound Repair Regen 1996; 4（3）: 321-325.
7. James GA, Swogger E, Wolcott R et al: Biofilms in chronic wounds. Wound Repair Regen 2008；16（1）: 37-44.
8. Sibbald RG, Woo K, Ayello EA: Increased bacterial burden and infection: the story of NERDS and STONES. Adv Skin Wound Care 2006; 19（8）: 447-461.
9. Schultz GS, Barillo DJ, Mozingo DW, et al: Wound bed preparation and a brief history of TIME. Int Wound J 2004; 1（1）: 19-32.
10. Elek SD: Experimental staphylococcal infections in the skin of man. Ann NY Acad Sci 1956; 65（3）: 85-90.
11. Norgren L, Hiatt WR, Dormandy JA, et al: Inter-society consensus for the management of peripheral arterial disease（TASC Ⅱ）. J Vasc Surg 2007; 45（Suppl S）: S5-67.
12. Longmire AW, Broom LA, Burch J: Wound infection following high-pressure syringe and needle irrigation. Am J Emerg Med 1987; 5（2）: 179-181.

13. Davis SC, Ricotti C, Cazzaniga A et al: Microscopic and physiologic evidence for biofilm-associated wound colonization in vivo. Wound Repair Regen 2008; 16（1）：23-29.
14. Murphy C, Atkin L, Swanson T, et al: Defying hard-to-heal wounds with an early antibiofilm intervention strategy: Wound Hygiene. J Wound Care 2020; 29（Suppl 3b）：S1-S26.
15. Morykwas MJ, Argenta LC, Shelton-Brown EI, et al: Vacuum-assisted closure: a new method for wound control and treatment: animal studies and basic foundation. Ann Plast Surg 1997; 38（6）：553-562.
16. Leaper DJ, Schultz G, Carville K, et al: Extending the TIME concept: what have we learned in the past 10 years? Int Wound J 2012; 9（Suppl 2）：1-19.
17. Atkin L, Bućko Z, Conde Montero E, et al: Implementing TIMERS: the race against hard-to-heal wounds. J Wound Care 2019; 1;23（Sup3a）：S1-50.
18. Dissemond J, Malone M, Ryan H, et al: Implementation of the M.O.I.S.T. concept for the local treatment of chronic wounds into clinical practice. Wound Int 2022; 13（4）：34-43.

第 **3** 章

褥瘡患者の評価方法

第3章

褥瘡患者の評価方法

発生リスク要因の評価

石澤美保子

　褥瘡が発生しやすいかどうかを評価するために、わが国ではこれまでいくつかのスケールが用いられてきています。褥瘡を予防するためには、医療者個々の経験に委ねずに対象者を客観的にアセスメントすることが重要であり、そのためにはスケールの活用が推奨されます。本稿では最も代表的な3つのスケールと1つの危険因子評価票を取り上げ紹介しますが、リハビリテーション医療の現場で活躍する人たちに、それぞれの簡潔な説明と、どのような場面で使うとよいか留意点も含めて解説します。これらをうまく活用することで、対象者の発生リスクを短時間で的確に評価できるようになります。

ブレーデンスケール

❶ 概要

　米国において、ブレーデンとバーグストロームが、老人ホームでの発生要因調査後の1987年に、褥瘡発生に至るリスク要因からブレーデンスケールを開発しました[1]。その後、真田らが日本語に翻訳し[2]、わが国に導入しました。日本語版ブレーデンスケールは、それまでわが国に褥瘡予防のための効果的なアセスメントツールがほとんど存在しなかったこともあって、すぐに普及し広く活用されてきました。特徴的なのは、リスクを抽出できる6項目に関して対象者を観察することで評価できることです（図1）。点数配分は、0点はなく1～4点で、得点域は6～23点です。点数が低いほど褥瘡発生の危険が高いとされています。

50　第3章　褥瘡患者の評価方法

図1 ブレーデンスケール

患者氏名：
評価者氏名：
評価年月日：

知覚の認知 圧迫による不快感に対して適切に反応できる能力	**1．全く知覚なし** 痛みに対する反応（うめく、避ける、つかむ等）なし。この反応は、意識レベルの低下や鎮静による。あるいは、体のおおよそ全体にわたり痛覚の障害がある。	**2．重度の障害あり** 痛みにのみ反応する。不快感を伝えるときには、うめくことや身の置き場なく動くことしかできない。あるいは、知覚障害があり、体の1/2以上にわたり痛みや不快感の感じ方が完全ではない。	**3．軽度の障害あり** 呼びかけに反応する。しかし、不快感や体位変換のニードを伝えることが、いつもできるとは限らない。あるいは、いくぶん知覚障害があり、四肢の1、2本において痛みや不快感の感じ方が完全ではない部位がある。	**4．障害なし** 呼びかけに反応する。知覚欠損はなく、痛みや不快感を訴えることができる。	
湿潤 皮膚が湿潤にさらされる程度	**1．常に湿っている** 皮膚は汗や尿などのために、ほとんどいつも湿っている。患者を移動したり、体位変換するごとに湿気が認められる。	**2．たいてい湿っている** 皮膚はいつもではないが、しばしば湿っている。各勤務時間中に少なくとも1回は寝衣寝具を交換しなければならない。	**3．時々湿っている** 皮膚は時々湿っている。定期的な交換以外に、1日1回程度、寝衣寝具を追加して交換する必要がある。	**4．めったに湿っていない** 皮膚は通常乾燥している。定期的に寝衣寝具を交換すればよい。	
活動性 行動の範囲	**1．臥床** 寝たきりの状態である。	**2．座位可能** ほとんど、または全く歩けない。自力で体重を支えられなかったり、椅子や車椅子に座るときは、介助が必要であったりする。	**3．時々歩行可能** 介助の有無にかかわらず、日中時々歩くが、非常に短い距離に限られる。各勤務時間中にほとんどの時間を床上で過ごす。	**4．歩行可能** 起きている間は少なくとも1日2回は部屋の外を歩く。そして少なくとも2時間に1回は室内を歩く。	
可動性 体位を変えたり整えたりできる能力	**1．全く体動なし** 介助なしでは、体幹または四肢を少しも動かさない。	**2．非常に限られる** 時々体幹または四肢を少し動かす。しかし、しばしば自力で動かしたり、または有効な（圧迫を除去するような）体動はしない。	**3．やや限られる** 少しの動きではあるが、しばしば自力で体幹または四肢を動かす。	**4．自由に体動する** 介助なしで頻回にかつ適切な（体位を変えるような）体動をする。	
栄養状態 普段の食事摂取状況	**1．不良** 決して全量摂取しない。めったに出された食事の1/3以上を食べない。タンパク質・乳製品は1日2皿（カップ）分以下の摂取である。水分摂取が不足している。消化態栄養剤（半消化態、経腸栄養剤）の補充はない。あるいは、絶食であったり、透明な流動食（お茶、ジュース等）なら摂取したりする。または、末梢点滴を5日間以上続けている。	**2．やや不良** めったに全量摂取しない。普段は出された食事の約1/2しか食べない。タンパク質・乳製品は1日3皿（カップ）分の摂取である。時々消化態栄養剤（半消化態、経腸栄養剤）を摂取することもある。あるいは、流動食や経管栄養を受けているが、その量は1日必要摂取量以下である。	**3．良好** たいていは1日3回以上食事をし、1食につき半分以上は食べる。タンパク質・乳製品を1日4皿（カップ）分摂取する。時々食事を拒否することもあるが、勧めれば通常補食する。あるいは、栄養的におおよそ整った経管栄養や高カロリー輸液を受けている。	**4．非常に良好** 毎食おおよそ食べる。通常はタンパク質・乳製品を1日4皿（カップ）分以上摂取する。時々間食（おやつ）を食べる。補食する必要はない。	
摩擦とずれ	**1．問題あり** 移動のためには、中等度から最大限の介助を要する。シーツでこすれず体を動かすことは不可能である。しばしば床上や椅子の上でずり落ち、全面介助で何度も元の位置に戻すことが必要となる。痙攣、拘縮、振戦は持続的に摩擦を引き起こす。	**2．潜在的に問題あり** 弱々しく動く。または最小限の介助が必要である。移動時皮膚は、ある程度シーツや椅子、抑制帯、補助具等にこすれている可能性がある。たいがいの時間は、椅子や床上で比較的よい体位を保つことができる。	**3．問題なし** 自力で椅子や床上を動き、移動中十分に体を支える筋力を備えている。いつでも、椅子や床上でよい体位を保つことができる。		
				Total Score	

©Braden and Bergstrom.1988
訳：真田弘美（東京大学大学院医学系研究科）／大岡みち子（North West Community Hospital.IL.U.S.A.）

発生リスク要因の評価　　51

❷6つの項目について

1）知覚の認知

圧迫による不快感に対し、意識レベルと皮膚の知覚の要素でみます。2つの要素の両方あるいは片方でみて、点数の低いほうを採用します。意識レベルは、評価する時点での状態をみます。

2）湿潤

皮膚が汗や尿などにより湿潤にさらされる頻度をみる項目です。失禁だけでなく、医療器具（ドレーン類）の使用により起きている場合も含みます。寝衣寝具におむつも含まれます。膀胱内留置カテーテル挿入中では、尿漏れがない限り3点とします。

3）活動性

寝たきりか歩行可能かの行動範囲を示しています。歩行できないが車椅子使用の場合は3点となります。

4）可動性

ベッド上での状態を判定しています。対象者自身が体位を変える意思や能力をみています。看護者や介護者が体位変換を行うことは評価しません。

5）栄養状態

普段の食事摂取状態をみる項目です。1日だけでなく過去1週間の継続した状態をみて評価します。自分で通常食を摂取することと、その他の方法すなわち経管栄養や経静脈栄養で摂取することが要素となっています。栄養摂取経路が併用されており、要素の得点が異なる場合は、主となる栄養摂取経路の点数を採用します。表中の1皿（カップ）とはその人が普段一人前として摂取する量を示します。

6）摩擦とずれ

摩擦とは皮膚が寝衣・寝具に擦れることを指し、ずれとは筋肉と骨が外力によって引き伸ばされることを指します。両者を分けて評価することは困難であるため1つの項目として扱います。摩擦とずれを完全に排除することは困難であるため、この項目のみ1〜3点になっており4点はありません。この項目においては、看護者や介護者が、患者の姿勢などを直す際に、1人で行えば1点、2人で行えば2点と評価します。

❸ 実際の使い方

1) どのような場面で使用するとよいか

　入院時（入院後 24〜48 時間以内）に行います。患者自身の状態から医学的検査を実施せずとも、観察および患者もしくは家族等の聞き取りから褥瘡発生の危険性を点数化できます。病院では、厚生労働省危険因子評価票と併用するとよいでしょう。

2) 留意点について

　評価頻度は、まず入院時ですが、他には寝たきりの状態、つまり可動性、活動性が低下しいずれかが 2 点以下になったときから採点を始めるとよいです。急性期は 48 時間ごと、慢性期では 1 週間ごとが推奨されます。高齢者で状態に変化がない場合は 3 か月に 1 回の採点が目安です。危険点は、わが国では入院時 14 点以下が褥瘡発生の危険点で、看護力の小さい施設などでは 17 点を目安とします。

OH スケール

❶ 概要

　1998 年から 3 年間にわたる厚生労働省長寿科学総合研究班（班長：大浦武彦）による調査をもとにまず大浦スケールが作成され、その後堀田とともに改良され、大浦・堀田スケール（以下、OH スケール[3]）となりました（図2）。スケールは 4 項目からなり、点数配分は 0〜3 点で、項目によって点数の重みが異なっており、得点域は 0〜10 点となります。点数が高いと発生リスクは高くなります。

図2 OH スケール

危険要因		点数
自力体位変換能力	できる	0
	どちらでもない	1.5
	できない	3
病的骨突出	なし	0
	軽度・中等度	1.5
	高度	3
浮腫	なし	0
	あり	3
関節拘縮	なし	0
	あり	1

発生リスク要因の評価　53

❷ 4つの項目について

1) 自力体位変換

点数を「できる」0点、「できない」3点、「どちらでもない」1.5点に分類します。

2) 病的骨突出（仙骨部）

「病的」と付いているので、骨の何らかの異常によって（過形成など）突出が起こった状態を想像してしまいますが、そうではありません。寝たきりなどにより殿筋群が廃用した結果、仙骨部が突出しているように観察できる状態をいいます。判定は、仙骨部中央から8cm離れたところでの2cmの高低差があるか調べて評価します。「なし」0点、「軽度・中程度（2cm未満）」1.5点、「高度（2cm以上）」3点です（判定法はp.20参照）。

3) 浮腫

浮腫とは、下肢、背部など褥瘡部以外の場所で指の圧痕が残る状態を指します。「なし」0点、「あり」3点の2択です。

4) 関節拘縮

四肢の関節拘縮の有無をみます。「なし」0点、「あり」1点の2択です。

❸ 実際の使い方

1) どのような場面で使用するとよいか

自力体位変換の程度と身体の外観をみる項目でシンプルに判定できます。寝たきり高齢者を対象とします。一般の人でもつけやすく容易に使用開始できるので、在宅などで特に使用しやすいです。

2) 留意点

この4つの項目を合計し、その得点より患者を4段階に分類しています。4つの項目に当てはまらない得点0点（危険要因なし）で発症した褥瘡を「偶発性褥瘡」とし、1点以上の人に発生した褥瘡を「起因性褥瘡」に分類しています。

さらに「起因性褥瘡」を図3のようにOHスコアによる褥瘡レベルと褥瘡発生確率に分けた危険度が示されました。OHスケールで最も点数が高い10点となった場合には、褥瘡発生確率が約66％以上とされ、予防が重要であるといえます。

図3 OH スコア（危険要因保有）レベル別　褥瘡発生確率

分類	危険要因	OHスコア	褥瘡発症確率
偶発性褥瘡	危険要因なし	0点	―
起因性褥瘡	軽度レベル	1〜3点	約25%以下
	中等度レベル	4〜6点	約26〜65%
	高度レベル	7〜10点	約66%以上

大浦武彦, 堀田由浩, 石井義輝, 他：全患者版褥瘡危険要因スケール（大浦・堀田スケール）のエビデンスとその臨床応用. 褥瘡会誌 2005；7（4）：761-772. より一部抜粋

K 式スケール

❶ 概要

　日本語版ブレーデンスケールがわが国に導入されて全国的に活用が広まると、いくつかの欠点が指摘されるようになりました。特異度の低さや項目に質的内容（言葉の表現による解釈）を含むため採点に熟練を要したり、採点者のトレーニングの問題など煩雑になっていました。そこで、日本人の体型などをふまえて K 式スケール（金沢大学式褥瘡発生予測スケール、以下 K 式スケール）が開発されました[4]（図4）。

　画期的であったのは、ブレーデンスケールにみられた特異度の低さによる必要以上の過度な褥瘡ケアにならないよう「前段階要因」でまずチェックし、「引き金要因」でさらにそのリスクを採点するという、これまでにないスケールであったことです。

　前段階要因の最初は、日中（促さなければ）臥床・自力歩行不可からチェックが始まります。前段階要因、引き金要因ともに該当すれば「YES」1 点とつけ、0〜最高 3 点となり、点数が高いほど褥瘡発生の危険度が高いとします。前段階要因、引き金要因の項目のなかに、いくつか例としての判断基準が書かれていますが、それらがいくつあっても点数に影響せず、「YES」1 点となります。

発生リスク要因の評価　**55**

図4 K式スケール

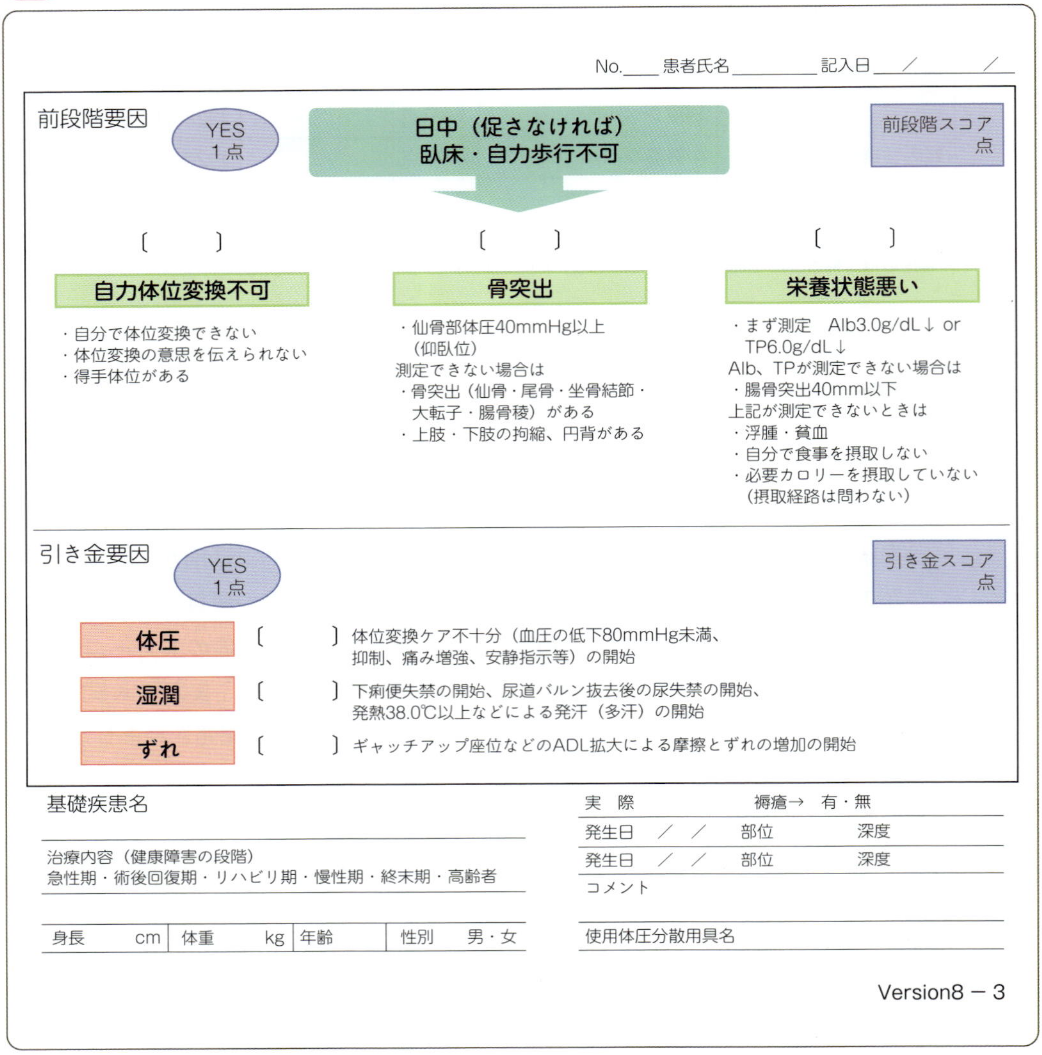

No.___ 患者氏名_____ 記入日___/___/___

前段階要因 　YES 1点　　　日中（促さなければ）臥床・自力歩行不可　　　前段階スコア ___点

〔　　〕　　　　　〔　　〕　　　　　〔　　〕

自力体位変換不可
・自分で体位変換できない
・体位変換の意思を伝えられない
・得手体位がある

骨突出
・仙骨部体圧40mmHg以上（仰臥位）
測定できない場合は
・骨突出（仙骨・尾骨・坐骨結節・大転子・腸骨稜）がある
・上肢・下肢の拘縮、円背がある

栄養状態悪い
・まず測定　Alb3.0g/dL↓ or TP6.0g/dL↓
Alb、TPが測定できない場合は
・腸骨突出40mm以下
上記が測定できないときは
・浮腫・貧血
・自分で食事を摂取しない
・必要カロリーを摂取していない（摂取経路は問わない）

引き金要因　　YES 1点　　　　　　　　　　　　　　　　　引き金スコア ___点

体圧	〔　　〕	体位変換ケア不十分（血圧の低下80mmHg未満、抑制、痛み増強、安静指示等）の開始
湿潤	〔　　〕	下痢便失禁の開始、尿道バルン抜去後の尿失禁の開始、発熱38.0℃以上などによる発汗（多汗）の開始
ずれ	〔　　〕	ギャッチアップ座位などのADL拡大による摩擦とずれの増加の開始

基礎疾患名_____

治療内容（健康障害の段階）
急性期・術後回復期・リハビリ期・慢性期・終末期・高齢者

| 身長 | cm | 体重 | kg | 年齢 | 性別 | 男・女 |

実　際　　　褥瘡→　有・無
発生日　/　/　部位　　深度
発生日　/　/　部位　　深度
コメント_____

使用体圧分散用具名_____

Version8 − 3

❷ 前段階要因と引き金要因について[5]

1）自力体位変換不可

　「自分で体位変換ができない場合」、「体位変換の意思が伝えられない場合」、「得手体位がある場合」のいずれかの状況に該当すれば「YES」1点となります。

2）骨突出あり

　簡易体圧測定器を用いて仰臥位にて仙骨部の体圧測定を行います。40mmHg以上とする（機種によっては50mmHg以上）を「YES」1点とします。体圧測定ができ

ない場合は、外観上の骨突出の有無、あるいは上肢・下肢の拘縮や円背ありとします。

3) 栄養状態悪い

採血データがある場合は血清総蛋白値 6.0g/dL 未満、または血清アルブミン（Alb）値 3.0g/dL 未満で判断しますが、血清アルブミン値を優先します。採血が困難な場合、専用の計測器（イリアックメジャー）で腸骨突出度を測定します。計測器がない場合は、下欄に書かれている浮腫などの観察や摂取カロリーで判断し、該当すれば「YES」1 点となります。

4) 体圧の増加

何らかの理由で今まで実施していた体位変換ケアができなくなった状況の開始を指し、収縮期血圧 80mmHg 未満の状態、疼痛の増強、治療上の安静などで、該当すれば「YES」1 点となります。

5) 湿潤の増加

排泄管理の状況変化に伴い皮膚の湿潤が開始された状況、あるいは全身の皮膚が湿潤状態にさらされる状況の開始を指します。尿失禁や便失禁、発汗（多汗）などで該当すれば「YES」1 点となります。

6) ずれの増加

ADL の拡大やケア変更により、摩擦とずれが起こる状況の開始を指します。全身状態の回復によって、運動療法が開始されたことなども当てはまり、該当すれば「YES」1 点となります。

❸ 実際の使い方

1) どのような場面で使用するとよいか

前段階要因の、日中（促さなければ）臥床・自力歩行不可に該当すれば使用します。測定機器があるとより判定しやすいことから病院での寝たきりや臥床患者への使用が多いです。引き金要因に ADL 拡大による摩擦とずれが組み込まれており、リハビリテーション医療の観点からリスク抽出に役立ちます。

2) 留意点

前段階要因がない患者には褥瘡発生はないと考えられ、逆に発生者は必ず前段階要因を有していました。すなわち、前段階要因を 1 つでも保有している患者は、褥瘡発生危険状態であるとスクリーニングできます。そして、その状態に引き金要因

発生リスク要因の評価　　57

が1つでも加わると、1週間以内に褥瘡発生の危険が高いとされ、すみやかな予防対処が必要といえます。

厚生労働省危険因子評価票

❶ 概要

　褥瘡対策は、2012年以降入院基本料算定に包括されるようになり、それまでの褥瘡患者管理加算は廃止となりました。つまり、褥瘡対策は特別なことではなく医療の中で当然のものとして位置付けられたわけです。

　ここまでブレーデンスケール、OHスケール、K式スケールについて解説してきましたが、この厚生労働省危険因子評価票はそれらのスケールを軸に作成されています[6]。病院内でリハビリテーション医療にかかわる人たちは、この評価票および褥瘡対策に関する診療計画書を実際に目にする機会は少ないと思われますが、褥瘡対策はチーム医療であることから、この機会に知っておいていただきたいと思います。

❷ 危険因子の評価項目について

　2017年までの危険因子の評価票を図5に、2018年以降の危険因子評価票を図6に示しました。日常生活自立度から始まり、基本的動作能力、病的骨突出、関節拘縮、栄養状態低下、皮膚湿潤（多汗、尿失禁、便失禁）、浮腫（局所以外の部位）の全部で7項目が基本で、2018年以降は、皮膚の脆弱性（スキン-テアの保有、既往）が追加されました。

図5 厚生労働省 褥瘡に関する危険因子評価票（2017年）

	日常生活自立度　J（1,2）　A（1,2）　B（1,2）　C（1,2）			対処
危険因子の評価	基本的動作能力 　（ベッド上　自力体位変換） 　（椅子上　座位姿勢の保持、除圧）	できる できる	できない できない	「あり」もしくは「できない」が1つ以上の場合、看護計画を立案し実施する
	病的骨突出	なし	あり	
	関節拘縮	なし	あり	
	栄養状態低下	なし	あり	
	皮膚湿潤（多汗、尿失禁、便失禁）	なし	あり	
	浮腫（局所以外の部位）	なし	あり	

第3章　褥瘡患者の評価方法

図6 厚生労働省 褥瘡に関する危険因子評価票（2018年）

<table>
<tr><td rowspan="9">危険因子の評価</td><td colspan="3">日常生活自立度　J（1,2）　A（1,2）　B（1,2）　C（1,2）</td><td>対処</td></tr>
<tr><td>基本的動作能力
　1）ベッド上　自力体位変換
　2）椅子上　座位姿勢の保持、除圧（車椅子での座位を含む）</td><td>できる
できる</td><td>できない
できない</td><td rowspan="8">「あり」もしくは「できない」が1つ以上の場合、看護計画を立案し実施する</td></tr>
<tr><td>病的骨突出</td><td>なし</td><td>あり</td></tr>
<tr><td>関節拘縮</td><td>なし</td><td>あり</td></tr>
<tr><td>栄養状態低下</td><td>なし</td><td>あり</td></tr>
<tr><td>皮膚湿潤（多汗、尿失禁、便失禁）</td><td>なし</td><td>あり</td></tr>
<tr><td>皮膚の脆弱性（浮腫）</td><td>なし</td><td>あり</td></tr>
<tr><td>皮膚の脆弱性（スキン-テアの保有、既往）</td><td>なし</td><td>あり</td></tr>
</table>

❷ 実際の使い方

1）留意点

　評価は、「できる・できない」「あり・なし」の二者択一方式となっています。配点がされていないためスケールとして用いるのではなく、危険因子が1つ以上「できない」または「あり」の場合、それに対して看護計画を立案することになっています。この評価票は、現在すべての患者の入院時に必ず評価するものとして位置づけられていますが、前述のように、スケールではないために個別的なアプローチに結びつけにくいことから、その他の発生リスク要因のアセスメントツールと併用することを推奨します。

おわりに

　この稿では、褥瘡発生リスクの代表的なアセスメントツールと危険因子評価票について紹介しました。褥瘡はまずはその人が動くか、動けないか、動く場合は褥瘡発生リスクが上昇するような動きになっていないかなどが重要になります。リハビリテーション医療に携わる人たちが、その意識をもちながら褥瘡対策チームの一員としてその力を存分に発揮していただきたいと思います。

引用文献
1. Braden BJ, Bergstrom N：Clinical utility of the Braden Scale for predicting pressure sore risk. Decubitus 1989；2（3）：44-46, 50-51.
2. 真田弘美，金川克子，稲垣美智子，他：日本語版 Braden Scale の信頼性と妥当性の検討．金沢大学医療技術短大紀要 1991；15：101-105.
3. 大浦武彦，堀田由浩，石井義輝，他：全患者版褥瘡危険要因スケール（大浦・堀田スケール）のエビデンスとそ

発生リスク要因の評価　　**59**

の臨床応用．褥瘡会誌 2005；7（4）：761-772.
4. 大桑麻由美，真田弘美，須釜淳子，他：K 式スケール（金沢大学式褥瘡発生予測スケール）の信頼性と妥当性の検討．褥瘡会誌 2001；3（1）：7-13.
5. 大桑麻由美：リスクアセスメントスケール各論．真田弘美，宮地良樹編著，NEW 褥瘡のすべてがわかる．永井書店，大阪，2012：37-51.
6. 厚生労働省：平成 30 年度診療報酬改定について．
https://www.mhlw.go.jp/stf/seisakunitsuite/bunya/0000188411.html（2024/6/12 アクセス）

第 **3** 章

褥瘡患者の評価方法

褥瘡リスクアセスメントスケール結果からのプランニング

植村弥希子

3

褥瘡患者の評価方法

　ブレーデンスケールは可動性、活動性が低下している人が対象となり、また、OHスケールおよびK式スケールはわが国の寝たきり高齢者や虚弱高齢者を対象とした評価スケールであるため、前提として活動性の低い人が評価対象となります。

体圧分散マットレスの選定

　褥瘡リスクアセスメントスケールで発生リスクが高いと評価された人に対しては適切な体圧分散マットレスの選定が必要です。対象者の体位変換能力については、ブレーデンスケールの「可動性」やOHスケール、K式スケールの「自力体位変換能力」で評価し、可動性3点（やや限られる）以下や自力体位変換が「できない」「どちらでもない」の場合、体圧分散マットレスを使用します。自力での体位変換が困難な人に対しては、その身体能力を考慮したマットレスを選択することが重要で、日本褥瘡学会からフローチャート[1]が示されています（**図1**）。

褥瘡リスクアセスメントスケール結果からのプランニング　　**61**

図1 体圧分散マットレスの選定フローチャート

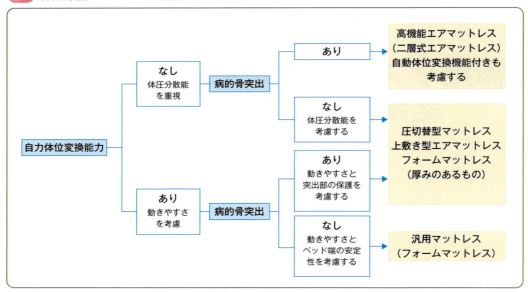

日本褥瘡学会編：外力（圧迫・ずれ）の排除. 在宅褥瘡テキストブック. 照林社, 東京, 2020：49. より引用改変

❶ 自力体位変換が困難な人

　　自力体位変換ができない寝たきり状態の人に対しては、自動体位変換機能付きのマットレスの使用も考慮します。ただし、病的骨突出や関節拘縮が強い人（OHスケールやK式スケールで評価する）では体位変換機能によりずれが生じ、褥瘡の要因となる可能性や、自動体位変換により眠りが妨げられる可能性もあるため、対象者や角度の設定には十分注意が必要です。体位変換による不快感や痛みの訴えが強い人に対してはスモールチェンジを行う自動体位変換機能付き体圧分散マットレスの使用を考慮しますが、病的骨突出や関節拘縮が高度の人の場合は除圧が不十分となる恐れがあります。

❷ 自力体位変換が一部できる人

　　体圧分散能の高いやわらかいマットレスは身体が沈みこむため動きづらくなり、本人の自力体位変換を妨げる恐れがあります。ブレーデンスケールの可動性が3点の人やOHスケールの自力体位変換能力が「どちらでもない」人に対しては、交換フォームマットレスの使用を検討するなど本人の身体機能を考慮したマットレスが重要です。定期的に臥床時における骨突出部の圧力の値とともに寝返り能力を評価し、適切な素材と厚みのマットレスを選定します。

体位変換の間隔

『褥瘡予防・管理ガイドライン第5版』[2] において、高齢者に対する褥瘡の発生予防のために体圧分散マットレスを使用したうえでの4時間を超えない体位変換間隔は「推奨度2B」となっています。しかし、各種リスクアセスメントスケールの結果と体位変換間隔の関係性は十分に解明されていません。特に、病的骨突出や関節拘縮がある寝たきり状態の人に対しては、2〜4時間ごとに消退性発赤の有無を確認したうえで、体位変換間隔を設定することが望ましいといえます。

肌が湿潤している人への対応

ブレーデンスケールとK式スケールでは湿潤に関する項目があり、発汗や失禁がある人は褥瘡発生リスクが高くなります。皮膚の保護のためにクリームなどを使用することもありますが、マイクロクライメット（microcrimate：皮膚局所の温度・湿度）管理のためにマットレス表面の温度と湿度の上昇を調整できる送風機能のあるマットレスや、熱がこもりにくい素材を使用したマットレスの使用を考慮します。

失禁が原因で湿潤している人に対しては、排尿・排便コントロールにより自立排泄を支援することも重要です。トイレ動作の練習だけでなく定期的にトイレ誘導を行ったり、尿便意の表出を支援したりするなどして、おむつ内ではなくトイレで排泄する回数を増やすことで湿潤状態を予防します。

引用文献
1. 日本褥瘡学会編：在宅褥瘡テキストブック．照林社，東京，2020：49.
2. 日本褥瘡学会編：褥瘡予防・管理ガイドライン 第5版．照林社，東京，2022：34-35.

褥瘡リスクアセスメントスケール結果からのプランニング

第 **3** 章

褥瘡患者の評価方法

創の評価

片岡ひとみ

　褥瘡が発生した場合、創の状態を観察、評価し、創の状態に沿った治療、ケア方法を選択することが重要です。創の状態は変化するため、創が治癒に向かっているのか、悪化しているのかを客観的に評価し、治療計画を立案し、適切な褥瘡対策を実施することが求められます。そのためには、褥瘡の重症度と状態の評価に加え、患者の栄養状態、基礎疾患も評価します。そして、保存的治療（外用薬、ドレッシング材）や外科的治療に加え、ケアと全身管理（栄養補充、リハビリテーション、体位変換、体圧分散マットレス、QOL・疼痛管理、患者教育、アウトカムマネジメント）について計画を立案し実施することが必要となります[1]（図1）。

図1 褥瘡発生後の褥瘡の管理

褥瘡の評価（アセスメント）
- 褥瘡の重症度と状態（DESIGN-R®2020による褥瘡の重症度と状態の評価）
- 患者の栄養状態、基礎疾患

計画立案と実施
- 必要に応じた洗浄、消毒
- 外用薬やドレッシング材の選択
  （滲出液や壊死物質、肉芽組織量、感染やポケットの有無などを考慮して選択）
- 壊死物質はなるべく外科的デブリードマンを行う
- 保存的治療で改善しないポケットは外科的に切開やデブリードマンを行う
- 保存的治療に反応しない場合は、外科的再建術の適応も考慮
- 肉芽組織を増やすために、感染・壊死がない場合は陰圧閉鎖療法も適応
- 全身療法が必要な感染を伴っている場合は、抗菌薬の全身投与
- 低栄養患者への栄養補給（高エネルギー・高タンパク質）
- 適切な座位姿勢、座位時間の制限、体圧分散マットレス、体圧分散用具・クッションの選択
- 褥瘡の痛み（安静時や処置時）にも考慮した治療、ケア
- 基礎疾患の管理
- 患者教育、褥瘡対策チームによる包括的な管理

日本褥瘡学会編：褥瘡ガイドブック 第3版．照林社，東京，2023：22．より引用

褥瘡の深達度評価

　褥瘡の深達度を評価するスケールとして National Pressure Injury Advisory Panel（NPIAP）が提唱する NPIAP 分類が国際的に広く知られています[2]。褥瘡の深達度に応じてステージ1からステージ4に分類されています。それ以外に「分類不能」「深部組織損傷」「粘膜圧損傷」が追加されています（図2）。わが国においては褥瘡の重症度を分類し、治癒過程を数量化することを目的に日本褥瘡学会で開発された DESIGN が広く使用されています。

　DESIGN は褥瘡の状態を判定するスケールとして、日本褥瘡学会が2002年に公表したスケールで、2008年に DESIGN-R® に改訂されました。2020年には深さの項目に深部損傷褥瘡（DTI）疑い、炎症/感染の項目に臨界的定着疑いが追加され DESIGN-R®2020 に改訂されました[3]（表1）。

図2 NPIAPの深達度分類の図

カテゴリ/ステージⅠ：消退しない発赤	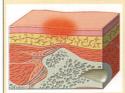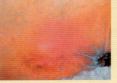 透明なプラスチック板を押し当てて、発赤が消えないことを確認する。消える場合は含めない。しかし消える発赤でも進行する場合があるので観察を続ける	通常骨突出部に限局された領域に消退しない発赤を伴う損傷のない皮膚。色素の濃い皮膚には明白なる消退は起こらないが、周囲の皮膚と色が異なることがある。 周囲の組織と比較して疼痛を伴い、硬い、柔らかい、熱感や冷感があるなどの場合がある。カテゴリⅠは皮膚の色素が濃い患者では発見が困難なことがある。「リスクのある」患者とみなされる可能性がある。
カテゴリ/ステージⅡ：部分欠損または水疱	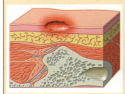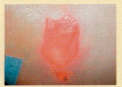 まわりの皮膚とほとんど段差がなく、毛穴が見えることが多い	黄色壊死組織（スラフ）を伴わない、創底が薄赤色の浅い潰瘍として現れる真皮の部分層欠損。皮蓋が破れていないもしくは開放/破裂した、血清または漿液で満たされた水疱を呈することもある。 スラフまたは皮下出血*を伴わず、光沢や乾燥した浅い潰瘍を呈する。このカテゴリを、皮膚裂傷、テープによる皮膚炎、失禁関連皮膚炎、浸軟、表皮剥離の表現に用いるべきではない。 ＊皮下出血は深部組織損傷を示す。
カテゴリ/ステージⅢ：全層皮膚欠損（脂肪層の露出）	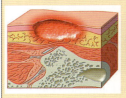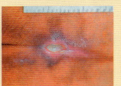 まわりの皮膚との間に段差があり、創底に柔らかい黄色の壊死組織が存在することが多い	全層組織欠損。皮下脂肪は視認できるが、骨、腱、筋肉は露出していない。組織欠損の深度がわからなくなるほどではないがスラフが付着していることがある。ポケットや瘻孔が存在することもある。 カテゴリ/ステージⅢの褥瘡の深さは、解剖学的位置によりさまざまである。鼻梁部、耳介部、後頭部、踝部には皮下（脂肪）組織がなく、カテゴリ/ステージⅢの褥瘡は浅くなる可能性がある。反対に脂肪層が厚い部位では、カテゴリ/ステージⅢの非常に深い褥瘡が生じる可能性がある。骨/腱は視認できず、直接触知できない。
カテゴリ/ステージⅣ：全層組織欠損	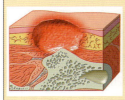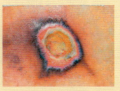 まわりの皮膚との間に段差があり、中には創底に密着した黄色の壊死組織や、糸を引いたように見える壊死組織が見えることがある	骨、腱、筋肉の露出を伴う全層組織欠損。スラフまたはエスカー（黒色壊死組織）が付着していることがある。ポケットや瘻孔を伴うことが多い。 カテゴリ/ステージⅣの褥瘡の深さは解剖学的位置によりさまざまである。鼻梁部、耳介部、後頭部、踝部には皮下（脂肪）組織がなく、カテゴリ/ステージⅣの褥瘡は浅くなる可能性がある。反対に脂肪層が厚い部位では、カテゴリ/ステージⅣの非常に深い褥瘡が生じることがある。カテゴリ/ステージⅣの褥瘡は筋肉や支持組織（筋膜、腱、関節包など）に及び、骨髄炎や骨炎を生じやすくすることもある。骨/筋肉が露出し、視認することや直接触知することができる。

米国向けの追加のカテゴリ	
分類不能：皮膚または組織の全層欠損―深さ不明 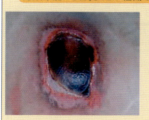	創底にスラフ（黄色、黄褐色、灰色、緑色または茶色）やエスカー（黄褐色、茶色または黒色）が付着し、潰瘍の実際の深さが全く分からなくなっている全層組織欠損。 　スラフやエスカーを十分に除去して創底を露出させない限り、正確な深達度は判定できないが、カテゴリ／ステージⅢもしくはⅣの創である。踵に付着した、安定した（発赤や波動がなく、乾燥し、固着し、損傷がない）エスカーは「天然の（生体の）創保護」の役割を果たすので除去すべきではない。
深部組織損傷疑い（suspected DTI）―深さ不明 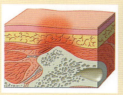 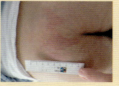 長時間の手術後に発生した。紫色を呈しており、深部に硬結を触れる	圧力やせん断力によって生じた皮下軟部組織が損傷に起因する、限局性の紫色または栗色の皮膚変色または血疱。 　隣接する組織と比べ、疼痛、硬結、脆弱、浸潤性で熱感または冷感などの所見が先行して認められる場合がある。深部組織損傷は、皮膚の色素が濃い患者では発見が困難なことがある。進行すると暗色の創底に薄い水疱ができることがある。創がさらに進行すると、薄いエスカーで覆われることもある。適切な治療を行っても進行は速く、適切な治療を行ってもさらに深い組織が露出することもある。

EPUAP（ヨーロッパ褥瘡諮問委員会）/NPUAP（米国褥瘡諮問委員会）著，宮地良樹，真田弘美監訳．褥瘡の予防&治療 クイックリファレンスガイド（Pressure Ulcer Prevention & Treatment）より引用したものに、イラスト、写真を追加した。
イラストレーション：村上寛人
日本褥瘡学会編：在宅褥瘡テキストブック．照林社，東京，2020：20-21．より引用

（注記）
本文でも記したように、NPIAP2016の分類では、深さを表す表記が、以前のローマ数字「Ⅰ～Ⅳ」から、算用数字「1～4」に変更されている。さらに、1～4以外に、「Unstageable pressure injury（判定不能）」「Deep tissue pressure injury（深部組織損傷）」「Mucosal membrane pressure injury（粘膜圧損傷）」が追加されている。

表1 DESIGN-R®2020 褥瘡経過評価用シート

DESIGN-R®2020　褥瘡経過評価用

カルテ番号（　　　　　）
患者氏名（　　　　　）　　月日　／　／　／　／　／　／

Depth*1 深さ　創内の一番深い部分で評価し、改善に伴い創底が浅くなった場合、これと相応の深さとして評価する												
d	0	皮膚損傷・発赤なし	D	3	皮下組織までの損傷							
				4	皮下組織を超える損傷							
	1	持続する発赤		5	関節腔、体腔に至る損傷							
				DTI	深部損傷褥瘡（DTI）疑い*2							
	2	真皮までの損傷		U	壊死組織で覆われ深さの判定が不能							

Exudate 滲出液												
e	0	なし	E	6	多量：1日2回以上のドレッシング交換を要する							
	1	少量：毎日のドレッシング交換を要しない										
	3	中等量：1日1回のドレッシング交換を要する										

Size 大きさ　皮膚損傷範囲を測定：[長径（cm）×短径*3（cm）]*4												
s	0	皮膚損傷なし	S	15	100以上							
	3	4未満										
	6	4以上　　16未満										
	8	16以上　　36未満										
	9	36以上　　64未満										
	12	64以上　100未満										

Inflammation/Infection 炎症/感染												
i	0	局所の炎症徴候なし	I	3C*5	臨界的定着疑い（創面にぬめりがあり、滲出液が多い。肉芽があれば、浮腫性で脆弱など）							
	1	局所の炎症徴候あり（創周囲の発赤・腫脹・熱感・疼痛）		3*5	局所の明らかな感染徴候あり（炎症徴候、膿、悪臭など）							
				9	全身的影響あり（発熱など）							

Granulation 肉芽組織												
g	0	創が治癒した場合、創の浅い場合、深部損傷褥瘡（DTI）疑いの場合	G	4	良性肉芽が創面の10%以上50%未満を占める							
	1	良性肉芽が創面の90%以上を占める		5	良性肉芽が創面の10%未満を占める							
	3	良性肉芽が創面の50%以上90%未満を占める		6	良性肉芽が全く形成されていない							

Necrotic tissue 壊死組織　混在している場合は全体的に多い病態をもって評価する												
n	0	壊死組織なし	N	3	柔らかい壊死組織あり							
				6	硬く厚い密着した壊死組織あり							

Pocket ポケット　毎回同じ体位で、ポケット全周（潰瘍面も含め）[長径（cm）×短径*3（cm）]から潰瘍の大きさを差し引いたもの												
p	0	ポケットなし	P	6	4未満							
				9	4以上16未満							
				12	16以上36未満							
				24	36以上							

部位　[仙骨部、坐骨部、大転子部、踵骨部、その他（　　　　　）]　　　　合計*1

*1　深さ（Depth：d/D）の点数は合計には加えない
*2　深部損傷褥瘡（DTI）疑いは、視診・触診、補助データ（発生経緯、血液検査、画像診断等）から判断する
*3　"短径"とは"長径と直交する最大径"である
*4　持続する発赤の場合も皮膚損傷に準じて評価する
*5　「3C」あるいは「3」のいずれかを記載する。いずれの場合も点数は3点とする

© 日本褥瘡学会
http://www.jspu.org/jpn/member/pdf/design-r2020.pdf

創の評価頻度

　褥瘡発生直後から概ね1～3週間は急性期褥瘡として、水疱・びらん・浅い潰瘍などさまざまな病態がみられ、創の状態が変化しやすいため、24～48時間後に再評価します。急性期を過ぎて創が安定してくれば、1～2週間に1度の頻度で創の状態の経過を評価します[4]。DESIGN-R®2020は点数が高いほど重症度が高いと判断し、各項目においては大文字のほうが小文字より重症度が高いと判断します。DESIGN-R®2020を用いて創を定期的に評価し点数が推移することによって効果的な局所ケアが実施できているか検討します。

DESIGN-R®2020の採点方法

❶ 深さ（Depth）

　創内の最も深い部分で評価します。改善に伴い、創が浅くなった場合はこれと相当する深さとして評価します（図3）。創底が壊死組織で覆われている場合は「DU」、深部組織の損傷が疑われる場合には「深部損傷褥瘡（DTI）疑い」とし「DDTI」と記載します。急性期の褥瘡で皮下組織より深部の組織損傷が疑われる病態を深部損傷褥瘡（DTI）とみなして判断することで、深達度が確定しにくい褥瘡の深さを採点することが可能になりました。「DU」「DDTI」ともに深さの判定が可能になった時点で再評価が必要です。真皮を超える全層損傷の創の治癒過程では、創縁と創底の段差の程度によって評価します[5]（図4）。

図3 深さの採点

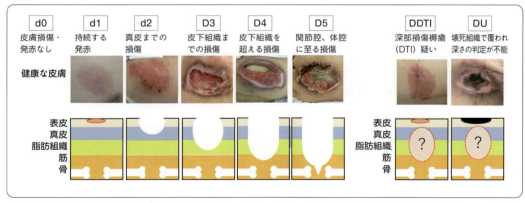

日本褥瘡学会編：改定DESIGN-R®2020 コンセンサス・ドキュメント．照林社，東京，2020：13．より引用

図4 全層損傷の真皮を超える褥瘡の治癒過程

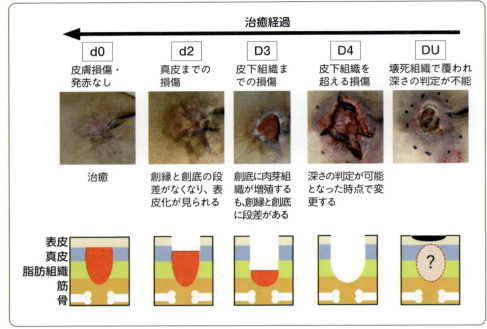

日本褥瘡学会編：改定 DESIGN-R®2020 コンセンサス・ドキュメント．照林社，東京，2020：13．より引用

❷ 滲出液（Exudate）

　ドレッシング材は種類によって滲出液の吸収量が異なるため、ガーゼを貼付した場合を想定して評価します。1日2回ガーゼ交換を行っていても、そのガーゼ汚染が少量であればe1と判定し、1日1回の交換でもガーゼ汚染が多量であればE6と評価します（図5）。

　滲出液は創面を湿潤にし、適度な湿潤環境においては創傷治癒が促進されます。一方、多量の滲出液は創傷治癒遅延の原因となります。創感染が起こると滲出液の

図5 滲出液の評価の目安

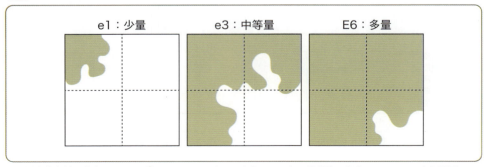

日本褥瘡学会編：改定 DESIGN-R®2020 コンセンサス・ドキュメント．照林社，東京，2020：15．より引用

表2 滲出液の観察ポイント

色調の意義	
特　徴	**考えられる原因**
透明・琥珀	漿液性滲出液。「正常」とみなされることが多いが、線維素溶解酵素産生菌（黄色ブドウ球菌等）による感染のほか、尿瘻またはリンパ瘻が原因である可能性がある
混濁、乳白色、クリーム状	フィブリン網あり（炎症反応の1つである線維性滲出液）または感染（白血球と細菌を含む化膿性滲出液）である可能性がある
ピンクまたは赤	赤血球が存在するためで、毛細血管が損傷している可能性がある（血液性または出血性滲出液）
緑	細菌感染を示す可能性がある（緑膿菌等）
黄または茶	スラフや腸瘻・尿瘻による物質が原因である可能性がある
灰または青	銀含有ドレッシング材使用時に発生する場合がある
粘稠度の意義	
粘性が高い（高粘度で時に粘着性あり）	・感染・炎症の場合はタンパク含有量が多い ・壊死性物質 ・腸瘻 ・一部の創傷被覆材または外用薬の残留物
粘性が低い（低粘度で流れやすい）	・静脈性またはうっ血性心疾患、栄養不良の場合はタンパク含有量が少ない ・尿瘻、リンパ瘻または関節腔瘻
臭いの意義	
不　快	・細菌増殖または感染 ・壊死組織 ・洞／腸瘻または尿瘻

日本褥瘡学会編：褥瘡ガイドブック 第2版. 照林社, 東京, 2015：54. より一部改変して転載

　量が増え、色や臭いが変化するため、滲出液の量、性状、臭い、色などを観察することが重要です（表2）。

❸ 大きさ（Size）

　持続する発赤の範囲を含む皮膚損傷範囲の長径（cm）と短径（cm）（長径と直交する最大径）を測定し（cm）、それぞれを掛け合わせた数値により評価します。毎回同一体位で測定します。ポケット部は測定せず、肉眼的に表面から見える皮膚損傷範囲を測定します（図6）。

図6 大きさの採点方法

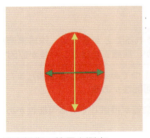
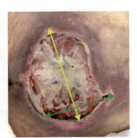

皮膚損傷の範囲を測定　　　いびつな形の褥瘡での測定
長径（cm）×短径*（cm）
＊短径は長径と直交する最大径

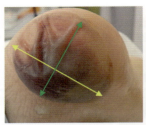
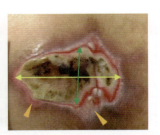

水疱を伴う褥瘡では、水疱部　上皮化している部分や周囲皮膚の浸軟して
分も測定範囲に含まれる　　　いる部分（矢頭）は測定範囲に含まれない

日本褥瘡学会編：改定 DESIGN-R®2020 コンセンサス・ドキュメント．照林社，東京，2020：14．より引用

❹ 炎症／感染（Inflammation/Infection）

　創周囲の発赤、腫脹、熱感、疼痛などの炎症徴候の有無、滲出液の量、性状、色、においなどの変化、創面のぬめりの有無、全身への影響などから評価します。感染徴候はなくても、なかなか創が治癒しない場合などは感染の前段階である臨界的定着（クリティカルコロナイゼーション）を疑います。創部の有菌状態を汚染（contamination）、定着（colonization）、感染（infection）というように連続的に捉え、その菌の創部への負担（bacterial burden）と生体側の抵抗力のバランスにより感染が生じるという概念より、臨界的定着とは、そのなかの定着と感染の間に位置し、両者のバランスにより定着よりも細菌数が多くなり感染に移行しかけた状態を指します[6]（図7）。

図7 炎症/感染の採点方法

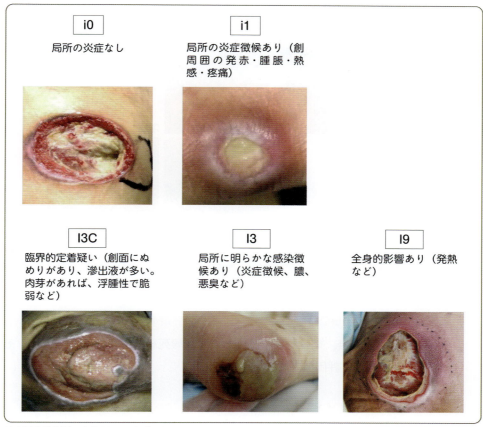

日本褥瘡学会編：改定 DESIGN-R®2020 コンセンサス・ドキュメント．照林社，東京，2020：15．より引用

❺ 肉芽組織（Granulation）

　良性肉芽が創面を占める割合で評価します。良性肉芽とは鮮紅色でつやがあり適度な湿潤環境が保たれている状態です。深さの評価が d0、d1 の場合、深部損傷褥瘡（DTI）疑いの場合の評価は g0 となります。創底が壊死組織で覆われている場合は、顕在化している肉芽組織で評価します（図8）。

図8 良性肉芽と不良肉芽

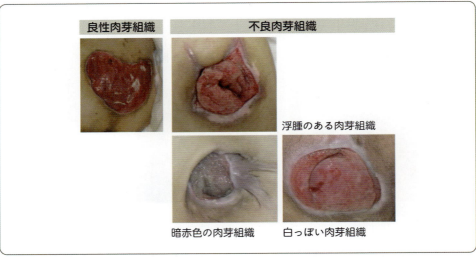

日本褥瘡学会編：改定 DESIGN-R®2020 コンセンサス・ドキュメント．照林社，東京，2020：16．より引用

❻ 壊死組織（Necrotic tissue）

　壊死組織の有無、柔らかさで評価します。壊死組織が混在する場合は、その範囲が多い像をもって評価します。

❼ ポケット（Pocket）

　ポケットの広さを計測する際は、ポケット内の肉芽を傷つけないように、またポケットを広げないよう十分注意し、綿棒などをポケット内にゆっくり挿入しポケット範囲を確認します（図9）。褥瘡潰瘍面とポケットを含めた長径と短径（長径と直交する最大径）を測定し（cm）、それぞれを掛け合わせた数値により評価します。ポケットの測定はポケットサイズが変化しないよう毎回同一体位で実施します（図10）。

DESIGN-R®2020 評価の活用

　創傷の治癒促進には Wound Bed Preparation（創面環境調整）：WBP が推奨されています。創面環境調整とは、壊死組織の除去、細菌負荷の軽減、創部の乾燥防止、過剰な滲出液の制御、ポケットや創縁の処理を行う[8]と説明されています。これらは DESIGN-R®2020 の各項目で評価できます。DESIGN-R®2020 を用いて褥瘡を評価した場合、合計点数が高いほど重症度が高いことを示すので、点数の経過を追うことで治癒過程を評価できます。また、アルファベットの大文字のほうが小文字より重症度が高いため、各項目の大文字に着目し、大文字が小文字になる方法を検討します。

図9 ポケットのマーキング

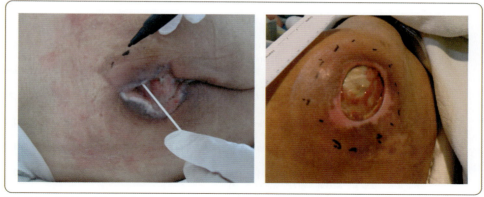

写真提供：公立黒川病院　皮膚・排泄ケア特定認定看護師　佐々木多恵子氏

図10 ポケットの採点方法

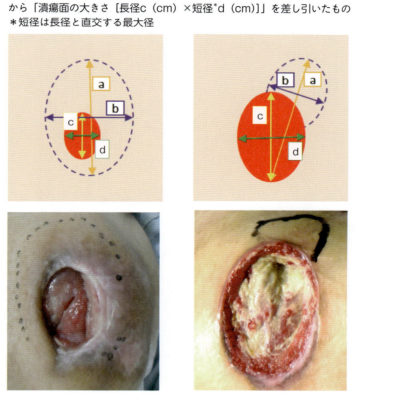

「ポケット全周［(潰瘍面も含め) 長径a（cm）×短径*b（cm）］」
から「潰瘍面の大きさ［長径c（cm）×短径*d（cm）］」を差し引いたもの
＊短径は長径と直交する最大径

日本褥瘡学会編：改定 DESIGN-R®2020 コンセンサス・ドキュメント．照林社，東京，2020：18．より引用

創の評価　75

また、評価結果を多職種で共有し、介入方法を検討することが重要です。

引用文献

1. 日本褥瘡学会編：褥瘡予防・治療・ケアの全体像．褥瘡ガイドブック 第3版．照林社，東京，2023：20-22.
2. National Pressure Injury Advisory Panel September 2016. https://www.npiap.com（2024/5/2 アクセス）
3. 茂木精一郎，田中マキ子，石澤美保子：褥瘡状態評価スケール DESIGN-R®2020 の概要．日本褥瘡学会編，褥瘡ガイドブック第3版．照林社，東京，2023：23-28.
4. 柳井幸恵：「DESIGN-R®2020」の基本的なつけ方．田中マキ子，柳井幸恵編著，症例写真でエクササイズ DESIGN-R®2020 つけ方マスター．照林社，東京，2023：16-17.
5. 内藤亜由美，北村言，関根祐介：DESIGN-R®2020 の採点方法．日本褥瘡学会編，改定 DESIGN-R®2020 コンセンサス・ドキュメント．照林社，東京，2020：12-18.
6. 日本褥瘡学会用語集検討委員会：日本褥瘡学会で使用する用語の定義・解釈－用語集検討委員会報告4－．褥瘡会誌 2010；12（4）：544-546.
7. 寺師浩人，仲上豪二朗：「臨界的定着疑い」の見方と判断指標．日本褥瘡学会編，改定 DESIGN-R®2020 コンセンサス・ドキュメント．照林社，東京，2020：26-29.
8. 日本褥瘡学会用語集検討委員会：日本褥瘡学会で使用する用語の定義・解釈－用語集検討委員会報告1－．褥瘡会誌 2007；9（2）：228-231.

第**3**章

褥瘡患者の評価方法

創の評価結果からの
プランニング

植村弥希子

褥瘡の発生要因

　褥瘡は外力の存在がなければ発生しない創傷です。褥瘡の創部を観察、評価をすることで創に生じている外力の存在を可視化でき、対応を考えることが可能となります。外力は患者の生活活動で発生しているため、問診や観察により患者の 24 時間の生活で生じている外力の存在を見つけ出すことが重要です。

褥瘡の形状から可視化される外力

　褥瘡の部位・形状と主な原因等について**表 1** に示します。
　創の形状や場所、ポケットの有無により生じている外力が予測できるため、視診だけでなく創を触診し、骨突出部の位置や創面の感触を確かめます（**表 2**）。

❶ 円形の褥瘡

　円形の褥瘡は圧力（圧迫）が主な原因となります。臥位、座位姿勢により骨突出部に生じることが多いため、日常の姿勢を観察することで圧力の原因を探ることができます。好発部位には外果や腓骨頭が挙げられますが、胡座位や装具が原因であることが多く、座位姿勢だけでなく装具の適合チェックも必要です。装具の耐用年数を超えて使用している場合や、下肢の変形が進行している場合は装具の再製作も検討します。

❷ 楕円形（非対称）の褥瘡

　骨突出部と創の最深部が一致していない創やポケットがある創の場合は、ずれ力が必ず存在しています。ずれ力の方向は創縁の形状から考察でき、なだらかな創縁

創の評価結果からのプランニング　　**77**

表1 褥瘡の部位・形状と主な原因・対応例

褥瘡の部位		形状	主な原因	対応例
仙骨部	上部	円形、楕円形→背臥位での圧迫 不整形→頭側挙上、座位での姿勢の崩れ	背臥位での圧迫	体圧分散寝具の選択、ポジショニング（背臥位、側臥位など）、車椅子乗車（医師・看護師等多職種での共通方針とシーティングを実施した上で）、体位変換時間の調整など
	下部		頭側挙上、椅子・車椅子座位での圧迫	体圧分散寝具の選択、ポジショニング（臥位、頭側挙上）、ベッド上の寝位置と頭側挙上の方法設定、背抜き、シーティング、移乗動作、移乗後のポジショニング
	辺縁		姿勢の崩れ	ポジショニング（頭側挙上）、ベッド上の寝位置と頭側挙上の方法設定、シーティング、移乗動作、移乗後のポジショニング
尾骨部 馬蹄形・蝶形・不整形		円形・輪形	頭側挙上、椅子・車椅子座位での圧迫	体圧分散寝具の選択、背臥位のポジショニング、車椅子座面と身体との接触部の触診、接触圧測定、車椅子用座クッションの適合、椅子の確認（座椅子、ソファーなど骨盤が後傾しやすく、尾骨を圧迫するかを確認する）
		頭側挙上、椅子・車椅子座位でのずれ、起居や移乗動作時のずれ	体圧分散寝具の選択、頭側挙上時のポジショニング、シーティング、起居、移乗動作時の確認と動作指導・福祉用具の導入	
背部（脊柱）			背臥位での圧迫、頭側挙上、体幹伸展による除圧動作	体圧分散寝具の選択、ポジショニング（背臥位、頭側挙上時）、車椅子上の除圧動作指導
坐骨部		表面上は問題なくてもDTIを疑う。エコー診断が有用	椅子・車椅子座位、胡座位、割座位での圧迫とずれ	座面と身体との接触部の触診・接触圧測定、空気調整式の座クッションの場合は適切な空気調整と管理方法の指導、移乗動作、座位時間の調整
腓骨部・脛骨部			車椅子のレッグサポートとの接触、ベルトの圧迫や擦れ、下肢装具や弾性ストッキングの圧迫、側臥位	車椅子との接触の確認、ベルトの確認、シーティング、下肢装具や弾性ストッキングによる圧迫の確認と調整、ポジショニング（側臥位）
踵部・外果部			背臥位での圧迫、頭側挙上によるずれ、下肢装具の圧迫	体圧分散寝具の選択、ポジショニング（背臥位、頭側挙上時）、血流を阻害しない靴下やレッグウォーマーの着用、下肢装具による圧迫の確認と調整
足部			下肢の痙性や反射の出現などによる、車椅子のフットサポートや足ベルトによる圧迫やずれ、靴内での圧迫やずれ	シーティング、靴の選定・調整

（提供・岩谷清一氏）

表2 褥瘡の形状から考えられる外力

	円形	楕円形（非対称）	バタフライ型（蝶形）	DTI疑い
形状		なだらかな創縁 段差のある創縁		
場所	骨突出部に一致	骨突出部に一致しない	臀裂の上方で尾骨部と一致しない	骨突出部と一致しないことが多い
原因	圧迫が主な原因	段差のある創縁に向かってずれ力が生じている（矢印）ポケットがある場合はポケットの方向にずれ力が生じている	おむつなどによる圧迫 骨盤後傾位での座位（仙骨座り）	長時間の圧迫とずれ力

から段差のある創縁（ポケット）の方向にずれ力が発生している可能性が高いです。外力の発生には姿勢やアライメントが大きくかかわっており、患者の体重、身体の動きと皮膚の摩擦により圧力とずれ力が生じ、皮膚に働く摩擦の方向にポケットや段差のある創縁が形成されます（**図1**）。

　この身体の動きは仙骨座りや頭側挙上位などの姿勢の問題だけでなく、介助者が原因で生じることもあります。例えば、仙骨座りになっている患者のズボンを持って引き上げたり、骨突出部がベッドに接触したまま体位変換したりすることで皮膚や皮下組織にずれが生じます。創部の形状と骨突出部を確認し、身体に生じているずれの方向を考察することでずれ力の発生原因を推察し、外力を軽減する身体の動かし方や介助方法を検討、指導します。

❸ バタフライ型（蝶形）の褥瘡

　バタフライ型の褥瘡は臀裂の上方に生じ、尾骨部と一致しないことが多くあります。これはおむつの締めつけなどにより臀部が圧迫されたまま仙骨座りをとることで、臀裂を中心に左右にバタフライ型の褥瘡が形成されます。このような褥瘡が生じた場合はおむつの着用方法とクッションや車椅子を含む座位姿勢を見直す必要があります。

❹ 深部損傷褥瘡（DTI）

　深部損傷褥瘡（Deep tissue injury：DTI）疑いは DESIGN-R®2020 にて追加された評価項目です。臨床所見としては骨突出部と一致しない紫斑・紅斑や、触診上、浮遊感や硬結を認めることがあります。臨床所見のみでは NPIAP 分類 I の持続する発赤との判別は難しいのですが、骨突出部と一致していないことも多く、長時間、同

創の評価結果からのプランニング

図1 身体に生じる力

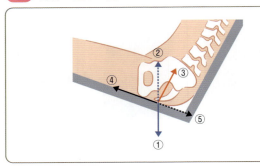

仙尾骨部に生じる外力
①体重（重力）
②体重につりあう力
③圧力
④体がずれている方向
⑤皮膚に生じる摩擦

図2 褥瘡内褥瘡（D in D）

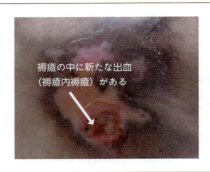

褥瘡の中に新たな出血（褥瘡内褥瘡）がある

一姿勢をとることで生じます。DTIは急激に悪化する可能性が高い褥瘡で、可能な限り創部に生じる外力を除去することが第一選択となります。また、超音波画像診断装置を用いて定期的に皮下組織を観察し、損傷が生じている部位を確認したうえで治療経過に合わせてポジショニングや運動療法プログラムを検討します。

創面から可視化される外力

　DESIGN-RおよびDESIGN-R®2020は褥瘡の経時的変化の評価に有用ですが、滲出液がE（多量）や肉芽組織がG（良性肉芽が50%未満）、壊死組織がN（壊死組織あり）に悪化した際は外力の存在が疑われます。特に、明らかな感染徴候（炎症/感染のI）がなく滲出液が増え、浮腫性肉芽となっている場合や、褥瘡内褥瘡（図2）が生じた場合は新たな外力が生じた可能性があります。DESIGN-R®、DESIGN-R®2020の点数が高くなるということは、何らかのイベントが発生したことを意味しています。患者の生活に変化がないか、創の形状の変化も観察しながら、生じた外力を推察し、除去の方法を検討します。

COLUMN

創面積評価のときの留意点

　褥瘡治療研究では、創面積を基準としたアウトカムが主流です。褥瘡創面積が0になった褥瘡の割合を示す褥瘡治癒率や、週あたりの縮小面積、開始時の面積に対する縮小率が採用されています。そのため、褥瘡の創面積を正確に測定する必要があります。基本的に、体表面は平らではなく球面の凸形状となるため、最も正確な面積測定はトレーシングフィルムを用いた方法です（図）。しかしながら、トレーシングフィルムは衛生管理の難しさがあるため、その代替として写真が用いられます。写真を撮影する場合、斜めに撮影することで創傷面積が小さく計算されるため、褥瘡創面を正面視して撮影する必要があります。

（前重伯壮）

図 トレーシングフィルムによる褥瘡面積測定

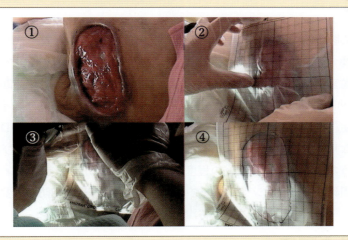

①褥瘡創面を洗浄し、②トレーシングフィルムを創面に密着させ、③④油性ペンで創縁をトレースする。トレース形状をペンタブレットやスキャナで読み込み、Image J等のシステムで数値化を行う。

第**3**章

褥瘡患者の評価方法

生活環境の評価①
静的座位姿勢での評価

飯坂真司

はじめに

　人間の睡眠時間は 1 日の 1/3〜1/4 に及びます。健常な人であれば睡眠中に自力で体位変換（寝がえり）し、特定の部位に圧迫が集中することを避けています。しかし、自力体位変換のできない要介護状態の高齢者や障がい者では、夜間のみならず、日中もベッドや車椅子の上で同一姿勢を取る時間が長くなります。不適切な姿勢は、褥瘡発生、関節可動域の制限、筋緊張の助長、関節拘縮の進行や ADL 低下、苦痛の原因となります。そのため、日常生活環境において、静的姿勢および接触面を観察し、どのような種類の外力が、どの程度影響しているのかをアセスメントし、適切な体圧分散用具の選択やポジショニング・体位変換による褥瘡予防が必要です。

静的姿勢の評価

　姿勢は、「構え」（Attitude）と「体位」（Position）に分けられます。構えは、身体各部位の相対的位置関係（骨盤後傾位、股関節外旋など）を意味し、体位は、重力に対して身体がどのような関係（仰臥位、立位など）にあるかを示します。

　日本褥瘡学会では、ポジショニングを「運動機能障害を有する者に、クッションなどを活用して身体各部の相対的な位置関係を設定し、目的に適した姿勢（体位）を安全で快適に保持すること」と定義しています[1]。つまり、ポジショニングを行う際には「目的」「安全性」「快適性」を考慮・評価する必要があるといえます（**表 1**）。ポジショニングの目的には褥瘡予防以外に、呼吸や循環、食事などもあるため、対象者にとって何が目標・優先であるのかを検討することが大切です。

表1	ポジショニングの概念
目的	褥瘡予防、呼吸管理、循環管理、食事や活動性の維持など
安全性	局所に圧が集中しない、ずれが生じない、転落しない、神経麻痺が起こらない、ベッド柵にぶつけない、誤嚥しない、拘縮が起きない、呼吸が安定する、など
快適性	筋緊張がない、苦痛がない、睡眠がとれる、物に手が届く、視界が確保できる、移動しやすい、体の向きを変えやすい、など

❶ ADL・座位能力の評価

褥瘡予防のためには、まず本人の ADL や座位能力を評価し、状態に応じたポジショニング・シーティングを行う必要があります。例えば自力で体位変換できる対象者に、厚みのある高機能エアマットレスを使うと本人の自発動作がかえって抑制されてしまいます。能力として「できる ADL」のみではなく、対象者が日常生活で実際に「している ADL」を評価することも大切です。

ADL の評価には Barthel Index や Functional Independence Measure（FIM）がよく使われています。褥瘡発生のリスクアセスメントスケールであるブレーデンスケールにも活動性（臥床、座位、歩行）、可動性（体位を変えたり整えたりできる能力）の項目があります。また、病的骨突出や関節可動域、身体計測値、筋力、知覚などの身体的特徴も把握します。関節拘縮がある患者では、拘縮部位の重なりや筋緊張の程度を観察します。

座位能力は「Hoffer の座位能力分類」（JSSC 版）を用いて評価します（図1）。この分類では、座位を 30 秒間保持できることを基準に、本人の座位能力を「1. 手の指示なしで座位可能」、「2. 手の支持で座位可能」、「3. 座位不能」の 3 段階に分類します。

❷ 身体位置・アライメントの評価

骨や関節の位置関係から決まる体軸の配列を「アライメント」といいます。全身を広く捉え、身体のポイントの位置関係を視診または触診で確認します。一般的には、各ポイントが左右対称の位置にあり、軸同士がねじれず平行になっていることが望ましいとされます。観察は対象者の前額面（腹側・背側）、矢状面（側面）、水平面（頭側・足側）の 3 方向から行います。

前額面では、頭部（耳介または眼縁）、肩、腰（上前腸骨棘）、膝、踵の左右を線で結び、位置の対称性を観察します（図2A）。また、脊柱（頸椎、胸椎、腰椎）のアライメント（側弯など）を観察します。このとき、頭部または足部からの水平面の観察を合わせると、より骨盤や下肢のねじれ（回旋）の程度がわかりやすくなります。座位での水平面の評価では、背シートの背張りの状態と脊椎の接触状況も確

生活環境の評価① 静的座位姿勢での評価　83

図1　Hoffer 座位能力分類（JSSC版）

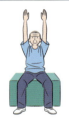

1. 手の支持なしで座位可能

プラットフォーム上に端座位に座り、身体や腕を動かして安定し、30秒間座位保持可能な状態

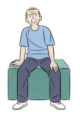

2. 手の支持で座位可能

身体を支えるために、両手または片手で座面を支持して、30秒間座位保持可能な状態

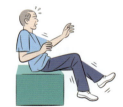

3. 座位不能

信頼性が確立されている評価法。必要な車椅子の機能の大まかな選択（サポートの位置や大きさ、必要となる機能など）に役立つ。プラットフォームのしっかりとした座面上に座り、足底が床につく高さ（足底が床につかない場合は足台などを使用する）で、上記の3段階になる。
日本シーティング・コンサルタント協会. https://seating-consultants.org/hofferzainouryoku/ より引用

図2　アライメントの評価

黄色は各ポイントの位置
緑線は脊椎、骨格
白線は中心線（床からの垂直線）を示す

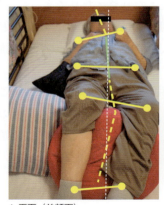

A 正面（前額面）
肩〜骨盤〜膝〜内果が平行でない。頭部、骨盤、下肢がねじれている。

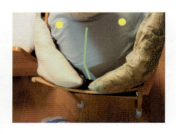

B 上面（水平面）
円背のため、腰椎と椅子の背面に隙間がある。クッションで保持している。

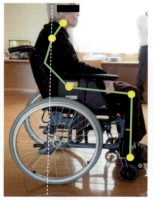

C 側面（矢状面）
脊椎が後弯し、骨盤が後傾している。

認します（図2B）。

　矢状面では頭部（乳様突起）、肩、腰（大転子）、膝、踵を線で結び観察します（図2C）。生理的な脊椎は、頸部と腰部で前方（腹側）に弯曲し、胸部と仙骨部は後方（背側）に弯曲しています（図3）。高齢者では、骨粗鬆症・圧迫骨折により胸椎が過度に後弯し、バランスを取るために頸椎と腰椎が前弯してしまい、円背・亀背となります。さらに、代償的に頸部が前方に突出・伸展しやすくなり、誤嚥しやすい角度になります。座位の場合、矢状面から骨盤の傾きも評価します（図4）。理想的な

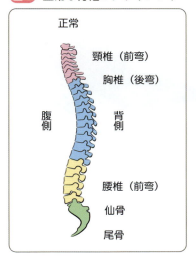

図3 正常な脊椎のアライメント

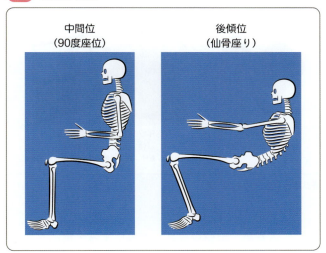

図4 骨盤の位置

座位は、股関節・膝関節・足関節が90度程度になり、骨盤がやや前傾し、足底全体が床に設置している状態です。高齢者では不動や低栄養により大腿のハムストリングスが短縮することで、膝関節が屈曲、股関節が伸展しやすくなり、骨盤が後傾位（いわゆる仙骨座り）になります。

観察後には、位置やアライメントの問題の原因が、本人の身体的特徴（変形、拘縮、関節可動域制限、疼痛など）によるものか、本人の好む体位やケア側の方法の問題であるかを区別します。また、骨盤が後傾すると、股関節が外旋しやすいなど、1つの部位の変化が連結する他の部位の動きにも影響する運動連鎖にも着目します。

すでに褥瘡がある場合には、創の形状を観察し、発生要因を推察します。円形の褥瘡は垂直な圧迫が、蝶形や楔形の褥瘡は背上げ時のずれや臀裂部の重なりが原因と考えられます。弾性ストッキング、ギプス・シーネなどの固定用装具、非侵襲的陽圧換気療法（NPPV）マスクなどの使用者に対しては、機器によって皮膚が圧迫され医療関連機器褥瘡（MDRPU）が生じていないかを観察します。

❸ 接触圧の評価

背面や座面に実際にどの程度の外力がかかっているかを評価することも大切です。最も簡便な方法は、介助者の手を直接、身体と底面の接触部位あるいはマットレス・クッションとの間に挿入し、体重のかかり具合を確認する方法です。より正確な方法には、簡易型、シート型、マットレス内蔵型の測定器があります（図5）。

簡易型は、多人数・多病棟を対象としたリスクスクリーニングや特定の褥瘡部位にかかる圧評価などに向いていますが、挿入した部位の直下のみを「点」で評価す

図5 接触圧の評価法

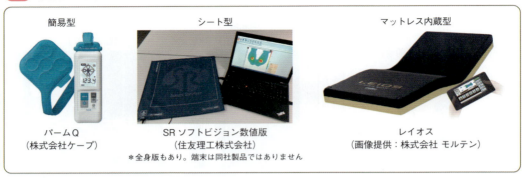

簡易型　パームQ（株式会社ケープ）
シート型　SRソフトビジョン数値版（住友理工株式会社）　*全身版もあり。端末は同社製品ではありません
マットレス内蔵型　レイオス（画像提供：株式会社 モルテン）

各社ホームページより引用

るため、ポジショニング等によって重心が変化した場合には、測定点から外れ、再挿入が必要となることがあります。シート型（表2）は、実際にポジショニングや体位変換をしながら身体各部位にかかる圧分布の変化を「面」で評価できるため、汎用性が高いです。マットレス内蔵型は、接触圧の評価結果に基づき自動的にエアマットレスの内圧を制御できます。

1）体圧の測定手順

①使用前のセンサの確認

　センサは折り曲げや引っ張り時に断線しやすいため、丁寧に扱います。正しい出力値が得られているか、定期的に一定の重り（あるいは自分）を使って確認するとよいでしょう。センサによっては事前にキャリブレーション（較正）が必要です。

②センサの挿入

　マットレスやクッションの上にセンサを敷き、その上に対象者に寝て／座ってもらいます。簡易型機器はビニール袋に入れ、計測したいポイント（骨突出部や創部）の皮膚に直接接触させます。挿入時にはセンサにしわができず、ケーブルの配線が移乗動作の妨げにならないように注意します。

③計測

　挿入後しばらくは、センサ自体の特性に加え、身体の軟部組織やクッションの変形、温度上昇によってクリープ現象（荷重が一定時間負荷されると時間とともにひずみが増加する現象）が生じやすいため、出力値が安定するまで馴化します。計測時には、普段よりも「良い姿勢」になりやすいため、普段通りの姿勢をとってもらうように対象者に促すか、しばらく待って緊張が取れた状態で測定します。

表2 日本で利用できるシート型センサ（座位用）

	SRソフトビジョン 数値版	BodiTrak2Pro ①Pro／②Proハイレゾ	プレリアBody BIG-MAT2000	Xセンサー フォアサイトSS
メーカー	住友理工株式会社	タカノ株式会社	ニッタ株式会社	XSENSOR社
測定範囲	20〜200mmHg	5〜200mmHg	2〜20kPa （約15〜150mmHg）	0.1〜3.87psi （約5〜200mmHg）
センサ数	16×16	①16×16 ②32×32	44×48	36×36
空間分解能／ センササイズ	22mm	①25.4mm ②12.7mm	10mm	12.7mm
サンプリング 周波数	5Hz	150Hz	80Hz	50Hz

仕様は変更されることもあるため詳細は各社にお問い合わせください

④測定条件・結果の記録

　数値に加えて、どのような場面・姿勢・用具で測定したかをメモしておくとよいでしょう。画像や動画で保存すると振り返りやすいです。

❹ 座圧分布チェックリストを用いた評価・情報共有

　車椅子利用高齢者を対象に、シート型センサの座圧分布を総合的かつ簡便に評価するチェックリストがあります（**表3**）[2]。本チェックリストは「体圧ピーク数」、「最大体圧」、「体圧左右差」、「検知面積」、「太ももの形」、「骨突出部以外の圧迫」の6項目で構成されます。該当項目をもとに座位姿勢・体圧分布の問題点やケア方法を、実際にポジショニングを行う一般の看護師やヘルパーなど多職種間で検討・共有できます。

1)「体圧ピーク数」：座位姿勢の特徴を反映しています。理想的な90度座位では、坐骨部2点に圧がかかります。しかし、尾骨の骨突出がある場合や仙骨座りの場合には、3点（両坐骨＋尾骨）や1点（尾骨）と圧のピーク数が変化します。座面全体の十分な圧分散が達成できている場合には、均一な分布となります。

2)「最大体圧」：圧が高いほど、その部位に褥瘡が発生しやすくなります。この基準値は、施設高齢者の実態調査に基づいています。一般に、座位の場合には臥位よりも体幹の体重がかかりやすいため、毛細血管の圧である32mmHg未満に体圧を下げることは困難です。

3)「体圧左右差」：体圧に左右差がある場合、脊柱側弯や骨盤傾斜などの身体的特徴が原因であるのか、車椅子のサイズの不適合や疲労などによる意図的な姿勢の偏りが原因であるかを区別して考えます。

生活環境の評価① 静的座位姿勢での評価　　**87**

表3 座圧分布チェックリスト（高齢者施設用）改訂版

●評価方法はガイドを参考にしてください。

利用者名／ID _____ （男・女） 年齢 ___ 歳

評価項目	評価1（ 年 月 日）	評価2（ 年 月 日）
	場面／ 条件	場面／ 条件
1. 体圧ピーク数 ▶圧力が高くかかって いる場所の数 ▶その部位	□ 均一でピークが目立たない □ 2か所 □ 3か所 □ 1か所	□ 均一でピークが目立たない □ 2か所 □ 3か所 □ 1か所
	↓その部位 □ 尾骨 □ 坐骨 ［ 左・右 ］ □ 他 ［ ］	↓その部位 □ 尾骨 □ 坐骨 ［ 左・右 ］ □ 他 ［ ］
2. 最大体圧 ▶最も高い圧力値	最大体圧 ［ ］ mmHg □ 79以下 □ 80〜99 □ 100〜139 □ 140以上	最大体圧 ［ ］ mmHg □ 79以下 □ 80〜99 □ 100〜139 □ 140以上
	圧の総和 ［ ］ mmHg	圧の総和 ［ ］ mmHg
3. 体圧左右差 ▶左右半分に分け、最 大体圧値の差を画像 から求める	左 ［ ］－右 ［ ］ mmHg ＝差 ［ ］ mmHg（正負は除く） □ 差が19以下 □ 差が20〜39 □ 差が40以上	左 ［ ］－右 ［ ］ mmHg ＝差 ［ ］ mmHg（正負は除く） □ 差が19以下 □ 差が20〜39 □ 差が40以上
4. 検知面積 ▶検知（20mmHg以上） されたマス目の数	検知面積 ［ ］／256マス □ 154マス以上（60％以上） □ 102〜153マス（40〜59％） □ 101マス以下（39％以下）	検知面積 ［ ］／256マス □ 154マス以上（60％以上） □ 102〜153マス（40〜59％） □ 101マス以下（39％以下）
5. 太ももの形 ▶両側の太ももの形が 表れているか	□ 両脚あり □ 一部あり □ 両脚ともない	□ 両脚あり □ 一部あり □ 両脚ともない
6. 骨突出部以外の圧迫 ▶骨突出部以外の一部 に圧力がかかってい るか	□ なし □ あり 　［部位　　　　　　　　　　］	□ なし □ あり 　［部位　　　　　　　　　　］
メモ・特記事項		

*この用紙以外に、各施設の状況に合わせ、対象者の体格やADL、栄養状態などの資料も添付すると、よりご理解いただけます。

淑徳大学看護栄養学部飯坂研究室　改訂 2022 年 2 月

4)「検知面積」：圧再分配の「沈める」、「包み込む」程度を反映しています。検知面積が大きいほど、圧力は低下し、姿勢が安定します。なお、センサには測定範囲の下限値があるため、座面と接触していても圧力が表示されないことがあります。

5)「太ももの形」：大腿部での体重支持を評価する項目です。特にハムストリングスの短縮やフットサポートの高さ・座奥行きの不適合が大腿部での支持不足の原因となります。

6)「骨突出部以外の圧迫」：通常の座位で体重がかかる部位（坐骨や尾骨）以外に圧がかかっている状態です。①下肢外旋や座幅の不適合のために大転子が側面に接している場合、②仙骨座りのため、大腿部末端でずれを食い止めている場合、③おむつや衣服のしわで局所的に圧迫されている場合などが考えられます。

　座圧測定を用いたシーティングの一例を図6 に示します。
　このチェックリストは、姿勢調整やクッションの種類変更の前後などの個人内比較に利用します。また、要介護高齢者を対象に妥当性が検証されているため、重症心身障がい児や若年の脊髄損傷患者などでは、座圧分布の特徴が異なる可能性がある点に注意が必要です。

引用文献
1. 日本褥瘡学会編：褥瘡ガイドブック 第3版．照林社，東京，2023：143-159（リハビリテーション），188-206（体位変換）.
2. 飯坂真司，田中秀子，前田一之助：車椅子利用高齢者に対する体圧検知センサシートを用いた座圧分布チェックリストの開発．日本創傷・オストミー・失禁管理学会誌 2021；25（3）：646-653.

参考文献
1. 田中マキ子監著：ポジショニング学．中山書店，東京，2016.
2. 木之瀬隆，森田智之編：シーティング技術のすべて．医歯薬出版，東京，2021.
3. 吉田一也編：症例動画から学ぶ臨床姿勢分析〜姿勢・運動連鎖・形態の評価法．ヒューマン・プレス，神奈川，2022.

図6 座圧測定を用いたシーティングの一例

- 91歳女性、両大腿骨頸部骨折、要介護2、BMI 17.8
- 手の指示で座位可能も自発体動少ない、座位時間5〜6h/日
- 右下肢筋力低下、左下肢内反、脊柱の弯曲

調整前

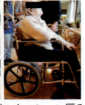

標準型車椅子＋ゲルクッション厚み5cm
背中に座布団1枚はさむ
フットサポート使用も右足が後退

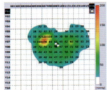

調整後

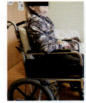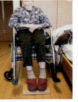

標準型車椅子＋ゲルクッション厚み7.5cm
脊柱に沿うように左右背部に長めのピロー2本を挿入
ピローの厚みによって座奥行の調整
フットサポートの高さが合わないため、足台に変える

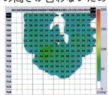

	調整前	調整後
1. 体圧ピーク数	☐ 均一でピークが目立たない ☑ 2か所 ☐ 3か所 ☐ 1か所 ☐ 尾骨 ☑ 坐骨［左・右］	☐ 均一でピークが目立たない ☑ 2か所 ☐ 3か所 ☐ 1か所 ☐ 尾骨 ☑ 坐骨［左・右］
2. 最大体圧 ▶ 最も高い圧力値	176mmHg ☐ 79以下 ☐ 80〜99 ☐ 100〜139 ☑ 140以上	81mmHg ☐ 79以下 ☑ 80〜99 ☐ 100〜139 ☐ 140以上
3. 体圧左右差	176−92＝84mmHg ☐ 差が19以下 ☐ 差が20〜39 ☑ 差が40以上	81−38＝43mmHg ☐ 差が19以下 ☐ 差が20〜39 ☑ 差が40以上
4. 検知面積	74マス ☐ 154マス以上 ☐ 102〜153マス ☑ 101マス以下	135マス ☐ 154マス以上 ☑ 102〜153マス ☐ 101マス以下
5. 太ももの形	☐ 両脚あり ☑ 一部あり ☐ 両脚ともない	☑ 両脚あり ☐ 一部あり ☐ 両脚ともない
6. 骨突出部以外の圧迫	☑ なし ☐ あり	☑ なし ☐ あり

第**3**章

褥瘡患者の評価方法

生活環境の評価②
動的座位姿勢での評価

小原謙一

車椅子利用の意義とその環境における褥瘡発生因子としての外力

　車椅子は、移動手段としての「車」の機能と休息のための「椅子」の機能を有しています。そのため、何らかの病気や外傷による障害や高齢によって歩行での移動が困難になった人にとって、車椅子は座位姿勢での移動手段として日常生活を送るうえで必要性の高い福祉用具の１つです。車椅子の利用時における褥瘡発生を予防するための動作環境を適切に評価するためには、車椅子利用の意義と利用時の褥瘡発生因子としての外力について検討する必要があります。

❶ 車椅子利用による座位時間延長の意義

　車椅子に座る時間を延長し、ベッド上での臥位時間を減少させることは 1990 年代前半から推奨されています。その意義の１つとして Ishii ら[1] は、高齢者の座位時間を延長させることで全身の筋量や嚥下機能を維持できると報告しています。一方で、長時間の座位によって姿勢は崩れ、疼痛などの弊害を引き起こすとされており、その要因の１つに「車椅子と身体との適合性の不良」が挙げられています[2]。座位姿勢の崩れた不安定な状態が持続されてしまうと褥瘡を発生してしまうことは容易に想像できます。これらのことから、適切な姿勢管理のうえでの座位時間の延長が必要であることがわかります。

❷ 車椅子を利用した移動の意義

　移動手段として生活のなかで車椅子を利用することで歩行する機会が減るために、転倒による骨折のリスクを減少させることができます[3]。一方で、常に介助によりただ座らされるといった受動的な車椅子の利用は、いわゆる「寝たきり」へと状態を悪化させる可能性があります[4]。また、片麻痺者にとっての車椅子駆動は軽負荷の運

生活環境の評価② 動的座位姿勢での評価　　**91**

動強度であるとされており[5]、軽負荷の運動強度が歩行能力の改善には望ましいと報告されています[6]。これらのことから、車椅子を利用した能動的な移動は、安全に活動性を高められ、かつ、活動範囲を拡大できる有効な手段といえます。

❸ 車椅子利用時の環境と外力の関係

車椅子を利用する場合、臀部への褥瘡発生の可能性が懸念され、その予防のために適切な車椅子クッションの使用が推奨されています[7]。しかし、身体へ影響を与えるのは、車椅子と身体との接点である座面やクッションだけではありません。車椅子と外界との接点、すなわち路面の状況や建具の種類といった環境の違いが座位姿勢を崩してしまう要因になり得ます。その崩れた姿勢によって臀部へかかる外力が増大してしまい、結果として褥瘡発生に至ってしまいます。

この稿では、褥瘡発生因子である外力に影響を与える車椅子上座位姿勢と、その姿勢を崩し得る動作環境について解説します。そして、その対応策を検討するために必要な評価項目について述べていきます。

褥瘡発生因子である外力に影響を与える車椅子上での座位姿勢

車椅子を利用した動作中の外力は、静的な状態での車椅子上座位にて臀部に負荷される外力が基準となり、そこからの変動を考慮する必要があります。したがって、動作中の外力を検討する前に、静的な座位姿勢が外力に与える影響について解説します。

❶ 圧力と座位姿勢の関係

圧力とは物体にかかる力がその面積に対して分散された状態であり、力を面積で割ったものです。つまり、接触面積が広ければ、同じ力であっても圧力は低くなりますし、反対に接触面積が狭ければ圧力は高くなります。これはスニーカーで足を踏まれてもあまり痛くないですが、ヒール靴のヒール部分で踏まれるととても痛いということを想像するとわかりやすいでしょう。

このことを座位姿勢を例に考えます。バックサポートにもたれない座位では、座面に体重のおよそ 75% が負荷されています[8]。この力を座面上での接触面積で割ることで圧力を算出することができます。したがって、座面に接する部分を臀部のみではなく、大腿部まで広げることで座面上に負荷される圧力は軽減されます。

車椅子のフットサポートを高く設定していると、挙上される下腿を介して大腿部が押し上げられるために、大腿部での座面との接触面積は減少し、臀部で受ける圧力は増大してしまいます。そのため、フットサポート高を大腿部が座面に接するよ

92　第3章　褥瘡患者の評価方法

うに調整することは臀部で受ける圧力を軽減させるために有効といえます（図1）。
　もちろん、座面だけでなく、体幹をバックサポートに十分にもたれられるようにすることで、椅子と身体はさらに広い接触面積を持つことになります。そこで、バックサポートの角度や背張り調整によるバックサポートの形状が与える影響については、臀部の圧力の軽減のために十分に検討されなければなりません（図2）。

❷ せん断力、せん断応力と座位姿勢の関係

　物体に力が作用するとき、その力はある面に垂直に働く力とある面に平行に働く力に分解できます。このような、面に平行に働く力を「せん断力」と言います。そして、その面と面の間で生じる力が「せん断応力」であり、面と面が滑る際の抵抗が「摩擦

図1 フットサポート高と座圧分布

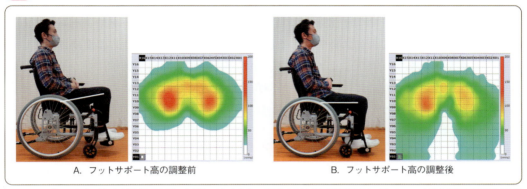

A．フットサポート高の調整前　　　　　　B．フットサポート高の調整後

A：フットプレート高が高く大腿部が座面から離れてしまうと、座面での接触面積が縮小してしまい、坐骨部周囲の座圧が非常に高値を示してしまう。
B：大腿部が座面に接するようにフットサポート高を低く調整することで接触面積が拡大し、坐骨部の圧力は低値を示す。

図2 背張り調整と座圧分布

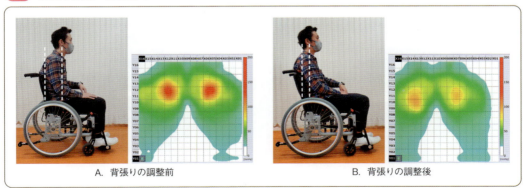

A．背張りの調整前　　　　　　B．背張りの調整後

A：すべての背張り調整ベルトが強く締められていると弯曲のある脊柱に対応することができない。背もたれによって体幹は前方へ押され、頭部が前方に位置し、座圧は高値を示す。
B：脊柱の弯曲に沿うように背張りの調整を行うことで背もたれにもたれやすくなるため、上半身の重さを背もたれで支えることができ、座圧を低下させることができる。

※車椅子側方からの写真はわかりやすくするために撮影時にアームサポートを外しています。

です。このことから、せん断応力と摩擦は強い関係性を持つと言えます。座位を例に考えると、臀部を前方へ滑らせるような方向の座面に平行な力（せん断力）への摩擦によって臀部は前方へ滑りませんが、身体内部ではせん断応力が強く生じてしまいます。一方、前方へのせん断力が座面と臀部間の最大静止摩擦力を越えるほど強くなることで臀部は前方へ滑り始めますが、そのときの身体内部のせん断応力は軽減します。このように、せん断力に対して摩擦が強いとせん断応力は強く生じ、摩擦が弱いとせん断応力も弱くなるという関係にあります。

　実際の座位では、臀部と座面の間の摩擦が弱すぎる場合は、座位を保つことが困難となり、いわゆる「滑り座り」という状態になってしまいます。したがって、座位時の臀部へのせん断応力を減少させるためには、座面に対するせん断力を減少させる必要があります。このせん断力は体幹の傾斜角度が大きくなるほど強く生じ[9]、その方向は体幹の傾斜方向とは逆方向になります[10]。

　これらのことを車椅子上座位に当てはめると、バックサポートやアームサポートにもたれかかることによって生じる反力が座面に対するせん断力に変換されていると推測されます（図3）。したがって、車椅子上座位において臀部にかかるせん断応力を軽減させるためには、体幹の傾斜角度を大きくしないための手段を検討する必要があることがわかります（図4）。

❸ 外力を増大させない座位姿勢を保持するための車椅子の機能

　このように、車椅子と身体の接触面積を拡大することで圧力を減少させ、体幹の

図3 体幹の傾斜方向と臀部のせん断力の方向

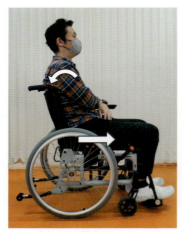 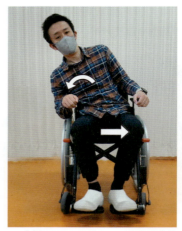

A. 背もたれに過度にもたれた座位　　　B. 右側のアームサポートにもたれた座位

傾斜した体幹を支える背もたれやアームサポートからの反力によって、臀部には体幹が傾斜した方向とは逆方向のせん断力が生じる。

※車椅子側方からの写真はわかりやすくするために撮影時にアームサポートを外しています。

> **図4** 座面に平行なせん断力を軽減する座位姿勢

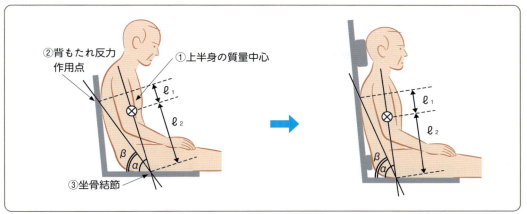

せん断力を軽減させるには、①上半身の質量中心、②背もたれ反力作用点、③坐骨結節のそれぞれの位置関係を、①と②の間の距離（$ℓ_1$）を延長し、①②と③を結ぶ直線の傾き（$α$、$β$）を大きくして垂直に近づけるように車椅子を調整する。
円背等の脊柱に変形のある高齢者では、安楽な座位保持を目指して上記3つの位置関係の調整のどこを許容するのかを検討する。例えば、背張りを調整して背もたれにもたれやすくすることは$α$、$β$を小さくすることにつながるが、その分、ヘッドサポートを使用して$ℓ_1$を延長させて対応する。

　傾斜角度を軽減させることで臀部にかかるせん断力を軽減させることができます。しかしながら、車椅子の利用者には、円背などの変形を呈している人が少なくありません。このような利用者にとって、体幹を正中位に近い状態で保つことは困難であり苦痛を伴います。そこで、バックサポートに適切にもたれかかりながら側方への傾斜を抑えるために、車椅子の背張り調整機能やリクライニング機能、ティルト機能を用いて座シートとバックサポートを適度に後傾させる必要があります[11]。
　加えて、適切なクッションを使用し、フットサポートの高さを調整する必要があり、そのためには身体寸法に車椅子を適合させることが重要になります。この外力を増大させない座位姿勢を車椅子上での動作時にも維持できるか否かが、車椅子利用時の褥瘡発生を予防するポイントとなります。

外力を増大させ得る車椅子駆動と動作環境の影響

　車椅子を利用した生活のなかで臀部への外力が増大する場面は多くあります。例えば、「移乗」などの場合は、座面と臀部の位置関係や座面自体が変わります。この場合は、その人の能力や動作方法によって外力が変動するため、能力に適した動作方法を検討する必要があります。一方で、車椅子駆動時のように座面と臀部の位置関係が大きく変化しない生活場面においても臀部への外力は変動します。ここでは、車椅子駆動による臀部への外力変動の機序について解説します。続いて、動作環境としての戸のタイプや屋内外の路面の違いが外力にどのように影響するのかについ

て解説します。

❶ 車椅子駆動中の臀部への外力増大の機序

　静的な状態での座位姿勢が、臀部への外力に大きな影響を与えます。車椅子駆動中には、さらに筋活動による関節運動や床あるいは車椅子からの反力などによって臀部への外力は大きく変動します。車椅子を駆動する方法としては、両側の手で駆動輪の外側に設置しているハンドリムを握り、前方へ押し出すことで駆動輪を回転させて前進する上肢駆動と、足部を床面に降ろし、足部を床面に押し付けながら後方へ移動させることで前進する下肢駆動があります。上肢駆動、下肢駆動ともに外力が大きく変動するのは、車椅子が前進し始める直前になります。これは、車椅子の車輪が動き始める直前に車輪に対する転がり抵抗（摩擦）が最大になるためです。この転がり抵抗を超える力を駆動輪に加えることで車椅子は前進しますが、その際の身体の動きによって臀部への外力の増大の幅は異なります（図5）。

1）体幹前傾位での駆動

　上肢駆動、下肢駆動ともに駆動輪に効率的に力を加えるためには、体幹傾斜角度[12]や腹筋群の活動が重要である[13]といわれており、力強く効率のよい駆動を実現する

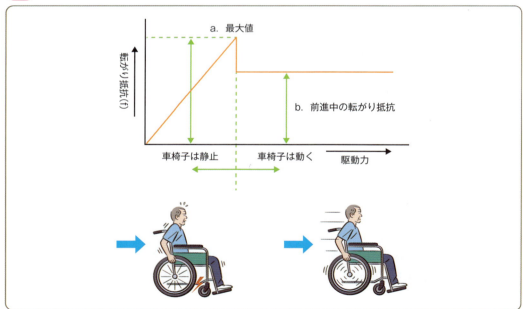

図5 転がり抵抗と車椅子駆動の関係

転がり抵抗は車椅子を前進させようとする駆動力に応じて強くなる。利用者の体重、車輪（駆動輪）と床面の状況によって転がり抵抗の最大値（a）は異なる。転がり抵抗は、車椅子が前進し始めると低下するため（b）、前進し始める直前に転がり抵抗は最大となる。

ためには体幹を前傾させる必要があります。上肢駆動では、体幹前傾モーメントを駆動輪に伝えて前進します。下肢駆動では体幹を前傾させることで足底部に体重を載せやすくなり、床面と足底部の摩擦を増大させることで下肢を後方へ引く際の力を車椅子に伝えやすくして前進します。この際、体幹がバックサポート部から離れるために臀部の圧力は増大します。

　また、せん断応力について、上肢駆動では著明な変動は認められませんが、下肢駆動に関しては大きく増大する可能性があります（図6）。しかし、バックサポートで支持していた上半身の体重が、体幹前傾によって臀部に移行することで座面と臀部間の静止摩擦力が増大するため、臀部が前方へずれる「滑り座り」のような姿勢の崩れを呈することは起こりにくくなります。体幹前傾での車椅子駆動は、上肢、下肢いずれの駆動でも臀部への外力の増大は短時間であり、後方へ姿勢が崩れにくいため、褥瘡予防の観点からはこの駆動方法の獲得が望ましいといえます。

2）体幹後傾位での駆動

　一方、体幹を後傾してバックサポートにもたれながら駆動する方法もあります。これは、体幹の保持に問題がある利用者が行うことが多い方法です。上肢駆動の場合は、駆動輪を前方へ押し出す際に、ハンドリムからの反力に対して体幹が抗する

図6　体幹前傾位での車椅子駆動のメカニズム

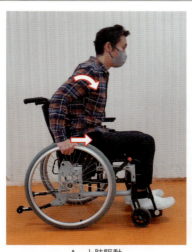 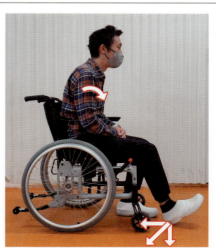

A．上肢駆動　　　　　　　　　　　　B．下肢駆動

ハンドリムを前へ押す、あるいは床面を足部で押し付けながら後方へ引き込むタイミングで体幹を前傾させる。
上肢駆動では、その際に強くなる体幹が前方へ倒れようとする力（モーメント）を上肢を介して駆動輪に伝えることで、より強い駆動力を発揮することが可能になる。
下肢駆動では、体幹の質量を足部へ移行させて床面を押し付ける力を増大させることで、床面と足底面の間の摩擦を増して、駆動の効率を向上させることが可能になる。

※車椅子側方からの写真はわかりやすくするために撮影時にアームサポートを外しています。

ことができないため後傾位になります。下肢駆動の場合は、足部を床面へ押し付けながら膝を屈曲する際に、ハムストリングスの活動が骨盤を後傾させてしまうためです。どちらの駆動方法ともバックサポートにもたれかかってしまうために、バックサポートからの反力によって臀部は前方へ滑ってしまいます。上半身の質量がバックサポートに分散されるので、駆動時の臀部にかかる圧力は減少傾向となりますが、せん断応力は車椅子が前進する直前に大きく増大し、その後も体幹後傾位でバックサポートにもたれ続けるために、臀部のせん断応力は増大したままになってしまいます（図7）。

　このように、車椅子駆動の際は圧力、せん断応力ともに変動するものの、駆動の方法によって座位姿勢の崩れ方に差が生じてしまいます。その姿勢の崩れが、駆動中および駆動以外の時間の臀部にかかる外力を高めてしまいます。バックサポートや座面の角度、背張り調整、座面の高さなどといった車椅子の部品の調整によって駆動中の姿勢の崩れを防ぐことが肝要であり、そのためには、体幹や上肢、下肢の関節可動域や筋力といった身体機能面、そして身体と車椅子の適合性を評価しなければなりません。

❷ 戸（開き戸、引き戸）の開閉、通過時の外力の変動

　車椅子駆動にて屋内を移動する際に障壁になるのが、戸の開閉と通過です。戸の開閉動作は、玄関や部屋の間の移動、トイレ、入浴などの日常生活で頻繁に行われます。そして、開けた戸を開いた状態で維持しながら通過することは、車椅子を利

図7 体幹後傾位での車椅子駆動で臀部が前方へ滑るメカニズム

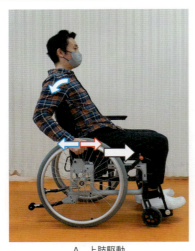
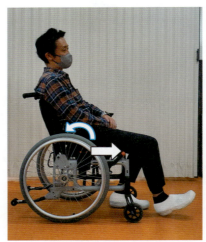

A. 上肢駆動　　　　　　　　　　　　　B. 下肢駆動

背もたれにもたれることで体幹を安定させながらの駆動であり、体幹を自己の筋活動によって安定させることが難しい人に多い。上肢駆動ではハンドリムを前方に押す力の反力に、下肢駆動ではハムストリングスの収縮による骨盤後傾への力に耐えることができずに背もたれにもたれかかってしまう。体幹が後傾してしまうことで駆動力が車椅子に伝わりにくいことに加えて、背もたれからの反力によって臀部が前方へ滑る「滑り座り」に陥りやすくなる。

※車椅子側方からの写真はわかりやすくするために撮影時にアームサポートを外しています。

用する人にとっては非常に困難な動作です。

　吉川ら [14] は、戸の開閉動作と通過の際の臀部にかかるせん断応力と圧力の変動について調査しています。その結果、開き戸と引き戸でせん断応力と圧力の変動に差があることが示されました。開き戸では、戸を開けているときに前後および左右方向のせん断応力は高くなり、皮膚損傷のリスクが高くなる可能性を示唆しています。圧力については、戸の開閉操作の段階による上半身の傾きの変化に伴って圧力が強くかかっている位置が移動することが示されました。引き戸では、左右方向へのせん断応力が増大し、圧力については、引き戸の操作に伴って重心の作用点である圧力が強くかかっている位置が左右へ移動することが示されました。

　車椅子を利用する対象者にとって開き戸は、開閉動作および通過の難易度が高いため望ましいものではありません。さらに前述の報告から、褥瘡を予防する観点からも開き戸よりも引き戸のほうが望ましいといえます。しかしながら、引き戸であっても左右方向へのせん断応力は増大してしまいます。どちらの戸であっても、せん断応力増大の要因は上半身の傾きです。傾いた状態での戸の開閉操作の反作用がせん断応力増大を助長していると推察されます。

　上半身の傾きを減少させ、戸の開閉操作の反作用からの影響を軽減させるためには、車椅子の座幅の調整が効果的です。座幅を身体寸法の座位臀幅に近づけることで上半身の左右方向の傾きを減少させることに加えて、戸の開閉操作時に手部と臀部の間に、身体を車椅子に接触させて支える部位（支点）を作ることができます。この支点によって体幹は安定し、さらに戸の把手からの反作用による影響を臀部に伝わりにくくすることが可能です（図8）。しかしながら、座幅を狭くすると移乗が困難になるというデメリットも生じてしまいます。さらに、臀部にかかる外力を軽減させるためには、適切なクッションの選定が不可欠になります。さまざまな材質の多種多様なクッションが市販されており、その特徴、利点、欠点を把握して、利用者の目的や状況に適合したものを選定することになります。特にクッションではその厚さによる影響を強く受けるため、選定する際には、車椅子のサイズについても注意が必要です。例えば、クッションを使用することでアームサポートの相対的な高さは低くなるために、車椅子座位での側方安定性が低下します。さらに、クッション使用によってシート前座高が高くなるので、起立や移乗は行いやすくなりますが、その利用者が車椅子を下肢にて駆動する場合は、駆動が困難になります。

　このように、動作環境のなかで適切に車椅子を使用するためには、身体機能や能力、目的に応じて、クッションも合わせた車椅子の採寸、評価、調整が必要になります。

❸ ブロック路や不整地が外力に与える影響

　車椅子を利用して外出する際には、屋外の路面の状況に留意する必要があります。特に臀部へ負荷される外力の増大を引き起こす要因について検討します。

図8 開き戸開閉時の体幹側方傾斜角度とシート幅の関係

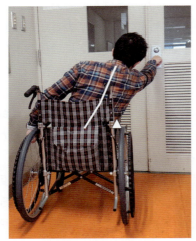
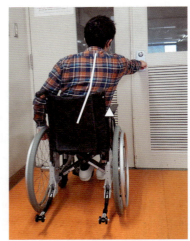

A. 広いシート幅　　　　　　　　　　　B. 狭いシート幅

下肢の支持性が低下している車椅子利用者は、アームサポートを支点として体幹を安定させることで上肢の力を発揮しやすくしている。シート幅の広い車椅子では、狭い車椅子と比較して体幹とアームサポートやスカートガードまでの距離が長いために、開き戸の把手へ上肢を伸ばす際に体幹をより大きく側方へ傾斜させなければ、支点としてアームサポートを使用することができず、結果として臀部に強い外力がかかってしまう。

　屋外の道路は平坦のように見えてもわずかに傾斜していたり、小さな凹凸があったりします。さらに未舗装の道や芝生などといった不整地の場合は、凹凸が車椅子の進行を阻害します。この凹凸によって、駆動輪およびキャスターの転がり抵抗が大きくなるために車椅子駆動は非常に困難なものになります。この転がり抵抗（摩擦）に打ち勝つための駆動力を上肢あるいは下肢によってつくるためには、バックサポートにもたれかかる、あるいは下肢で強く駆動する必要があります。しかし、この場合、車椅子を前進させるよりも先に、その力が臀部と座面の間の最大静止摩擦力を超えてしまうために、臀部が大きく前方へ滑る可能性が高くなります。臀部が滑り始める直前には、臀部に強いせん断応力が負荷されてしまいます。そして、その後は「滑り座り」となって高いせん断応力、圧力が臀部に負荷され続けます。

　したがって、屋外へ出る際は電動車椅子を利用する、あるいは、介助用車椅子を使用し、自身では駆動されない方がいます。これらの場合に懸念すべきは駆動によるものではなく、振動による座位姿勢の崩れです。振動によって臀部に負荷される圧力やせん断応力が大きく増大するわけではありません。しかしながら、振動によって少しずつ臀部は移動し、座位姿勢が崩れてしまい、その結果として臀部に負荷される外力は増大してしまいます。さらに、振動によって繰り返される圧縮応力は臀部の組織を損傷する可能性が考えられます。加えて、車椅子上で感じる振動は不快感の増悪を助長します[15]。

褥瘡を予防するための柔らかいクッションを使用することで振動を和らげることができますが、柔らかすぎるクッションによって姿勢が崩れやすくなると報告されています[16]。そのため、電動車椅子や介助用車椅子を利用して屋外に出る際は、クッションや空気入りキャスタによる振動対策に加えて、シートベルトなどの姿勢を安定させることを目的とした車椅子の付属品を使用する必要があるといえます。

車椅子利用時の動作環境の評価

ここまで、臀部の褥瘡を予防しながら車椅子を利用した生活を援助するために必要な視点について解説しました。これらの視点を踏まえて、車椅子利用時の動作環境の評価の意義について解説します。

❶ 車椅子および身体寸法とその適合

「環境」として最初に評価しなければならないのは、車椅子です。加えて、その車椅子の寸法が身体に適合しているのかを検討するためには、身体寸法の測定も必須です（他稿「福祉用具」p.128 参照）。前述したように、臀部に負荷される外力は座位姿勢の崩れによって増大します。例えば、車椅子のシート奥行きが長すぎると「滑り座り」を助長し、その姿勢がせん断力を増大してしまいます。車椅子と身体の寸法が適合した「当たり前」の状態を基準として「動作環境」の評価に移行します。

❷ 目的に応じた車椅子の機能、付属品

車椅子の利用目的によって、必要な車椅子の機能、部品は異なります（図 9）。例えば、座位姿勢の安定が目的であれば、ティルト・リクライニング機能を備えた車椅子に圧分散能の高いクッションを使用することになります。一方で、より活動的に片手片足にて自己駆動を行う場合は、座面を低く、バックサポートの上部の背張り調整ベルトをきつめに締めて駆動効率を上げることになります。このように、褥瘡を予防しつつ車椅子利用の目的を達成するためには、その目的に合致した機能、部品の評価は必須になります。

❸ 生活環境、活動範囲

褥瘡治療は創部が治れば終了ではありません。再発を予防し、その人らしい生活を再構築するというリハビリテーション医療の目的の実現のために、当事者の生活環境や活動範囲の評価が必要になります。その人らしい生活の再構築の実現を目指して、住環境整備のみならず、活動範囲の路面や公共交通機関の状況を把握し、評価しなければなりません。

生活環境の評価② 動的座位姿勢での評価　　**101**

図9 車椅子の種類と各種部品の名称

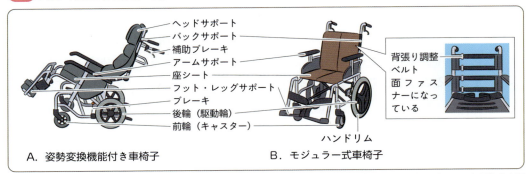

A. 姿勢変換機能付き車椅子　　B. モジュラー式車椅子

姿勢変換機能付き（ティルト・リクライニング車椅子）やモジュラー式車椅子は、利用者の状態や目的に応じて、各種部品を調整、交換することが可能である。これらの組み合わせや使用方法によって、褥瘡発生因子である外力を軽減させるためには、各種部品と利用者の身体状況との適合の評価が欠かせない。

小原謙一，他：目的別車椅子シーティングのススメ．診断と治療社，東京，2021．

引用文献

1. Ishii M, Nakagawa K, Yoshimi K, et al: Time spent away from bed to maintain swallowing function in older adults. Gerontology 2023; 69（1）: 37-46.
2. Barks L, Garvan C, Crane B, et al: Wheelchair seated posture and health outcomes of older veterans in community living centers. Rehabil Nurs 2021; 46（1）: 52-61.
3. Axelsson KF, Litsne H, Lorentzon M: Comparison of fractures among older adults who are ambulatory vs those who use wheelchairs in Sweden. JAMA Network Open 2022; 6: e2255645.　doi:10.1001/jamanetworkopen.2022.55645.
4. Schirghuber J, Schrems B: Being wheelchair-bound and being bedridden: two concept analyses. Nursing Open 2022; 10: 2075-2087.
5. Verschuren O, de Haan F, Mead G, et al: Characterizing energy expenditure during sedentary behavior after stroke. Arch Phys Med Rehabil 2016; 97: 232-237.
6. Shimizu N, Hashidate H, Ota T, et al: Daytime physical activity at admission in associated with improvement of gait independence 1 month later in people with subacute stroke: a longitudinal study. Top Stroke Rehabil 2020; 27（1）: 25-32.
7. 日本褥瘡学会：リハビリテーション．褥瘡予防・管理ガイドライン第5版，照林社，東京，2022: 24-27.
8. 中村隆一，齋藤宏，長崎浩：姿勢．中村隆一，臨床運動学第3版，医歯薬出版，東京，2002: 407-475.
9. Kobara K, Shinkoda K, Watanabe S, et al: Investigation of validity of model for estimating shear force applied to buttocks in elderly people with kyphosis while sitting comfortably on a chair. Disabil Rehabil Assist Technol 2011; 6: 299-304.
10. Shirogane S, Toyama S, Takashima A, et al: The relationship between torso inclination and the shearing force of the buttocks while seated in a wheelchair: Preliminary research in non-disabled individuals. Assistive Tech 2020; 32: 287-293.
11. 小原謙一：座ることの基礎．小原謙一，藤田大介編，目的別車椅子シーティングのススメ．診断と治療社，東京，2021: 2-14.
12. Guo LY, Su FC, Wu HW, et al: Mechanical energy and power flow of the upper extremity in manual wheelchair propulsion. Clin Biomech 2003（2）; 18: 106-114.
13. Howarth SJ, Polgar JM, Dickerson CR, et al: Trunk muscle activity during wheelchair ramp ascent and the influence of a geared wheel on the demands of postural control. Arch Phys Med Rehabil 2010; 91（3）: 436-442.
14. 吉川義之，杉元雅晴，植村弥希子，他：車椅子乗車時の戸の開閉操作が坐骨結節部へ与える影響．医療福祉情報行動科学研究 2020；7: 25-36.
15. 井上菜津子，木村佳乃実，中馬歩美，他：車椅子利用下における路面のバリアと移動時の声かけの影響に関する調査．The Journal of Nursing Investigation 2009；7（1-2）: 43-51.
16. 李娜，堀潤一，本田洋介：手動車いす操作時の座圧分布の時系列解析．日本機械学会［No.10-52］生活生命支援医療福祉工学系学会連合大会2010 講演論文集 2010: 224-227.

第 **4** 章

褥瘡予防支援

第 4 章

褥瘡予防支援

姿勢管理・動作管理

土中伸樹

離床の重要性

　離床とは、「床から離れること」であり、ベッド上で生活することではありません（図1）。したがって、「ヘッドサイドアップ」（頭側挙上、以前はギャッチアップと言われていた）は離床ではありません。ベッド上での安静長期臥床は長期化することにより筋力低下のみならず、関節の拘縮や骨萎縮、褥瘡、心肺機能の低下、抑うつ、せん妄、認知症などさまざまな悪影響を引き起こし、肺炎や尿路感染症、深部静脈血栓症などといった疾患の原因となります[1]。このような状態を「廃用症候群」[2]（図2）といい、予防するためには可能な限り早期離床が勧められています。

　『脳卒中治療ガイドライン2021』では、「十分なリスク管理のもとに、早期座位・立位、装具を用いた早期歩行訓練、摂食・嚥下訓練、セルフケア訓練などを含んだ

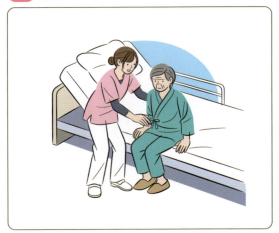

図1　離床とは

離床はベッドから離れること。

図2 廃用症候群

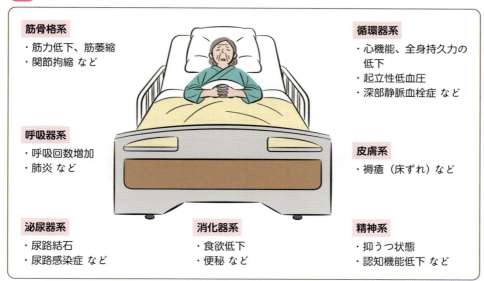

筋骨格系
・筋力低下、筋萎縮
・関節拘縮 など

呼吸器系
・呼吸回数増加
・肺炎 など

泌尿器系
・尿路結石
・尿路感染症 など

消化器系
・食欲低下
・便秘 など

循環器系
・心機能、全身持久力の低下
・起立性低血圧
・深部静脈血栓症 など

皮膚系
・褥瘡（床ずれ）など

精神系
・抑うつ状態
・認知機能低下 など

積極的なリハビリテーションを、発症後できるだけ早期から行うことが勧められる」（推奨度Ａエビデンスレベル中）とされています[3]。海外のガイドラインであるAHCPR（Agency for Health Care Policy and Research）guidelineでは、全身状態が安定していれば発症から24〜48時間以内に寝返り、座位、セルフケアなどの基本動作練習を開始するとされています[4]。また、開腹術後もERAS®（Enhanced recovery after surgery：術後回復の強化）が提唱されるようになり早期離床・早期のADL指導による介入が重要視されるようになってきました。

つまり、離床をいかに早く行うかが回復の鍵というのが現在の考え方の主流なのです。褥瘡予防のポジショニングの知識・技術は、日本褥瘡学会を中心に目覚ましく発展し周知されるようになってきましたが、褥瘡が発生しない「安楽だけを追求するポジショニング」から「予後予測を考えたポジショニング」に変更すべきと考えます。これは、急性期だけでなく回復期、生活期にもいえることで、特に在宅生活では家の狭さなど環境の問題からベッドから車椅子などに移乗しない「離床しない生活」により廃用症候群に陥り、褥瘡だけでなく誤嚥性肺炎を引き起こすことも多く見受けられます。

ベッドの背上げ機能

ベッドの背上げ機能（図3）は、寝台の上半分を上げたり動かしたりする機能を指し、現在ではボタンを押せば電動で簡単に操作できます。利点として以下の①〜④

図3 ベッドの背上げ機能

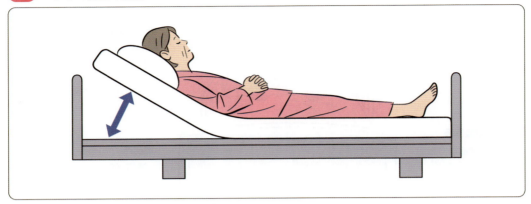

が挙げられます。

①**快適な姿勢の調整**：背上げ機能を使用すると、ベッドの上半分を上げることができ、読書やテレビを見たりするなど快適な姿勢を保つことができます。

②**睡眠のサポート**：背上げ機能は、寝ている間に上半身を少し上げることで、逆流性食道炎の予防、横隔膜の可動性低下、消化の問題を緩和するのに役立ちます。また、寝たままでの足の上げ下げも可能な場合があり、これは血行を促進し、むくみを軽減する助けになります。

③**便利な機能**：特に高齢者や身体的な制約がある方々にとっては、ベッドの背上げ機能は非常に便利で、ベッドからの起き上がり動作をサポートします。

④**介助者の身体的負担の軽減**：ボタン1つで身体を起こすことができます。

　正しい背上げ姿勢の方法としては、まずベッドに寝る位置が重要です。ベッドの回転軸と身体の屈曲点を合わせることにより（図4）、背上げ時の身体の滑りをできるだけ少なくする必要があります。特に、①膝上げをしてから②背上げをする順序が重要です（図5）。

　しかし、長期間ベッド背上げ機能だけを使用し離床をせずに生活をしていると骨盤が後傾していき、適切なポジショニングをしていても円背や頭頸部の突出など姿勢アライメント異常をきたすことがあります。人間は活動することによって身体機能を保っているためいくら適切なポジショニングをしていても、離床しなければ時間経過とともに身体機能は低下していき、いずれは全身性の廃用症候群に陥ります。ベッド背上げでのポジショニングは骨盤が後傾し身体的なずれが生じやすく、尾骨下部にポケットがある重度な褥瘡が発生しやすくなります。また、ベッドの背上げの角度によっては腹部に圧迫が加わり誤嚥の危険性が増大します（図6）。この状態を治療・予防するには、離床し活動することが何より大切です。

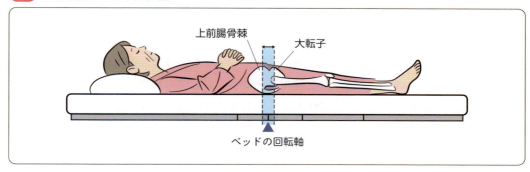

図4 身体位置とベッド回転軸

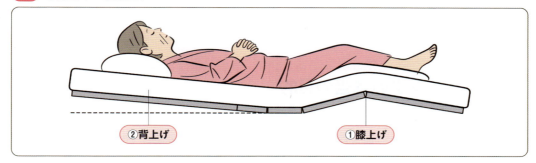

図5 ①膝上げと②背上げ

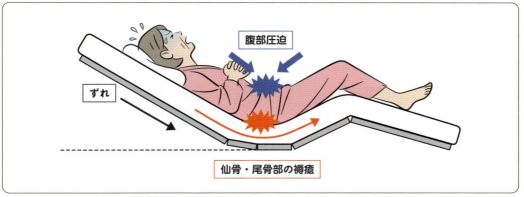

図6 ベッド背上げの滑り座りの問題点

滑り座りにより仙骨・尾骨の褥瘡発生だけでなく腹部圧迫による誤嚥性肺炎、便秘を生じやすくなる。

ポジショニングの前に考えること＝おむつ

　褥瘡のポジショニングを行う前に考えることがあります。離床ができずトイレが使用できない場合、おむつの使用は当たり前になっていますが、このおむつの使用方法によって褥瘡の発生やその後の予後が変わってくることをご存じでしょうか。

姿勢管理・動作管理　107

間違ったおむつの使用は、姿勢や動作に大きく影響します。漏れが心配だからおむつを重ねて使用したり、尿取りパッドを何枚も使用し陰茎に巻くなどすることにより股関節は常に開排され外転・外旋し骨盤は後傾位となります（図7）。

　骨盤が後傾すると、体幹前傾運動は取りづらくなります。最も重要なのは、おむつ・リハビリパンツの選び方と使用方法です。おむつの種類や付け方1つで骨盤や股関節の動きが変化し、姿勢が大きく変わることになります。ポジショニングの前におむつのサイズ、付け方をチェックしてください。アウターのレザー部分は動きやすいものですか？（図7）。インナーを何枚も使用していませんか？　男性の場合、陰茎に巻いていませんか？　最新のインナーは巻かなくても漏れにくいものがあります。股関節が外転・外旋してしまうと骨盤は必ず後傾し体幹前傾位がとれず、頭頸部を前方に突き出してしまいます。いくら高価なエアマットや車椅子、座クッション等を用意してもまったく意味がありません。

ポジショニングの本当の目的

　日本褥瘡学会では、体位変換は「ベッド、椅子などの支持体と接触しているために体重がかかって圧迫されている身体の部位を、身体に向いている方向、頭部の角度、身体の恰好、姿勢などを変えることによって移動させることをいう。」と定義しています[5]。自力で体位変換が困難な患者に対する体圧を管理するケアが重要であるということです。一方、ポジショニングは、「運動機能障害を有する者に、クッションな

図7　股関節の外転・外旋による不良姿勢

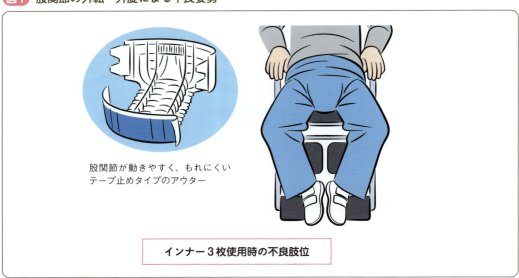

股関節が動きやすく、もれにくい
テープ止めタイプのアウター

インナー3枚使用時の不良肢位

インナーを3枚使用すると股関節は外転・外旋位となり、骨盤は後傾したままの不良肢位となり股関節は屈曲しづらくなる。

どを活用して身体各部の相対的な位置関係を設定し、目的に適した姿勢（体位）を安全で快適に保持することをいう。」と定義されています[5]。

体位変換を行う際にクッションやピローを使用しポジショニングを行うことは一般的となってきましたが、患者のQOLを考えたとき、褥瘡を予防・治療するためのポジショニングで目的に適した姿勢（体位）を安全に快適に保持するだけでは、QOLを向上させ「生き生きとしたその人らしい生活」を実現することは難しいと考えます。その人の予後予測を考えた「動けるポジショニング」が必要です。

そのためにも、離床を常に意識したポジショニングを考えるべきであり、廃用症候群を予防するためのポジショニングを進める必要があります。筆者はポジショニングの本当の目的は「廃用症候群を予防し活動できる身体をつくること」にあると考えています。

近年、体圧分散機能を持ったマットレスやクッションの開発はめざましく、日本の褥瘡対策機器の充実度は世界でもトップクラスです。NPIAP（NPUAP）/EPUAP/PPPIA合同ガイドライン[6]、WOCNのガイドライン[7]では、体位変換が困難な患者には、クッションやピローを用い、最小限なポジショニング、減圧、ずれや摩擦の除去を推奨しています。

また、褥瘡予防クッションなどで予防に特化した用具を使用しながら「スモールチェンジ」[8]という一部の体位を変化させる方法も広がりつつあります。患者個々の年齢、体格、身体状況などにより選択するポジショニングは大きく変化し、使用する体圧分散用具も異なると考えます。さらに、対象者に合わせた体圧管理やケアを考える必要があります。

体位変換とスモールチェンジ

体位変換は2時間ごとに実践するとされた時代がありました。しかし、『褥瘡予防・管理ガイドライン第5版』では、CQ（Clinical Question）「高齢者に対する褥瘡発生予防のために、体圧分散マットレスを使用したうえでの4時間を超えない体位変換間隔は有用か？」に対し、推奨文では「高齢者に対する褥瘡の発生予防のために、体圧分散マットレスを使用したうえでの4時間を超えない体位変換間隔を提案する」とあり、推奨の強さは「2B」となっています[9]。この「2B」は、「効果の推定値が推奨を支持する適切さに中等度の確信がある」であり、強・中・弱・とても弱いの「中」にあたります。

その後、田中は、北欧で行われていた"小枕法"をヒントに、身体を大きく動かさず部分的な身体への介入・刺激でも、体位変換が可能ではないかという発想から「スモールチェンジ」を提唱しています[8]。具体的には、①四肢の置き直し（図8）、

4
褥瘡予防支援

姿勢管理・動作管理　109

②圧抜きなどの自重圧の開放（図9）、③小枕法のような間接法（図10）があります[10]。

間接法の方法

　　間接法は「間接的サポート」といわれるもので、「直接的サポート」と対比されます。「直接的サポート」はポジショニングを行う上での身体サポートの方法で、クッションやピロー等で身体を直接的に支持する方法です。一方、マットレスの下からクッションやピローを入れ込み身体に接しない方法を「間接的サポート」といいます（図11）。これは「バンカー法」ともいわれ、北出らは、褥瘡予防や姿勢保持、安定性の向上を目的にマットレスの下からクッションやピローを差し込むことで、患者の身

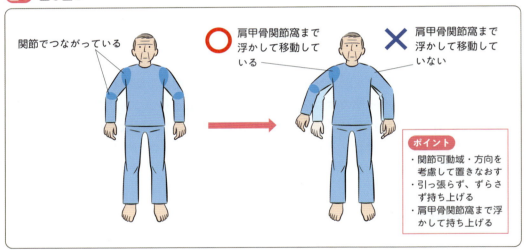

図8　置き直し

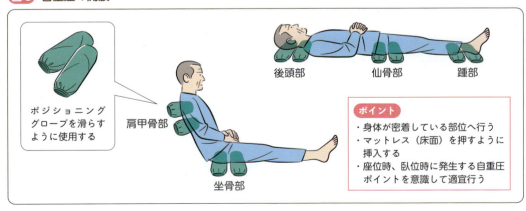

図9　自重圧の開放

図10 間接法

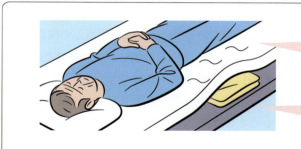

- 挿入する小さなピロー等は、ベッドの下からでも、面で持ち上げるよう意識する
- マットレスの下に、小さく畳んだバスタオルを挿入することで勾配が生じる

日本褥瘡学会編：褥瘡ガイドブック第3版．照林社，東京，192-193，2023．より引用

図11 直接的サポートと間接的サポートの違い

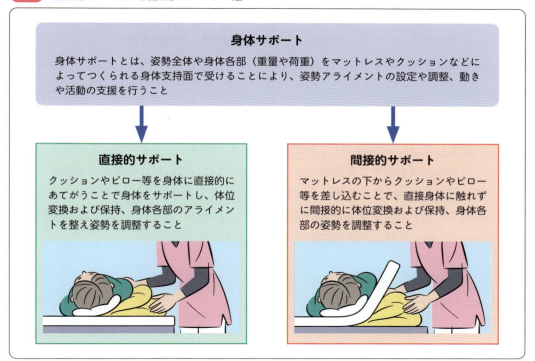

身体サポート
身体サポートとは、姿勢全体や身体各部（重量や荷重）をマットレスやクッションなどによってつくられる身体支持面で受けることにより、姿勢アライメントの設定や調整、動きや活動の支援を行うこと

直接的サポート
クッションやピロー等を身体に直接的にあてがうことで身体をサポートし、体位変換および保持、身体各部のアライメントを整え姿勢を調整すること

間接的サポート
マットレスの下からクッションやピロー等を差し込むことで、直接身体に触れずに間接的に体位変換および保持、身体各部の姿勢を調整すること

北出貴則：直接的サポートと間接的サポート．田中マキ子，北出貴則，永吉恭子編著，トータルケアをめざす褥瘡予防のためのポジショニング．照林社，東京，2018：30-38．より転載

体に直接触れずに体位変換を行う、または側臥位や背上げなどの体位変換によって生じる身体のずれや不安定感を軽減するために行うポジショニング技術であるとしています。間接的サポートと直接的サポートを組み合わせることにより、褥瘡予防や姿勢保持、安楽性の向上などのポジショニング本来の目的をより効果的に実現できるとしています[10]。

ポジショニングと重力の関係

　ポジショニングを考える上で最も重要なポイントは、重心の作用点との関係です。どこに身体の重さがかかっているかの視点で常に姿勢を評価します。基本的に、動けるポジショニングを作るための大前提は、関節の真下にはクッションを置かないことです。身体的には、頸椎、腰椎、股関節、膝関節、足関節など大きく動く関節下にはクッションやピローを置かないことが長期的に関節拘縮をつくらないことにつながります。「重力をかけてもよい場所」と「重力をかけてはいけない場所」があり、支える場所に重力をかけることによって関節は動くようになります。重力をかけてよい場所は下腿部、大腿部、臀部、胸部、後頭部で、基本的には、この部位の下にクッションやピローを置きます。足関節、膝関節、股関節、腰椎、頸椎の関節下にはクッションやピローを置かないようにします（図12）。上腕、大腿部で重さをしっかり受けることにより、肩関節、肘関節、股関節、肩関節は動かしやすくなり、関節がスムーズに動くようになります。

間接的サポートを中心に

　臨床的には、高機能の体圧分散マットレスの機能を生かす方法としてマットレスとの接触面積を増やす間接的サポートをベースに、強い関節拘縮がある部位は直接的サポートを使用するなど、さらなる工夫が考えられます。図13の黄色の部分が間接的サポートで、マットレス下に固めのウレタンなどを入れることにより姿勢をサポートしベッド背上げ時の姿勢を安定させます。

図12　支える部位と動く関節

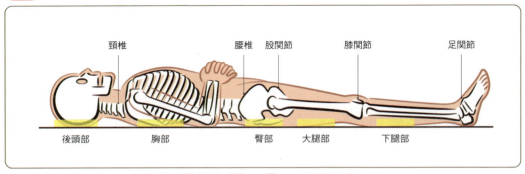

基本的に支える場所にクッションやピローを置きます。関節には置かないようにします。

図13 間接的サポート（黄色の部分）

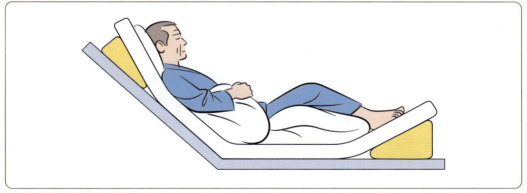

北出貴則監修：明日から役立つポジショニング実践ハンドブック，アイ・ソネックス，岡山，2017．を参考に作成

COLUMN 間接的サポートの物品のひと工夫

　間接的サポートの物品ですが、ポリエチレン樹脂を使用してもよいでしょう。ウレタンカッターで削り、形を整えて使用すると固定性がよく安価で対応できます。シーティングでもこのポリエチレン樹脂を削ってラテラルパッドや骨盤サポートの物品を作ることがあります（図14）。

図14 ポリエチレン樹脂をカッターで切ってマットレスの下に置く

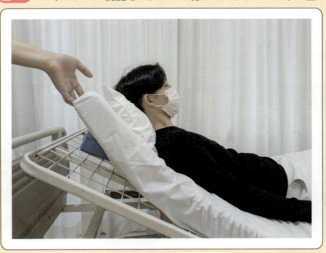

姿勢管理・動作管理

起き上がり動作→座位→移乗→駆動に必要な動作練習

❶ 基本は体幹前傾位

　　褥瘡予防と生活行為を考えるうえで最も必要な運動動作は、「体幹前傾運動」です。座位で股関節からしっかり曲げることが重要です（図15）。残念ながらベッド上背臥位のままでは、重力が股関節に乗らないため、この運動は難しく、背臥位で他動的な関節可動域運動をしても獲得されません（図16）。それなら、ベッドを背上げし体幹屈曲運動をしたらよいのではと考える方もおられると思いますが、ベッド上膝伸展位背上げの状態で体幹前傾運動を行うと骨盤は後傾し、尾骨・仙骨に圧が集中し褥瘡を引き起こします（図17）。また、膝を軽度屈曲しても骨盤は後傾位のままであり腹部の過緊張を引き起こします（図18）。

　　つまり、体幹前傾運動は、膝がしっかり屈曲した状態が必要であり、ベッド上では端坐位で行う必要があります。特に急性期では起立性低血圧に注意しながらいかに早く端坐位練習を行い早期離床につなげるかが廃用症候群を予防する鍵となります。

❷ 日常生活上の必要性

　　また、在宅生活でもこの体幹前傾姿勢は重要です。日頃から前傾姿勢をとっていないと褥瘡や誤嚥性肺炎を誘発するだけでなく、排泄のときに腹圧がかからなくなって便秘となり自力排泄能力が奪われます。

　　重要なのは、理学療法等の時間だけでなく、日常生活のなかでほかのケア場面で

図15 体幹前傾運動

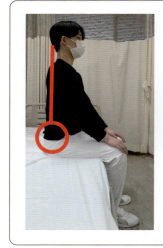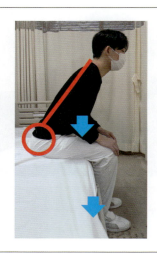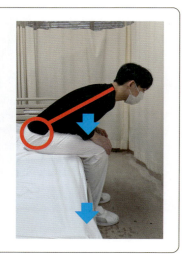

体幹を前屈した際に体重が大腿と踵に乗るようにする。

図16 ベッド上背臥位での股関節屈曲運動

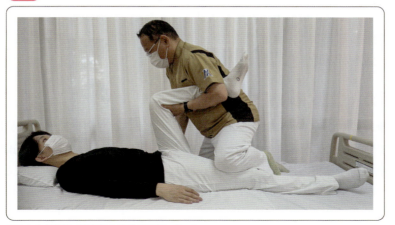

療法士の大腿部で患者の大腿部を固定している。

図17 ベッド上背上げからの股関節屈曲位は骨盤が後傾する

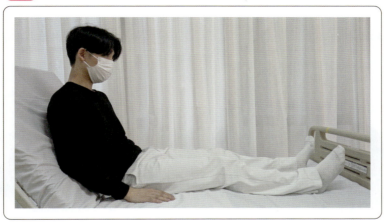

図18 ベッド背上げ時に軽度膝屈曲位でも骨盤は後傾する

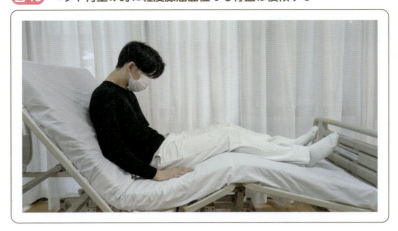

も前傾姿勢となる時間をいかにつくるか、足底や大腿部に荷重する機会をいかにつくるかで、これが褥瘡予防の鍵となります。ただし、体幹前傾姿勢で異常な筋緊張などを生じる場合は、座位が逆効果となり、坐骨部などに褥瘡を誘発する場合があるので注意が必要です。

❸ 移乗のときの前傾姿勢

　移乗時にもこの前傾姿勢が最も重要です。さまざまな移乗動作方法がありますが、すべて体幹前傾位が基本となっています（図19）。したがって、この前傾姿勢がいかにとれるかで移乗方法は変化します。移乗時に体幹が伸展位の過緊張となりのけぞるような場合は、リフトの選択となります。リフトでの移乗はシートが大腿部にしっかり体重が乗り、シートが身体を包み込むため、体幹が安定するので体幹過緊張が軽減され股関節が屈曲しやすくなります（図20）。したがって、リフトの使用は移乗後の姿勢の安定につながることになります（図21、図22）。

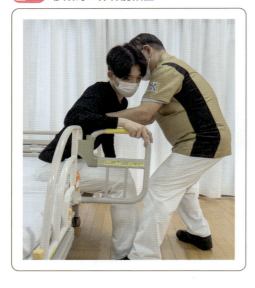

図19　移乗時の体幹前傾位

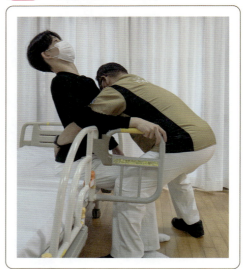

図20　移乗時の体幹伸展の過緊張

❹ 車椅子の操作にも重要

　車椅子の駆動においても体幹前傾動作が基本となっています。駆動方法には上肢駆動、下肢駆動がありますが、どちらも体幹前傾動作での駆動が基本であり、シーティングの世界では「車椅子は手で漕ぐのではなく体幹で漕げ」という格言があります。下肢駆動の練習方法として体幹前傾位から踵にしっかり体重を乗せ、介助者が大腿部を押しながら駆動させると体幹前傾運動の練習になります（図23、図24）。

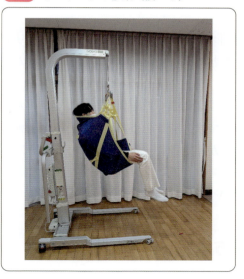

図21 リフトによる移乗（横から）

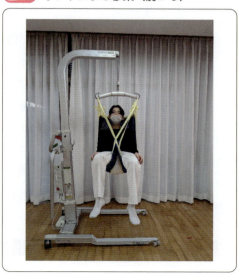

図22 リフトによる移乗（前から）

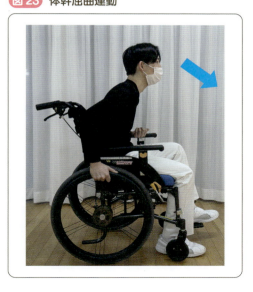

図23 体幹屈曲運動

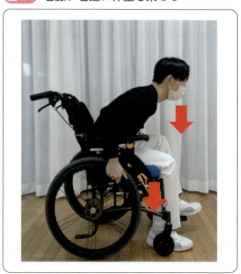

図24 右膝、右踵に体重を乗せる

　このように、体幹前傾起き上がり動作から座位へ、そして移乗、車椅子駆動もすべてにおいて体幹前傾運動がベースとなっています。当事者が身体を突っ張る動作、のけぞる動作など体幹を伸展する動作は、尾骨、仙骨の褥瘡の発生だけではなく誤嚥性肺炎、便秘などの排泄困難の原因にもなり、急性期から生活期まですべての期において避けたい姿勢動作です。したがって、安全なシーティングが決定すれば車椅子駆動の練習は前傾運動を主軸としたプログラムとし、早期離床を促していくことが褥瘡予防・治療につながっていきます。

スライディンググローブのひと工夫

　スライディンググローブは、「背抜き」や「ポジショニング」等に使用する滑りやすいグローブで、ナイロンやポリエチレンなどの素材で作られ、対象者の身体の下に差し込みやすくなっています（図25、26、27）。スライディンググローブは、ポジショニンググローブ、圧抜きグローブとも呼ばれ多くの種類がありますが、大きな違いは中に滑り止めがついているかどうかです。滑り止めがついていると、身体の下に手を入れて動かしたときに介助者の手が固定され、介助されているほうは心地よい感覚刺激が入ります。滑り止めがないスライディンググローブを使用する場合は、ゴム手袋をはめてから使用すると使いやすくなります。

重度な関節拘縮・筋緊張の軽減方法

　臨床で最も問題となるのが強い筋緊張と高度な多発性拘縮を伴った患者のポジショニングです。手足を無理に動かしてストレッチを繰り返しても、苦痛を与えるだけ

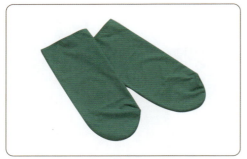

図25　マルチグローブ（パラマウントベッド株式会社）

滑り止め付き。繰り返し使用するタイプ

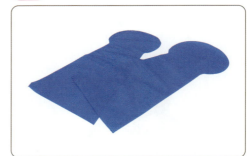

図26　ハーティーグローブ®（株式会社タイカ）

ディスポ（使い捨て）タイプ

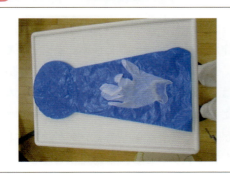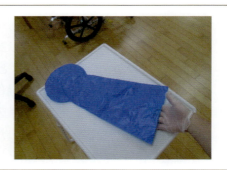

図27　ディスポタイプや中に滑り止めがない場合

ゴム手袋をしてから使用すると、グローブの中で手が動かず使用感が向上する。

で痛みや不快刺激から筋緊張が高まり、逆にポジショニングを困難にすることがあります。筋緊張を緩和するプロセスは以下のようになります。

①身体の荷重がマットレスに乗るようにクッションを入れ、背上げ姿勢（30度以下）にして上半身から下半身（大腿部と足底）に荷重を移すようにします（図28）。

②筋緊張が低下してから、痛みや不快感がないか表情を見ながらゆっくり関節を動かし良肢位になるようクッションを調整します（図29）。

③骨突出部の圧抜きをし、呼吸、筋緊張の状態を見ながら、姿勢のよじれを調整します。姿勢のよじれがあるとせっかくのクッションの効果が減弱します（図30）。

上記②の「異常な筋緊張を軽減する方法」として、振動刺激を入れてからポジショニングを実施する方法があります。

- エクササイズボールに適量の空気を入れる
- 左右の脇の下、左右の骨盤下にエクササイズボールを入れ込む
- 両膝を押して足底に圧を入れながら骨盤をリズミカルに振動させる：3分揺らす
- 膝を押しながら足底から圧を入れ、股関節を外転させる

実際の方法を図31〜33に示し、効果があった事例を紹介します（図34）。

図28 身体の荷重がマットレスに乗るようにクッションを入れる

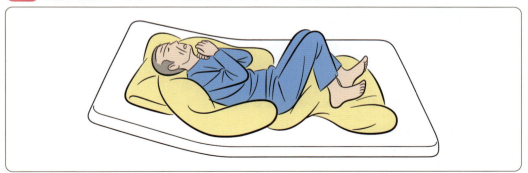

図29 筋緊張が低下した後、クッションを調整する

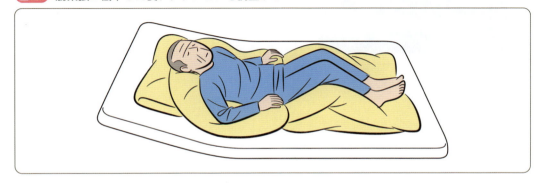

姿勢管理・動作管理

図30 姿勢の並びを調整する

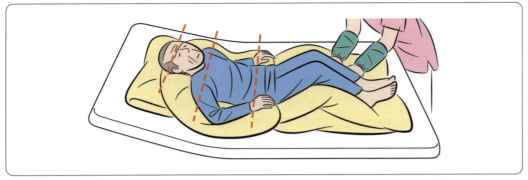

北出貴則監修：明日から役立つポジショニング実践ハンドブック．アイ・ソネックス，岡山，2017．から引用

図31 左下腿内側の褥瘡

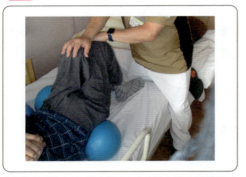

内転拘縮が強く左下腿内側部と右大腿内側部の接触により左下腿内側に褥瘡が発生する。股関節外転がまったくできない状態。

図32 足底に圧を加え下肢を外転しながら振動を加える

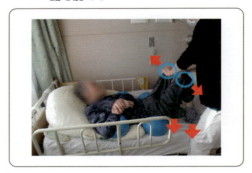

図33 股関節の緊張が緩み股関節外転しやすくなる

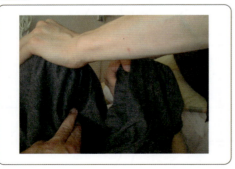

図34 実際の効果（左下腿内側の褥瘡の経過）

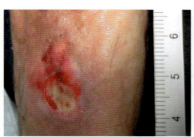
過緊張により右大腿と接触し発症

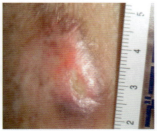
2週間で改善

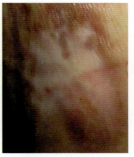
4週間後完治

引用文献
1. 松嶋康之，蜂須賀研二：廃用症候群の予防（安静度の拡大）．外科と代謝・栄養．BRAIN NURSING 2013；29（12）：1153-1156．
2. 松嶋康之，蜂須賀研二：入門講座 廃用症候群 定義，病態．総合リハビリテーション 2013；41（3）：257-262．
3. 日本脳卒中学会脳卒中ガイドライン委員会編：脳卒中治療ガイドライン．協和企画，東京，2021：48-49．
4. Post-Stroke Rehabilitation Guideline Panel.et al．Post-Stroke Rehabilitation：Clinical Practice Guideline．Number16．Public Heath Services 1995；43（9）:248．
5. 日本褥瘡学会編：褥瘡ガイドブック第3版，照林社，東京，2023：188-191．
6. National Pressure Ulcer and Advisory Panel, European Pressure Ulcer Advisory Panel, Pan Pacific Pressure Injury Alliance：Prevention and Treatment of Pressure Ulcers：Clinical Practice Guidline, 2014（2nd Ed）, National Pressure Ulcer Advisory Panel, Washington DC, 2014．
7. Wound, Ostmy and Continence Nurses Society：Guideline for prevention and management of pressure ulcers．WOCN clinical practice guidelines no.2, Glenview, IL, 2010．
8. 田中マキ子：体位管理の基礎と実践 改訂第2版 ポジショニング学．中山書店，東京，2023．
9. 日本褥瘡学会編：褥瘡予防・管理ガイドライン 第5版，照林社，東京，2022: 34-35．
10. 北出貴則：直接的サポートと間接的サポート．田中マキ子，北出貴則，永吉恭子編著，トータルケアをめざす 褥瘡予防のためのポジショニング．照林社，東京，2018：30-38．

参考文献
1. 日本褥瘡学会編：褥瘡ガイドブック 第3版，照林社，東京，2023：192-193．
2. 北出貴則監修：明日から役立つポジショニング実践ハンドブック．アイ・ソネックス，岡山，2017．
3. 田中マキ子，北出貴則，永吉恭子編著：トータルケアをめざす 褥瘡予防のためのポジショニング．照林社，東京，2018：30-38．
4. 下元佳子：モーションエイド―姿勢・動作の援助理論と実践法―．中山書店，東京，2015．
5. 田中マキ子監修，市岡滋，廣瀬秀行，栁井幸恵編：体位管理の基礎と実践 ポジショニング学．中山書店，東京，2013．
6. 田中マキ子監修：市岡滋，磯貝善蔵，前重伯壮，桝井幸恵編：ポジショニング学 改訂第2版，中山書店，東京，2023．
7. 日本褥瘡学会編：褥瘡ガイドブック 第2版，照林社，東京，2015：229-242．
8. 日本褥瘡学会編：褥瘡ガイドブック 第3版，照林社，東京，2023：229-242．
9. Wound, Ostmy and Continence Nurses Society：Guideline for prevention and management of pressure ulcers．WOCN clinical practice guidelines no.2, Glenview, IL, 2010．
10. 田中マキ子監修，市岡滋，廣瀬秀行，栁井幸恵編：体位管理の基礎と実践 ポジショニング学．中山書店，東京，2013：14-19．
11. 道券夕紀子，安田智美，梅村俊彰，他：関節拘縮を有する寝たきり高齢者へのポジショニング効果の検討．褥瘡会誌 2013；15（4）：476-483．
12. ペヤ・ハルヴォール・ルンデ著，中山幸代，幅田智也監訳：移動・移乗の知識と技術―援助者の腰痛予防と患者の活動性の向上を目指して．中央法規出版，東京，2005：46-47．
13. Halar, EM.et al．immobility and inactivity：physiological and functional changes, prevention, and treatment. Physical Medicine and Rehabilitation. 4th ed. De Lisa JA ed. Philadelphia, Lippincott Williams & Wikins,2005,1447-67．

第 **4** 章

褥瘡予防支援

褥瘡予防のための運動療法

吉川義之

　褥瘡は、局所への圧迫やずれなどの外力が一定時間持続することにより発生するとされています。リハビリテーション専門職は日常生活をベッド上で過ごすことの多い方を運動療法により離床させたり、車椅子上で過ごすことの多い方に立位をとらせたりすることができます。運動療法を実施することにより、一時的にでも外力を取り除くことができれば、褥瘡予防に貢献できます。しかしながら、褥瘡発生は理学療法や作業療法を実施している場面ではなく、それ以外の時間（長時間のベッドレストや車椅子座位時）に発生することが多いのです。ここでは、運動療法のなかでも褥瘡発生に影響を及ぼす関節可動域制限の予防や改善、骨格筋の萎縮予防に焦点を当てて解説していきます。

関節可動域の維持・改善

❶ 関節可動域制限

　関節可動域がなぜ制限されているのかを理解することは関節可動域の維持・改善において非常に重要です。これら制限因子を把握しておかなければ、「関節可動域を改善する（できる）のか？」「これ以上可動域が悪くならないように維持するのか？」を分けることができません。

　関節可動域の制限因子としては、①痛み、②筋緊張異常、③筋・腱の短縮など、④関節包の癒着や短縮など、⑤皮膚の癒着や伸張性の低下など、⑥腫脹や浮腫、⑦関節包内運動の障害、⑧骨による制限、などがあります（**表1**）。

　臨床的にこれらの因子は単独ではなく混在していることが多いので、これらを分けて整理して考えることで、「改善できる可動域制限なのか？」「維持するべき可動域なのか？」を把握することができます。

122　第 4 章　褥瘡予防支援

表1 関節可動域の制限因子とエンドフィール

関節可動域の制限因子	最終可動域周辺の抵抗感（エンドフィール）
1）痛み	抵抗感なし（対象者の訴え）
2）筋緊張異常	筋の抵抗感、筋スパズムなど
3）筋・腱の短縮など	軟部組織の伸張抵抗（徐々に増加する）
4）関節包の癒着や短縮など	軟部組織の伸張抵抗（急に固くなる）
5）皮膚の癒着や伸張性の低下など	軟部組織の伸張抵抗
6）腫脹や浮腫	軟部組織の伸張抵抗・接触性
7）関節包内運動の障害	さまざまな抵抗感
8）骨による制限	骨と骨の衝突（例. 肘の伸展）

　この制限因子は関節を動かした際の最終可動域周辺で感じられる抵抗感（エンドフィール）によって分けることができます。エンドフィールにより制限因子が把握できれば、制限因子に応じたアプローチ（物理療法、ストレッチング、リラクゼーション、関節モビライゼーションなど）を実施していきます。なお、「⑧骨による制限」は、可動域を改善することが困難なため、これ以上可動域が悪くならないように維持することが重要になります。関節可動域が制限されている状態が続けば、後述する関節拘縮になっていまい、褥瘡発生リスクが高まってしまいます。

　なお、深い褥瘡がある方のエンドフィールは、創部の形状変化も合わせて確認する必要があります。理由としては、皮膚や筋による軟部組織の伸張抵抗がなくなるため、抵抗感がなく創部の形状を変化させてしまうからです。可動域を維持するための関節可動域運動は重要ですが、関節を動かすことによって創部の形状を変化させることは治癒を遅らせる原因の1つになります。そのため、エンドフィールを確認する際は伸張抵抗に加えて創部の形状変化も確認するようにしましょう。これらの詳細は第5章の運動療法に示されています（p.142 参照）。

❷ 関節拘縮

　褥瘡の発生リスクの1つに「関節拘縮」が挙げられます。関節拘縮があるとベッド上や車椅子乗車時の姿勢が崩れやすく、局所への圧が高くなったりずれを引き起こす原因になります（図1）。そのため、リハビリテーション専門職は関節拘縮の予防に努める必要があります。

　関節拘縮の発生は加齢による影響もありますが、罹病期間や運動麻痺、痙縮、疼痛、浮腫、腫脹など前述した関節可動域の制限因子が関与しています。しかし、関節拘縮が発生する直接的な原因は「関節の不動」であり、前述した要因はあくまでも関節の不動を引き起こす原因に過ぎません。したがって、「不動を引き起こさないこと」が関節拘縮予防には必要不可欠です。身体活動量と関節拘縮を調べた研究においても身体活動量と関節可動域制限に有意な相関を認めたとされています[1]。関節拘縮は

褥瘡予防のための運動療法　　123

図1 関節拘縮による外力への影響

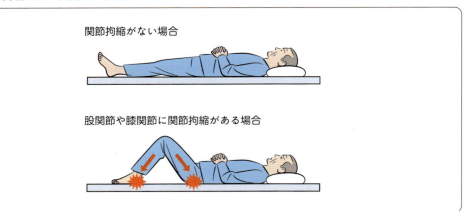

股関節や膝関節に関節拘縮があると、下肢全体で圧を受けることができなくなり、仙骨部や踵部などの局所で圧を受けることになり圧が集中するため褥瘡発生リスクが高くなる。

皮膚、骨格筋、関節包、靭帯など関節周囲の軟部組織が器質的に変化し、柔軟性や伸張性が低下したことで生じます。関節拘縮は一度発生してしまうと改善することが難しく、予防することが非常に重要です。

関節拘縮を予防するための方法としては、前述したような関節可動域の制限因子に応じたアプローチがあります。これらは不動を防ぐという意味では必要な運動療法ではありますが、近年では基礎研究（動物実験）などによって関節拘縮を予防する方法が明らかになってきています。

例えば、骨格筋が原因とされる拘縮については、骨格筋の低酸素状態が続くことが拘縮の進行に深く関与していることがわかってきました[2]。つまり、骨格筋の低酸素状態を緩和することができれば拘縮の進行を抑制できる可能性があります。そのため、筋収縮による筋ポンプ作用が働けば拘縮の進行を回避できる可能性があります。これは他動運動ではなく、自動運動による筋収縮が重要であることを意味しています。

一方で、褥瘡発生リスクの高い方のなかには、麻痺や意識障害などにより自動運動が困難な対象者も多くいます。その場合は、電気刺激を用いて筋収縮を促し筋の低酸素状態を緩和することも可能です。動物実験においてはギプス固定しているラットにおいて、何もしなかった群に対して電気刺激を実施した群で低酸素状態が改善されたとする報告もあります[3]。

ここまでの関節可動域制限と関節拘縮をまとめると、以下のようになります。
①関節可動域の維持・改善には関節可動域の制限因子をエンドフィールで把握し、制限因子に応じたアプローチが必要となります。
②関節拘縮は関節の不動によって発生するため予防するためには関節運動が重要です。

③骨格筋が原因とされる拘縮は低酸素状態が原因とされているため、自動運動による筋収縮により予防することが可能です。
④自動運動が困難な対象者に対しては電気刺激による筋収縮で低酸素状態が改善するため、拘縮予防に期待できます。

筋組織の萎縮予防

❶ 筋力増強運動の効果と強度

褥瘡は筋組織が萎縮することで骨が病的に突出することでも発生します。特に、殿筋群の萎縮は仙骨部や坐骨部などの骨突出の原因となります。そのため、褥瘡予防において日中ベッド上や車椅子上で生活することが多い当事者に対して、殿筋群の筋萎縮予防・改善を目的とした筋力トレーニングは必要な運動療法となります。

高齢者に対して筋力トレーニングを実施しても効果がないと勘違いされているかもしれませんが、適切な指導の下に筋力トレーニングを実施することで筋力や筋断面積が増加することが研究によって証明されています[4]。運動強度は1RM（repetition maximum：最大反復回数）60〜80％で、1セット8〜15回とされています[5]。高強度（80％負荷）で1セット8回実施した場合と中強度（50％負荷）で1セット13回実施した場合では筋力の増加率に差がなかったとされているため[6]、対象者の状態に合わせた負荷で実施することをお勧めします。

❷「キッキング運動」と「骨盤挙上運動」

臥位で実施する殿筋群の筋力トレーニングとしては「キッキング運動」（図2）や「骨盤挙上運動」（図3）があります。キッキング運動は徒手で抵抗をかけるため、上

図2　キッキング運動

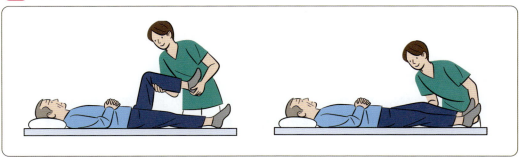

仰臥位の状態で一側下肢を股・膝関節屈曲位から足底と大腿部後面に負荷をかけながら（左）、股・膝関節を伸展位まで動かす。その際に反対方向に抵抗をかける。
臀部に褥瘡がある場合、骨突出がある場合は仙骨部への外力に注意しながら実施する。

図3　骨盤挙上運動

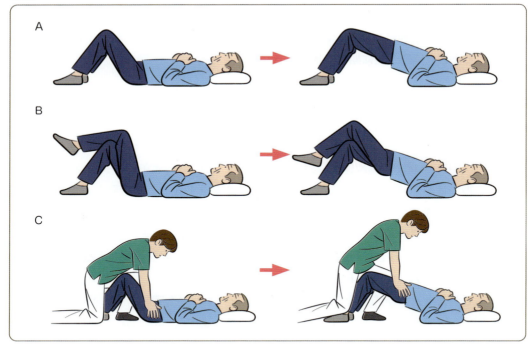

骨盤挙上運動については、両足底をベッド上に設置させた状態（A）、片側下肢を挙上させた状態（B）、骨盤に抵抗をかけた状態（C）など、変更することにより負荷量を変更できるため、対象者に合わせて運動強度を変更できる

記の運動強度を調整しやすい方法です。骨盤挙上運動については、両足底をベッド上に接地させた状態、片側下肢を挙上させた状態、骨盤に抵抗をかけた状態など変更することにより負荷量を調節できるため、対象者に合わせて運動強度を変更できます。見守りなどで立位が可能な対象者に対しては、起立着席運動やスクワット運動を実施することで殿筋群の筋萎縮の予防になり、かつ坐骨・尾骨部の除圧効果もあるため効果的な運動です。運動頻度は、低栄養の対象者や高齢者は運動によってダメージを受けた筋線維が回復するのに約48時間かかるとされています。そのため、毎日実施するよりも週2〜3回程度が適切とされています[5]。

❸ 電気刺激療法

　しかしながら、褥瘡発生リスクが高い人には上記のような筋力増強運動を実施できない方も多いと思います。その場合は、電気刺激療法を使用して筋萎縮を予防する方法があります。基礎研究（動物実験）では、筋萎縮のモデルラットのヒラメ筋に対して、強縮が起こる周波数（20Hzと100Hz）で電気刺激療法を実施することで筋萎縮が予防されるとした報告があります[7]。

また、神経損傷のない患者に対して神経筋電気刺激療法（強度は筋収縮閾値、周波数 30Hz、パルス幅 300μs、オン / オフ比 1：4、時間 20 分、1 日 2 回）を実施することで筋萎縮が予防できたと報告されています[8]。褥瘡予防についても、ICU 患者の大殿筋に対して神経筋電気刺激療法（強度は筋収縮閾値、周波数 100Hz、パルス幅 500μs、オン / オフ比 1：5、時間 25 分、1 日 1 回）を実施することで、褥瘡発生率が低下した（コントロール群の褥瘡発生率が 35.6％に対して、電気刺激実施群は 5.3％）と報告されています[9]。したがって、筋力増強運動を実施できない対象者に対しては積極的に電気刺激療法を実施し、筋萎縮の予防に努める必要があります。

　ここまでの筋組織の萎縮予防をまとめると、以下のようになります。
①病的骨突出を予防するために筋力増強運動は重要です。
②高齢者であっても筋力増強運動を実施することで筋力および筋肥大が起ります。
③褥瘡発生リスクのある方の筋力増強運動は最大筋力の 60〜80％で 1 セット 8〜15 回程度、週 2〜3 回程度実施することで筋萎縮予防に期待できます。
④筋力増強運動を実施できない方には電気刺激療法を実施することで筋萎縮の予防が期待できます。

引用文献

1. Murata C, Kataoka H, Aoki H, et al: The Relationship Between Physical Activity and Limited Range of Motion in the Older Bedridden Patients. Can Geriatr J 2023;26（1）:1-8.
2. Honda Y, Sakamoto J, Nakano J, et al: Upregulation of interleukin-1β/transforming growth factor-β1 and hypoxia relate to molecular mechanisms underlying immobilization-induced muscle contracture. Muscle Nerve 2015;52（3）:419-427. doi:10.1002/mus.24558.
3. Yoshimura A, Sakamoto J, Honda Y, et al: Cyclic muscle twitch contraction inhibits immobilization-induced muscle contracture and fibrosis in rats. Connect Tissue Res 2017;58（5）:487-495. doi:10.1080/03008207.2016.1257004.
4. Fiatarone MA, Marks EC, Ryan ND, et al: High-intensity strength training in nonagenarians. Effects on skeletal muscle. JAMA 1990;263（22）:3029-3034.
5. Rhea MR, Alvar BA, Burkett LN, et al: A meta-analysis to determine the dose response for strength development. Med Sci Sports Exerc 2003;35（3）:456-464. doi:10.1249/01.MSS.0000053727.63505.D4.
6. Vincent KR, Braith RW, Feldman RA, et al: Resistance exercise and physical performance in adults aged 60 to 83. J Am Geriatr Soc 2002;50（6）:1100-1107. doi:10.1046/j.1532-5415.2002.50267.x.
7. Shi H, Li F, Zhang F, et al: An electrical stimulation intervention protocol to prevent disuse atrophy and muscle strength decline: an experimental study in rat. J Neuroeng Rehabil 2023;20（1）:84.
8. Bao W, Yang J, Li M, et al: Prevention of muscle atrophy in ICU patients without nerve injury by neuromuscular electrical stimulation: a randomized controlled study. BMC Musculoskelet Disord 2022;23（1）:780.
9. Baron MV, Silva PE, Koepp J, et al: Efficacy and safety of neuromuscular electrical stimulation in the prevention of pressure injuries in critically ill patients: a randomized controlled trial. Ann Intensive Care 2022;12（1）:53.

第**4**章

褥瘡予防支援

福祉用具

永吉恭子

　介護保険における「福祉用具」は、「要介護者・要支援者の日常生活の便宜をはかるため、および機能訓練のための用具で、彼らの日常生活の自立を助けるためのもののなかから、厚生労働大臣が定めるもの」とされています。また、障害福祉における福祉用具は、「障がい者の日常生活および社会生活を総合的に支援するための法律」（障がい者総合支援法）によると、「障がい者に対して給付される補装具と日常生活用具」を指します。

　褥瘡予防と生活行為を考えるなかで、理学療法士・作業療法士等が使用する福祉用具は、ベッド上では「褥瘡予防マットレス」や「ポジショニングピロー」、座位では「車椅子」、「車椅子クッション」等が挙げられます。ここでは、それらを中心に選定のポイントを述べていきます。

臥位に関する福祉用具

　臥位に関する福祉用具を選定するときは、ベッド上の動作・活動で生じる外力低減を目的に、対象者の心身機能・生活機能に加え環境要因のアセスメントを行います。

❶ ベッド

　ベッド上の姿勢としては、臥位、背上げ座位、端座位等があり、動作・活動としては就寝、食事、排泄等があります。就寝時は臥位姿勢が中心ですが、食事や趣味活動で「背上げ座位」をとります。この背上げ座位になるときに、仙骨・尾骨、踵部に圧迫・ずれが発生しやすく、姿勢アライメント（骨盤、胸郭、頭頸部）が崩れ、滑り座り等の不良姿勢になります。不良姿勢は、褥瘡発生（特にずれ褥瘡）だけでなく、痛みの誘発、筋緊張の亢進や発汗にもつながり、快適性や安楽性も損なわれるため、選定と操作に注意が必要です。

ベッドの選定時には、ボトムの長さと形状、角度を見ます。身体寸法（大腿長、下腿長）よりベッドの膝・脚ボトムが長いと、足上げ軸に膝関節を合わせようとし、滑り座りになります。ベッドによっては、ボトムや膝上げ位置が変更できるものがあるため、身体寸法に合わせて選びます。寸法が変更できないものはあらかじめピローなどを使用して軸を合わせます。

　背上げ時には、まず寝る位置を整えます。ベッドによっては寝る位置を明記しているものもあるため、参考にしてください。明記されていなければ、シールなどを貼るのもよいでしょう。ベッドを操作するときは、まず寝位置の確認（斜めに寝ていないか、ベッドの可動軸と股関節の可動軸が合っているか）を行い、次にベッド操作時に身体が下方にずれないように、膝上げを行ってから、背を上げます。また、背上げ時にずれが生じにくいように工夫されているベッドもあります（表1）。各メーカーのホームページを見たり、担当者に問い合わせたりするとよいかと思います。

　その他、ベッド幅や長さが対象者の身長や体格が合っているか（フットボードに足が当たっていないか、寝返り時にサイドレールに身体が当たらないか、など）という点にも注意が必要です。フットボードに足が当たり、潰瘍や褥瘡が発生する事例や、寝返り時にサイドレールに身体が当たりスキン‐テアが発生する事例もあります。身体寸法を考慮したベッド環境の提供が大切です。

❷ スライディングシート・グローブ[1]（図1）

　スライディングシートやグローブはベッド上の移動移乗や圧抜きで使用します。

表1 ベッドの特徴（パラマウントベッド株式会社、シーホネンス株式会社　協力）

機種／メーカー	特徴
楽匠プラスシリーズ パラマウントベッド株式会社	・背上げするときに背中をしっかりと支持し、身体との接触面積が広くなるので体圧をより分散できる ・ボトムの骨盤部分の剛性を高めて曲がり方を変更することで、骨盤をしっかりと起こして、より身体が動かしやすい背上げ姿勢に移行させる。骨盤をしっかりと起こすことで身体が足側にずり落ちにくくなるため、床ずれリスクの軽減にもつながる
Emi（エミ） シーホネンス株式会社	・身体への負担が少ない快適な背上げを実現する ・スイングバック機構により、背ボトムが背上げ動作に連動して後方にスライドしながら上がることで、無理のない快適な背上げ動作を実現できる ・体型にフィットする自然なボトムラインのため、身体のずれが最小限に抑えられている

福祉用具　129

図1 シートの特徴と移動可能な方向と距離[1]

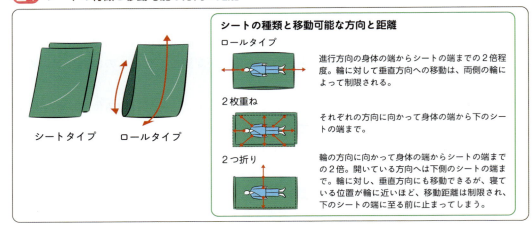

素材はナイロン製が多く、表面が滑りやすくするためにコーティングをされています。感染対策として使い捨てタイプのものもあります。

　スライディングシートの形状は、シートタイプ、ロールタイプがあり、カットして使用するタイプもあります。カットするタイプは、使用時にほつれることがあり、ほつれた糸が対象者の爪や指に引っかかることがあるため、注意が必要です。

　スライディングシートを選ぶときは、ベッド上でどの程度の距離を移動するのか、使用しているマットレスの素材や介護力によって、形状、素材を決めます。ロールタイプは、輪の方向に移動するため、輪に対して垂直方向の移動は制限が出てきます。シートタイプは基本折り曲げて使用するため、移動距離を考えて大きさを決めます。また、マットレスの硬さによって摩擦抵抗が変わります（例えば、柔らかいマットでは摩擦抵抗の少ないシートを選ぶ）。

　その他、ベッド上での寝返りや起き上がり動作練習等時に起こる外力低減時にも使用できますので、使用時は目的に応じて選びましょう。

　シートもグローブも濡れると滑りが悪くなったり、劣化により滑りが悪くなるため、定期的な点検は必要です。

❸ マットレス

　マットレスは身体後面が支持面と接しているため、素材や形状の影響を受けやすくなります。褥瘡予防マットレスの構造は、3つの圧再分配機能（沈める、包む、経時的な接触部分の変化）によって、褥瘡好発部位である病的骨突出部位にかかる圧力を減少させます。この状態では、利用者の身体は埋まってしまうため、気流が発生せず、発汗の原因となるため、寝床環境への影響を考慮する必要があります。

　柔らかいマットレスは、身体の接触面積は広く圧分散はよいのですが、沈み込み

が大きくなり、脊椎後弯・側弯、頸部伸展位、股関節・膝関節が屈曲位をとる姿勢となり、変形・拘縮の増悪が懸念されます。固いマットレスの場合は、沈み込みは小さくなり、寝返り・起き上がり等の動作は行いやすいのですが、圧分散は悪く、褥瘡発生のリスクが高くなります。

　褥瘡予防と活動性は相反するところがあるため、利用者の心身機能や全身状態、呼吸（呼吸数、呼吸補助筋の活動状態等）、姿勢アライメント（頭頸部、肩、胸郭、骨盤）、筋緊張の状態、嚥下機能等と生活行為を評価しつつ、体圧分散を考慮した適切なマットレスを選定します（**表2、図2**）。

　体位変換が困難な場合や介護力が低下している場合は、自動体位変換機能付きのマットレスの使用も検討します。角度、スピードはメーカーによってさまざまなため、対象者の状況（身長、体重、拘縮の有無、浮遊感等）と介護力で選定します。

　以上、利用者の心身の状況、臥位での生活行為、介護力等、総合的に考え選定した後は、利用者に合っているかどうかの再評価を実施します。発赤や褥瘡の悪化、利用者が不快と感じる等があれば、すぐに変更します。

❹ ポジショニングピロー

　ポジショニングは、利用者の状態に合わせて姿勢を管理することであり、その目

表2 マットレスの素材が身体・活動に及ぼす影響（例）[2]

素材	長所	短所
ウレタン	・反発力の異なるウレタンフォームを組み合わせることで、圧分散と自力体位変換に必要な支持力、安定感を得ることができる ・ウレタンの素材を変える／組み合わせることで硬さや厚みが自由に変えられる ・電源が不要	・水分と紫外線に弱い ・時間経過とともに徐々に劣化する ・同一姿勢をとり続けると、蒸れる（マイクロクライメイト） ・硬すぎると褥瘡発生のリスクあり ・沈み込みすぎると動作が行いにくい
低反発フォーム	・通常のものより高密度で反発弾性を小さくしたウレタンフォーム ・ゆっくりと沈み込み、感触もよい	・着座／寝込み直後と一定時間経過後の圧分布が異なる（選定時に注意が必要）
ゲル	・衝撃吸収性に優れ、せん断方向の力を和らげてくれる ・突っ張る感じが少ない ・材質が変化しにくい ・除圧効果が長時間持続	・重い ・温度の影響を受ける（冷たい） ・マットレス表面温度が低いため、対象者の体温を奪う
エア	・内部の空気移動によって圧力を分散させる ・セル構造が多層になっているものは、低圧保持できる	・空気量によって大きく変化（空気の入れ具合が少ないと底づきしやすい、多いと接触面積が狭くなり圧が高くなる等） ・安定感が得にくい

田中マキ子，北出貴則，永吉恭子：トータルケアをめざす褥瘡予防のためのポジショニング．照林社，東京，2018：57．より一部改変

福祉用具　131

図2 体圧分散用具の選択フローチャート[3]

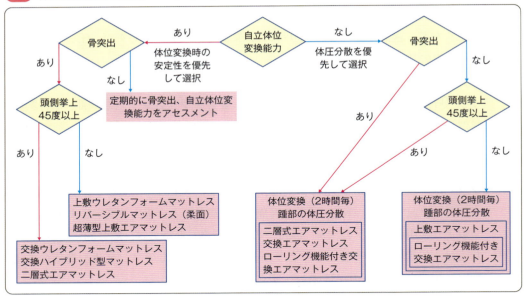

日本褥瘡学会編：在宅褥瘡予防・治療ガイドブック第3版．照林社，東京，2015：58．より改変

的は、安静臥床に伴うさまざまな機能低下（褥瘡、拘縮、筋緊張、神経麻痺、呼吸、静脈血栓等）を予防することと利用者の快適性や尊厳を考慮することです。

ポジショニングピローはマットレスと同様に利用者の身体に直接触れることが多いため、利用者の身体寸法や変形の程度、狙いたい姿勢（仰臥位、半側臥位、座位等）で選びます（表3）。面積の小さいピローだと十分な支持が得られず不安定になり、体幹のねじれが生じやすくなります。ねじれが生じることで呼吸機能の低下を招く恐れもあります。さらに局所に圧が加わり、疼痛の発生にもつながり、快適性が得られません。素材（表4）が硬く柔軟性に欠けるものは、皮膚や軟部組織への刺激が強くなり、皮膚への圧迫が生じ、それらが不快刺激となり、発汗、筋緊張亢進にもつながります。

褥瘡発生の好発部位である仙骨部の除圧を図るため、半側臥位保持を行うことが多く見られますが、角度をつけすぎるとマットレスに接している大転子部の圧が高くなるため、仙骨圧だけでなく、大転子部や腸骨部等で圧分散ができているか全体をみます。またこの肢位は、バランス反応（立ち直り反射、傾斜反応）も起こりやすいため、反射、反応によって頸部や体幹のねじれや筋緊張亢進等にも注意します。

ポジショニングピローは適切であっても、サポートの方法で外力を生じることがあります。ピローを身体の隙間に突っ込んだりいきなり入れたりせずに、利用者の身体形状に沿いかつ身体を広く支持できるよう、整えてから使用します。

ポジショニング設定後は、少し離れて臥位・座位姿勢全体を観察し、圧、姿勢ア

表3 形状による分類

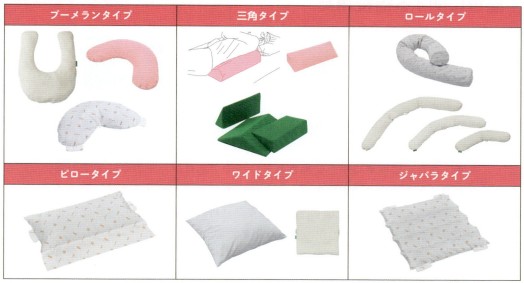

分類：JASPA 床ずれ防止用具部会 HP、写真：株式会社ケープ、アイ・ソネックス株式会社 HP より

表4 ポジショニングピローの素材

素材	長所	短所と改善点
ウレタン	・軽量 ・低反発のものは体にフィットする	・蒸れる ・室温が低いと硬くなる ・経年変化の影響が大きい（「へたり」が生じる） ・水分と紫外線に弱い
ポリエステル綿	・保湿性とクッション性に優れる ・とても軽い ・圧縮してもかたくなりにくい	・洗濯により綿が団子状になったり、中身が片寄ってしまうことがある ・水切れが悪い ⇒マイクロビーズとの混合や、内部に仕切りを付けて片寄りを抑える等の工夫がされている
ビーズ	身体各部の形状に沿いやすい ・軽いものが多い ・水切れがよくお手入れが簡単	・局所的な荷重がかかった場合に ビーズが流れ、底づきを起こす場合がある ⇒円柱、楕円形など流動しにくい形状にしたり、他の素材と組み合わせるなどの工夫がされている

JASPA 床ずれ防止用具部会　ウレタン部分のみ追記

ライメント、バランス反応、呼吸状態、筋緊張の状態、苦痛表情等を確認し、ポジショニングピロー自体が悪影響にならないよう、物的と人的環境を整えていきます。

座位に関する福祉用具

❶ 車椅子（選定のポイント）（図3）

　　　車椅子を選定するには、利用者の心身機能・生活活動を評価してから、機種を選定します。

　　　身体機能では、臥位評価（関節可動域、筋緊張、呼吸等）、座位評価（座位能力分類）、身体寸法（図4）、姿勢反応、頸部・体幹・上肢等の動き、呼吸、筋緊張等をみます。また、現在車椅子を使用されているのであれば、その車椅子での姿勢反応なども見ると、対象者の姿勢の崩れ等の傾向を見ることができます。理学療法・作業療法場面での姿勢だけでなく、普段の姿勢（静的、活動時等）も評価します。車椅子の操作が安全にできるのかの評価も必要です。

　　　次に、車椅子を選定していきます。その際、利用者の身体寸法と利用目的、利用場所に合う車椅子を選定します。一般的に使用されている標準型車椅子は調整ができる箇所が少なく、欧米では運搬用車椅子と呼ばれています。座位能力が低下している、座位時間が長い方については、モジュラー型車椅子の使用も検討します。モジュラー型は座幅や座面高、座角度、背角度の調整が可能なため、利用者の身体寸法に合わせることができます。その他、背角度の調整ができるリクライニング型車椅子、座角度、背角度が一体的に調整可能なティルト・リクライニング型車椅子などもあります。同一姿勢を取り続けると同じ箇所に圧がかかるため、角度を変える

図3 車椅子の寸法

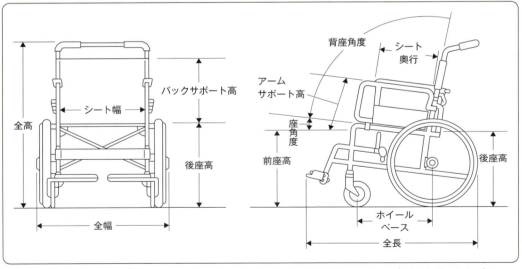

公益財団法人テクノエイド協会HPより https://www.techno-aids.or.jp/howto/122103.shtml （2024/6/18アクセス）

図4 身体寸法

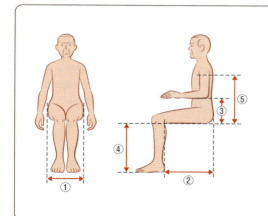

①座位臀幅（ざいでんぷく）	臀部の一番広い幅（通常は左右大転子距離となることが多い）
②座底長（ざていちょう）	臀部後縁から膝窩までの水平距離
③座位肘頭高（ざいちゅうとうこう）	座面から肘までの垂直距離
④座位下腿長（ざいかたいちょう）	踵点（踵後縁点）から膝窩までの直線距離
⑤座位腋窩高（ざいえきかこう）	座面から腋窩までの垂直距離

公益財団法人テクノエイド協会 HP より https://www.techno-aids.or.jp/https://www.techno-aids.or.jp/taisdoc/leaf_whch/leaf_whch2.shtml（2024/6/27 アクセス）

ことで荷重が移動し、同じ箇所に圧力がかからなくなることで褥瘡予防がはかられます。ただ、リクライニング機能のみを使用すると、操作のたびに前滑りが起こるため注意が必要です。

　今まで述べた車椅子の構造で共通しているのは、座面や背面がスリングシートになっている部分です。スリングシートはたわみやすい構造となっており、座面（背面）がたわむと、骨盤の回旋、傾斜、後傾位等をとりやすく、このような姿勢になる時に臀部、背部等にずれが生じるため、車椅子の座面の確認と対策は大変重要です。

　車椅子は身体と生活の一部になります。車椅子の構造が身体と生活に及ぼす影響（表5）を考慮して選定し、選定後も定期的に評価をしていくことが重要です。

❷ 車椅子クッション（選定のポイント）

　車椅子クッションは、褥瘡予防や快適性、座位姿勢の安定性のために使用します。車椅子クッションの素材は、ウレタンフォーム、ゲル、エアセル等があり、近年は2つ以上の素材が組み合わさってできているハイブリッドタイプも多くみられます（表6）。

　車椅子クッションの選定は、利用者の座位能力や活動状態、座位時間を考慮して行います。素材については、座位能力が高い方に柔らかいものを使用すると圧再分散は良好になりますが、身体に不安定性を生じさせ、体幹をより安定させるために過度な筋活動を認めて筋疲労を招くことがあります。硬いものを提供すると安定した座面になり活動は容易になりますが、圧分散は低下し褥瘡発生リスクは高くなります。安定性と活動性は相反する部分があるため、利用者の身体能力、活動内容、

表5 車椅子のサイズ調整の指標と車椅子の構造が身体に及ぼす影響

車椅子の計測	基準値	基準値より長い（広い）	基準値より短い（狭い）
【シート幅】 使用時におけるシート有効幅（サイドガードの内内寸法、シートサイドパイプ内内寸法）	座位臀幅＋20〜30mm	・アームサポートの位置が遠く、肘がのせにくくなる ・安定性を得るために骨盤が傾きやすい ・非対象な姿勢になりやすい ・ハンドリム操作が行いにくい	・サイドガードやサイドパイプに臀部や大腿部が接触し、褥瘡発生や不快感を起こす ・クッションの性能が低下する可能性がある
【シート奥行】 原点からシート取り付けフレーム上におけるシート先端までの距離	座底長 −50mm *下肢駆動の場合は−70mm	・骨盤後傾位（仙骨座り）になりやすい ・シート前縁が下腿部に接触し不快になる ・膝窩部の圧迫や組織への損傷、神経圧迫を起こす	・坐骨部に圧が集中し、褥瘡発生のリスクが高くなる ・支持面が狭くなるため、姿勢が不安定になりやすい
【座面のたわみ】 ①シートサイドパイプに定規等で水平を取る。②シートの中央を手で押さえる。③定規とシートの間の距離 *シートの前端、後端の2箇所を測定	できるだけ0mmに近づける	・座位姿勢が崩れやすい（骨盤回旋、傾斜、後傾） ・ハンモック現象が起こりやすい	
【座角度】 水平面に対するシートパイプのなす角度		【後傾】 ・骨盤が後傾し、脊柱後弯しやすくなる。上半身（上肢）の操作性が低下する可能性がある 【水平】 ・骨盤やや後方で安定。脱力したときは骨盤が後傾する 【前傾】 ・骨盤の自由度がまし、上半身を前方に動かしやすくなる ・座面形状が水平のままだと、臀部が前方に滑りやすくなる	
【背座角度】 シートパイプ面とバックサポートパイプ面のなす角度		【後傾】 ・骨盤も後傾させ、骨盤の安定性が増す ・骨盤が安定した場合は、体幹を前傾させるのにより大きなエネルギーが必要になる ・駆動輪への荷重が増大する ・キャスタへの荷重が減り、転がり抵抗は減少する 【前傾】 ・キャスタへの荷重が増加する ・体幹前屈しやすい	
【バックサポート高】 原点からバックサポート取り付けフレーム上におけるバックサポート上端までの距離	座位腋窩高−70mm	・肩甲骨への圧迫が強くなる ・ハンドリム操作時、上肢の動きを阻害する（上肢の可動性の自由度を制限） ・体幹の安定性を増加する	・背部の後方安定が低下する ・肩甲骨が自由に動かせ、ハンドリムの操作が容易になる ・体幹の伸展ができる空間が広がる

車椅子の計測	基準値	基準値より長い（広い）	基準値より短い（狭い）
【フットサポート・シート間距離】 シート上端からフットサポート後端までの長さ	座位下腿長 （同じ長さ）	・足を支持部につけようとして骨盤後傾を起こす→循環障害、浮腫、活動量減少等が発生する	大腿があがり、坐骨部への荷重が増加する（褥瘡発生の危険大）
【アームサポート高】 原点からアームサポート上面までの垂直距離	座位肘頭高＋クッション高＋10〜20mm	・ハンドリムの操作困難 ・肩が上がり、肩や頸部が疲れやすくなる ・アームサポートに肘をのせずに大腿部に置く→臀部、大腿部の圧が高くなる ・肘の部分で体重を支えることができなくなる	・アームサポートに乗る位置まで臀部を前に出す ・片側のアームサポートのみ使用されることが多い→仙骨座り、傾いた姿勢になりやすい

※原点とは、サイドパイプとバックパイプの交点の位置

活動時間等を考えて、選定することが大切です。

　形状は、フラットタイプ、コンタータイプ、前上がりタイプ等があります。フラットタイプは着座姿勢が自由になります。コンタータイプは大腿が支持され座位を保持しやすく、身体形状に沿っているため圧分散も良好です。前上がりタイプは、骨盤後傾によるすべりを抑制するタイプになりますが、車椅子には座面角度がついており、組み合わせることにより姿勢反射による頸部・体幹の屈曲位が強くなることがあるため、角度と厚みを考えて導入します。

❸ 車椅子以外での座位活動における褥瘡予防

1）車椅子以外での座位活動

　生活の中で行う座位活動時に使用するものとして、学校や職場の椅子、くつろぐ場所の椅子（ソファ等）、食卓の椅子、車の座席、トイレ、シャワーチェア等があります。トイレや入浴に時間を要する場合は、座面が硬いため、図6のような福祉用具もあります。学校や職場の椅子等も車椅子と同様に圧分散のためにクッション等を使用することは効果的ですが、圧分散のみで車椅子クッションを選定すると不良姿勢になったり、活動を阻害することもあるため、その方の身体能力、褥瘡の有無、既往等を考え、座面に敷くものを考えましょう。

2）座位時間の管理

　どんなに車椅子や車椅子クッション等を工夫しても、同じ姿勢をし続けることには、弊害があります。長時間の座位は、エコノミークラス症候群の発生だけでなく、死亡リスクや生活習慣病の発生リスクを高めることがわかっています。褥瘡予防では、60分に1回の除圧を推奨していますが、自身で除圧が行える方には15分に1回の

福祉用具　　137

表6 車椅子クッションの素材の特徴と影響

素材	特徴	影響
ウレタン	・軽量 ・加工が容易 ・比較的安価 ・目的に応じて低反発と高反発で使い分けられる	・経年劣化の影響が大きい ・蒸れる ・着座直後と数分後で圧分散の効果が変わる
ゲル	・衝撃吸収に優れている ・粘性があるため、臀部の動きに追従しやすい ・劣化しにくく、ずれ力の吸収に優れる	・重い ・気温の影響を受けやすい ・通気性は悪い
エア	・セルの独立により、突出した部位で周囲を支える ・セル内の内部圧力が均等化されるため、効率よく圧分散ができる	・空気が流動するため、姿勢の安定性は低い ・空気量が少ないと底づく ・空気量が多いと接触面積が狭くなり、局所圧が高くなる ・空気量の調整が必要
熱圧縮綿	・通気性がよい ・軽い ・洗える	・馴染むと柔らかくなる
ハイブリッド	各素材の長所と短所をバランスよく組み合わせられる	

図6 入浴・排泄時の褥瘡予防用具

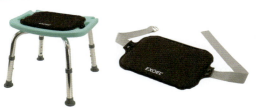

エクスジェル 浴室クッション（株式会社加地）

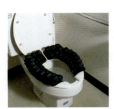

ロホ・トイレシート
（アビリティーズ・ケアネット株式会社）

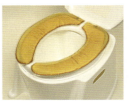

便座用アクションパッド
（アクションジャパン株式会社）

除圧を提案します[5]。感覚障害のある方は、痛みを感じにくいため、気がつけば座位時間が長くなりやすいため、座位のスケジュールを立案するのもよいでしょう。

移乗に関する福祉用具

移乗時の褥瘡予防対策では、利用者自身の動作によって発生する外力と介助に伴う動的な外力の低減を考えます。移乗時の福祉用具の選定では、利用者の身体機能（感覚、筋力、関節可動域）、座位・立位保持能力、基本動作能力を評価します。また、どこからどこへ（何から何へ）移乗するのか、誰が操作するのか（利用者、介助者）も評価します。

現場でよく見かける持ち上げ・抱え上げ介助は、四肢をつかむことでの不適切な圧やずれが発生するだけでなく、不快刺激も加わります。活動・行為の妨げにもならないよう、移乗方法の選択（表7）は適切に行うことが必要です。

移乗動作時に使用する福祉用具は、スライディングボードやスライディングシート、リフト等があります。スライディングボードの素材は、表面はコーティングされており、裏面は滑り止めの加工がされているものが多いです。スライディングシートと同様、メーカーによって滑り具合は違うため、試用してから提供することを推奨します。形状は、長方形やブーメラン型、コンパクトに折りたためるもの等があります。移動距離や介護力等で大きさや形を決めます。ただ、スライディングボードを使用する場合は、車椅子はアームサポートが外れる（跳ね上げられる等）ものを組み合わせてください。

リフト選定時は、身体に直接触れる吊り具の選定が重要となります。シート型、ベルト型、トイレ用、脚分離型等があり、どのような姿勢で、誰が装着するのか、どこからどこへ移乗するのか等で素材や形を決めます。まだまだ日本では積極的に使用されていない状況ですが、利用者の生活行為・活動範囲を広げられる福祉用具の1つであることを再度認識し、使用してみてください。

表7 利用者のパターンとそれに応じた移乗方法[6]

対象者	移乗方法
1. 立位を保持できる利用者	握り手を確保する用具、回転盤、アクティブリフトを用いる
2. 立位は取れないが、介助無しで座ることができる利用者	摩擦が低く滑りやすい移乗用具 アクティブリフトを用いる
3. 立位も座位も取れない利用者	ベッド上での移動には摩擦が小さい移乗用具 移乗にはパッシブリフトを用いる

福祉用具　**139**

人的環境による用具の選定

　福祉用具を使用するときは、使用する人だけでなく、扱う人（介護者：家族等・ケアスタッフ等）のことも考えて選定を行います。介護者の年齢や健康状態、時間的なゆとりの有無、介護に協力できる人数・頻度や体制、介護者の意欲、利用者との人間関係、経済状況・社会資源等を評価し、福祉用具を選定し、実際に使用してもらいます。継続的に使用可能なものでないと、褥瘡発生や不良姿勢を誘発します。また、介護者が褥瘡予防関連の教育が不十分であっても同様です。利用者にかかわる全職種に体験・体感を通した患者・利用者教育を継続的に実施することを推奨します。

まとめ

　褥瘡予防・生活行為向上を実践するうえで、利用者の心身機能・活動・参加だけでなく、環境要因の影響を考え、快適性と尊厳を守る見方と支援が必要です。患者・利用者を観る視点は、各専門職によって違いますが、"環境を観る目" は職種に関係なく、誰もが持てる視点です。福祉用具がどのような影響を及ぼすのかを考えて、提供していくことが大切です。

引用文献

1. テクノエイド協会：福祉用具シリーズ vol.26　福祉用具の安全とスライディングシートの効果的な使用．テクノエイド協会，東京，2021：19-20．
2. 田中マキ子，北出貴則，永吉恭子：トータルケアをめざす褥瘡予防のためのポジショニング．照林社，東京，2018：57．
3. 日本褥瘡学会編：在宅褥瘡予防・治療ガイドブック第 3 版．照林社，東京，2015：58．
4. アイ・ソネックス株式会社：明日から役立つおいしく食べるための「姿勢づくり」．2015．
5. EPUAP & NPUAP，PPPIA：褥瘡の予防と治療　クイックリファレンスガイド（日本語版）．メンリッケヘルスケア，2014．
6. 笠原聖吾：移動・移乗介助における褥瘡予防．WOC Nursing 2019；7（7）：42．

第 **5** 章

褥瘡に対する
リハビリテーション医療

第5章

褥瘡に対するリハビリテーション医療

運動療法

植村弥希子

　褥瘡治療は外力の除去が第一選択ですが、創の状態を考慮せずに運動を行ったり、ベッドや車椅子との接触を考慮せずに運動を行ったりすると悪化する恐れがあります。廃用症候群の予防、動作能力の維持・向上は褥瘡患者においても重要ですが、運動療法を行う前に運動・動作による創への影響を考えなければなりません。

関節運動による創の変形

　褥瘡は関節近傍に発生することが多いため、関節運動が創に対する外力になりえます。関節運動に伴い皮膚が伸張されることで創面の変形を招き、運動が新たな外力となり、創が悪化する可能性があります。大転子部や仙骨部、坐骨部など骨盤帯付近の褥瘡は股関節や骨盤の運動の影響を受けやすく、特に大転子は股関節の内外旋により動くため、この大転子の動きに伴い皮下組織にせん断応力が容易に発生します。

　また、股関節の屈曲・伸展運動は、骨盤帯付近の褥瘡の創面を変化させます。股

図1　股関節屈曲・伸展時の仙骨部褥瘡の形状変化

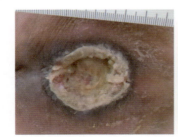
股関節屈曲時

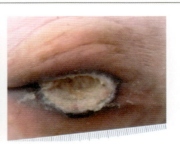
股関節伸展時

関節を屈曲させることで臀部の皮膚は伸張され創面にも張力が発生し（図1）、創部に負荷がかかることで褥瘡の治癒は遷延化、もしくは悪化します。ペダリング運動で大転子部褥瘡が悪化したという実例もあるため積極的な関節運動は避け、創部の変形が生じない関節角度を計測し、その範囲内での関節可動域運動を行います。

　車椅子座位やベッド上座位では股関節屈曲位が必要となるため、ティルト・リクライニング型車椅子などを使用し、股関節が過度に屈曲しないように注意します。踵部褥瘡患者も同様に足関節底背屈運動に伴い踵部の皮膚は伸張されるため、関節可動域運動による創部の変形に注意が必要です。

褥瘡患者の基本動作練習

❶ 床座位姿勢

　車椅子座位だけでなく、床座位姿勢も褥瘡発生の原因となります。脊髄損傷や痩せ型の患者の胡座（あぐら）では、坐骨だけでなく外果、腓骨頭、大転子部、尾骨部にも外圧が発生します。二分脊椎症患者では自宅内では床座位で過ごしている人も多いため、車椅子の使用状況を聴取し、安全なシーティングを検討、指導します。日常行っている座位姿勢以外の座位保持が困難な場合は、褥瘡発生部位の下に体圧分散用のクッションを挿入したり、車椅子クッションを活用したりします。

❷ 床上動作の指導と介助

　寝返り、起居動作は体幹の回旋動作や側臥位を含むため、肩甲帯から骨盤帯の褥瘡患者では動作に伴い創部の変形が生じることがあります。大転子部や肩峰部に褥瘡がある場合は反対側からの寝返り、起居を行うよう指導しますが、患者が日常的に左右どちらに向いているかを確認し、テレビの位置など環境が原因の場合は調整します。股関節の外旋可動域が原因の場合はストレッチングや寝返り練習を行い、創と反対方向の側臥位を苦痛なく保持できるようにします。

　脊柱や骨盤帯付近に褥瘡がある場合は回旋動作を抑制した床上動作の指導が必要です。まず完全側臥位を保持し、on elbow、on hand（図2）により端座位をとりますが、このときに体幹が過度に前傾しないように介助します。なお、頭側挙上のときに大転子部にずれ力が生じないようにベッドの可動部に股関節が位置するようにしておきます。

❸ 歩行の指導

　足部に褥瘡がある場合、歩行により悪化する可能性があります。歩行可能な踵部

図2 身体が前傾しないように on elbow から on hand をとる

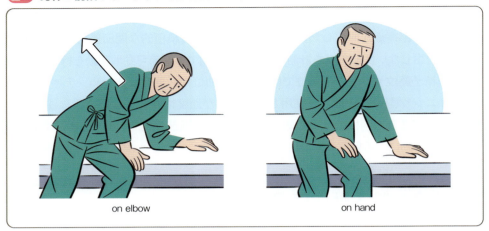

前方への転落防止のため、療法士は前方で安全確認をする。

図3 再発予防のためのフットウェア

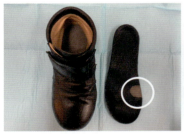
第1中足骨頭部の免荷用インソール

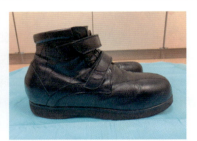
足関節背屈を制限させる靴型装具

　褥瘡患者では歩行に伴い繰り返し圧力やずれ力が生じ、創が悪化する恐れがあります。そのため、踵部が免荷できるようなフットウェアの使用や、踵接地や足関節背屈を制限するために前足部接地や揃え方歩行を指導します。前足部に褥瘡がある場合は立脚後期に最も圧迫が生じるため、適切なフットウェアを使用したうえで患側の前型歩行を指導します。足部の褥瘡は装具が原因であることも多いため、装具の適合チェックも重要です。褥瘡治癒後は免荷できるインソール（靴敷き）や靴型装具（図3）を使用し、再発予防を行います。

車椅子使用者に生じる圧力・ずれ力

　褥瘡患者の多くは移動に車椅子を使用しています。また、坐骨部褥瘡の手術を行った脊髄損傷患者の再発率は高く、5年以内の再発率が33%であったという報告[1]もあります。活動性の高い脊髄損傷患者は車椅子座位で過ごす時間が長く、褥瘡を有

しながら自走式車椅子を使用している人も少なくありません。

❶ 車椅子座位姿勢

　側弯や股関節、膝関節の伸展制限など身体のアライメントの変化により車椅子座位姿勢は変化します。各患者のアライメントに適した車椅子の調整は重要ですが、アライメントの変化の進行を防ぐ運動療法も重要です。関節可動域とともにエンドフィールを確認し、筋の短縮が疑われる場合は当該筋のストレッチを行います。加齢に伴う円背を呈している患者ではハムストリングスが短縮し仙骨座りが助長されることがあるため、フットサポートの調整だけでなく継続的にストレッチングを行い、良肢位が保持できるようにします。

❷ 除圧の指導

　日中、多くの時間を車椅子座位で過ごす患者へは除圧方法の指導を行います。プッシュアップが可能であれば、タイマーなどを用いて15〜20分ごとにプッシュアップを行うよう指導します。前方の机などに伏せるだけでも除圧効果が認められる（図4）

図4 机を使用した減圧方法

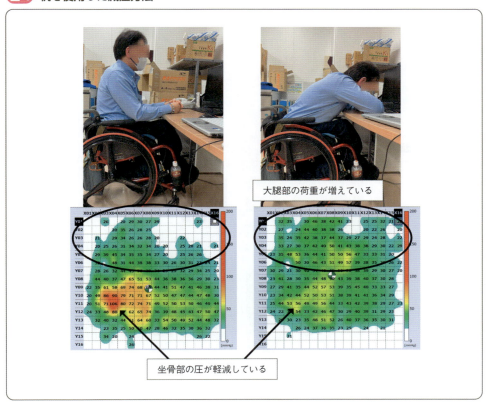

運動療法　145

ため、プッシュアップが困難な患者に対しては同様の動作を指導します。

❸ 車椅子駆動の指導

　車椅子駆動中に姿勢が崩れ、仙骨座りになったり骨突出部にずれ力が生じたりすることがあります。大腿の長さに比べ、座面の奥行きが長いとバックサポートに押し付けるような姿勢になり、仙骨部座りを助長する恐れがあります。特に、片麻痺患者で下肢駆動を行うような患者の場合、座面の奥行きが長すぎると膝関節の屈伸運動による駆動が行いづらくなり、仙骨座りとなりがちで仙尾骨部褥瘡は悪化します（図5）。膝窩部から2～3横指程度の余裕がある奥行きの車椅子を選択し、駆動の際には体幹をバックサポートに押し付けないように指導します。

　通常の車椅子座位では主に坐骨部で体重を支持しますが、車椅子駆動に伴う体幹の前後傾に伴い坐骨部にずれ力が生じるため、駆動時にバックサポートから背中が離れないような駆動方法を指導します。坐骨部に生じる圧力、ずれ力は駆動時だけでなく扉の開閉時にも大きく変化します。家屋内の扉は引き戸と開き戸が多く使用されていますが、引き戸に比べ開き戸の開閉動作では体幹の前後傾や回旋動作が必要となり、坐骨部には圧力と前後左右のずれ力が生じます（図6）。そのため、坐骨部褥瘡患者へは引き戸への住宅改修の提言や介助者に開閉してもらうよう指導します。引き戸を開く際も体幹の回旋が生じないように、引き戸に対して正面から戸を開くように指導します。

図5 下肢駆動による仙骨座り

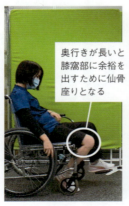
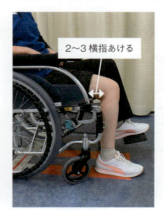

奥行きが長い車椅子　　　適切な奥行き

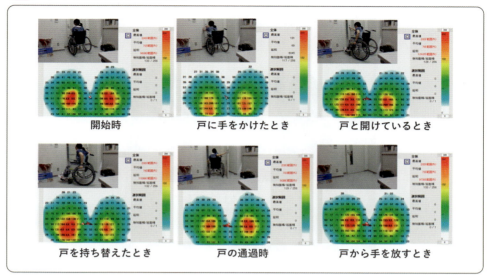

図6 開き戸開閉操作時の座圧分布

開始時／戸に手をかけたとき／戸と開けているとき／戸を持ち替えたとき／戸の通過時／戸から手を放すとき

褥瘡の術前・術後の運動療法

　大きなポケットや骨髄炎が生じている褥瘡に対して、外科的治療として手術を行うことがあります。坐骨部や仙骨部などの背面の褥瘡では、術創部への外力を避けるために術後は腹臥位や半腹臥位で過ごすことが多く、すべてのADLをベッド上で行うことになります。術創部の経過にもよりますが術後数週間は車椅子座位が禁止となり、その間に廃用が進む恐れがあります。術前に車椅子移乗、自走が自立している患者でも、術後の臥床期間中にプッシュアップ能力が低下し、転倒、転落リスクが高まります。

❶ 術前の運動療法

　手術後の安静肢位は手術の部位によって異なりますが、術前に術後の安静肢位を確認し、その肢位でのADL練習を行います。特に、食事も同一肢位で行うため、摂取しやすい頭頸部の向きや角度などを術前に検討しておきます。

　活動性の高い坐骨部褥瘡患者の場合、術後の移乗動作の維持のためにプッシュアップ練習を行うことは大切ですが、重錘を使用した上肢帯の運動は避けるべきです。車椅子座位では両坐骨部で体重を支えていますが、重錘を使用することでその重さがさらに坐骨部にかかり、底づきの危険性が生じます。また、重錘を使用して上肢の運動を行うことで体幹が側屈、回旋し、反対側の坐骨部にずれ力が生じる可能性がある（図7）ため、重錘を使用した座位での上肢帯の筋力増強運動は原則禁止します。

図7 坐骨部褥瘡患者に行ってはいけない運動

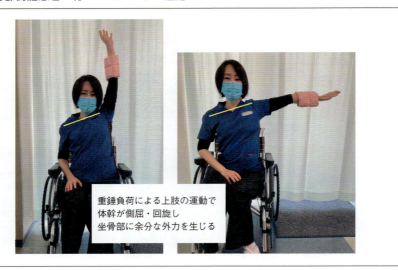

重錘負荷による上肢の運動で体幹が側屈・回旋し坐骨部に余分な外力を生じる

❷ 術後の運動療法

　術後は、前述した通り安静肢位で過ごすため、その間は離床できません。半腹臥位や側臥位が安静肢位となった場合は、股関節屈曲による術創部の変形にも注意が必要です。特に大転子部の褥瘡の場合は医師とともに大転子を触診しながら、術創部に影響を与えない股関節屈曲角度を確認し、ポジショニングを検討します。また、術直後は術創部の状態が不安定であるため、術創部に負担のかかる動作は禁止となります。ただし、廃用症候群の予防の観点からプッシュアップに必要な筋力の維持は重要です。臥床期間中は重錘やセラバンドを使用した筋力増強運動（図8）を行いますが、このときも術前と同様、反動で体幹の回旋などが生じない程度の負荷で行います。重錘の重さや運動方向を指導するために、運動時に術創部が変形していないか創面を確認することが望ましいです。

　術後はじめての離床の際は起立性低血圧が生じる可能性があるため、バイタルサインや患者の自覚・他覚症状を確認しながら離床を進めます。長期臥床による筋力低下は必発であり、術後早期の車椅子移乗時はプッシュアップが不十分になる可能性があります。そのため、転倒、転落だけでなく、術創部を車椅子やベッド柵にぶつけないよう十分な注意が必要です。術後初回の車椅子座位は起立性低血圧や術創部への影響を考慮し短時間にとどめますが、手術により座圧分布が変化している可能性があるため、再度座圧分布を測定し、必要があればクッションの圧調整を行います。

　術後リハビリテーション医療の最大の目的は「再発予防」です。自宅での床座位姿勢や住宅内の移動方法、ベッドの配置やキッチンでの動作など、褥瘡が発生する

図8 術後、腹臥位で行ってもよい運動

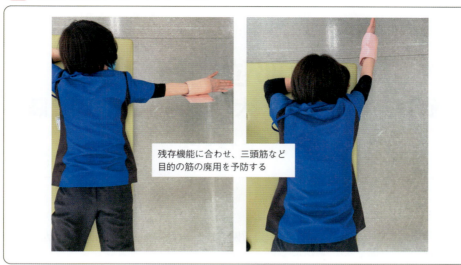

残存機能に合わせ、三頭筋など目的の筋の廃用を予防する

要因は多岐にわたります。褥瘡発生の原因を特定し、改善しなければ再発を繰り返してしまうため、患者の1日の生活を問診し、褥瘡発生リスクの高い動作や環境があれば動作指導や安全な環境調整を行います。

参考文献
1. 渡辺偉二：脊髄損傷者の坐骨部褥瘡に対する手術の長期成績．褥瘡会誌 2015；17（2）：99-102．
2. 吉川義之, 杉元雅晴, 植村弥希子, 他：車椅子乗車時の戸の開閉操作が坐骨結節部へ与える影響．医療福祉情報行動科学研究 2020；7：25-36．

第 **5** 章

褥瘡に対するリハビリテーション医療

褥瘡部位別留意点
仙骨部・尾骨部・大転子部・坐骨部・踵部

佐々木基代

　　日本褥瘡学会の調査[1]では、自重関連褥瘡の保有部位として仙骨部が全施設中 18.2
〜42.5％と最も多いと報告されています。次に多いのは療養場所によって異なります
が、尾骨部や大転子部、踵部や坐骨結節部が報告されており、各部位とも運動等を
行ううえでは、荷重を避けられない個所となります。

　　ここでは、仙骨部、尾骨部、大転子部、坐骨部、踵部に褥瘡を保有している方に
運動療法を実施する場合の留意点や、運動中に発生する外力の影響を減らす工夫に
ついてまとめました。また、すべての褥瘡保有部位において配慮が必要な運動療法
中の疼痛についても述べたいと思います。

仙骨部に褥瘡を保有している場合

　　仰臥位では身体の背面に荷重が加わり、仙骨部の局所圧が高くなります。また仙
骨部に加わる身体重量は、関節を動かしたり、四肢を持ち上げたり、体位を変えた
りすることで変化し、それに伴い、体圧も変化します。

　　例えば、両膝関節の屈曲拘縮がある事例では、仰臥位で仙骨や頭部、踵の圧が高
くなる傾向があります（図1）。また、図2のように仰臥位で右下肢を持ち上げた場合、
簡易体圧測定器を用いて仙骨部や左踵部の体圧を計測したところ、股関節屈曲 90 度
では仙骨部が、股関節屈曲 110 度で左踵部の圧が高くなる傾向がみられます。

　　圧の影響を考えるうえでは、運動を行う支持面となるベッドやマットレスの影響
も考慮します（図3）。

　　例えば、病棟や在宅のベッドで行う場合、褥瘡患者では高機能の体圧分散マット
レスが導入されています。体圧分散は図れますが、身体の沈み込みが大きく、支持
面からの反力が得られにくいうえ、摩擦が高まるため、自力で体位変換や起き上が
り動作、ベッド上での座位保持がしづらい場合があります。そのため、ベッド上で

図1 膝関節屈曲拘縮の有無による圧分散の違い

膝関節屈曲拘縮がない	膝関節屈曲拘縮がある
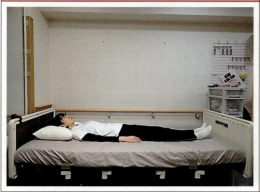	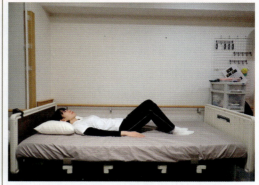
マットレスと接触している部分が広い	下肢はマットレスと接触している部分が少ない
変形や拘縮が少なく、姿勢全体で圧が分散されやすい	変形や拘縮があると、姿勢全体で圧が分散されず、局所の圧が高くなる傾向がある

図2 下肢関節可動域運動中の仙骨、踵の圧の変化（ベッド上）

	仰臥位	股関節90度	股関節110度
仙骨	33.8mmHg	57.3mmHg	52.8mmHg
左踵	60.1mmHg	84.9mmHg	101.2mmHg

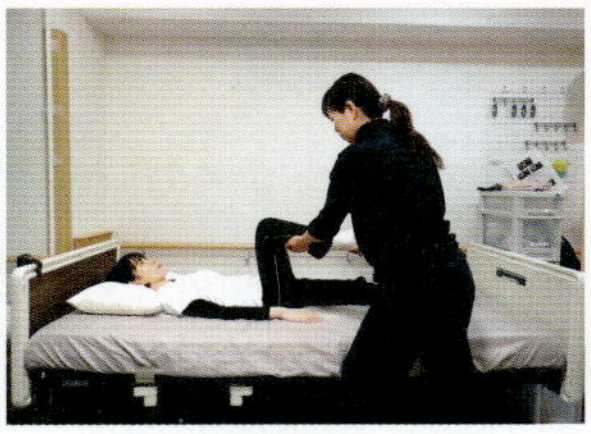

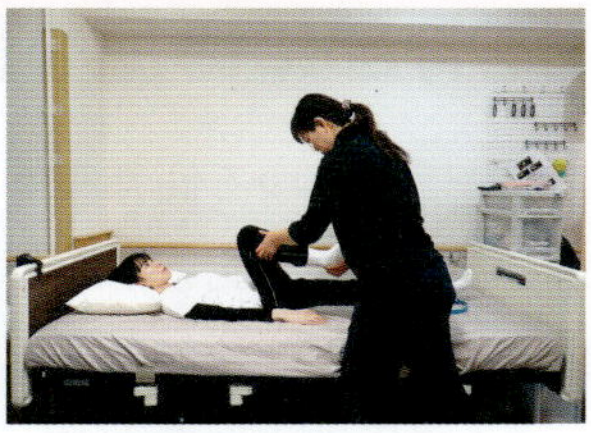

（簡易体圧測定器にて計測）

図3 運動療法を実施する場所の違いによる仙骨と踵の圧の違い

	ベッド	プラットホーム
仙骨	33.8mmHg	112.7mmHg
左踵	60.1mmHg	55.3mmHg

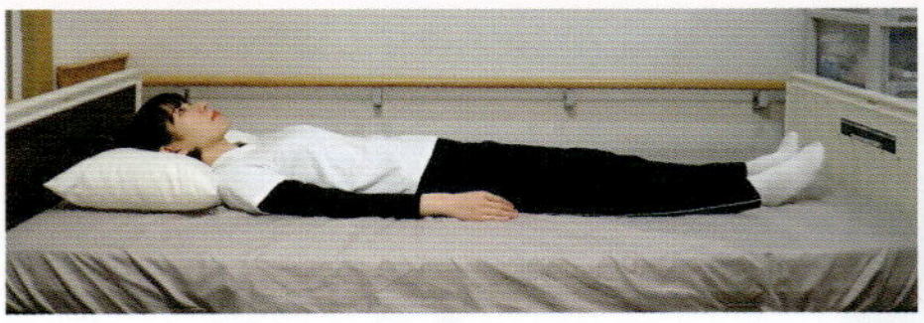

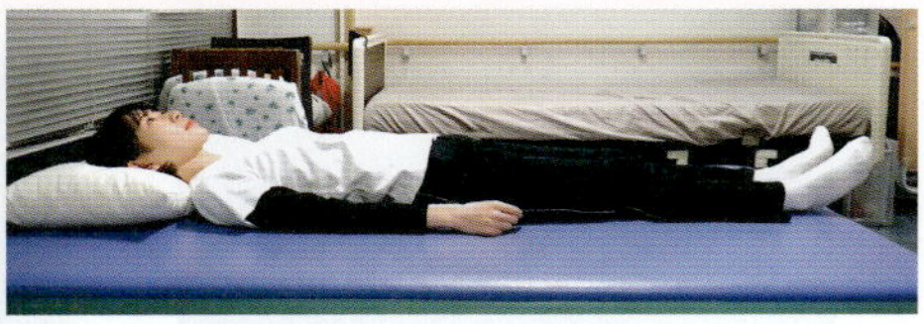

（簡易体圧測定器にて計測）

褥瘡部位別留意点

の横移動や寝返りなどの動作時は、圧切換型のエアマットレスではリハビリモードなどの機能（図4）を活用します。

一方、リハビリテーション室の治療台は、基本的に体圧分散機能がないため、沈み込みが少なく、姿勢保持や基本動作が行いやすいという利点がある反面、支持面と接する身体の骨突出部位の局所圧が高くなります。褥瘡部が下になるような体位は極力避けることがガイドライン[2]でも推奨されており、運動療法を行う体位や時間を考慮する必要があります。また、仰臥位での下肢の関節可動域運動や寝返り動作の練習では、仙骨部に摩擦やずれ力が加わりやすいため、運動療法時は、摩擦を軽減するため、スライディングシートを敷くなどの対応をとります[2,3]。仙骨部に褥瘡を有する方に、仰臥位で下肢の関節可動域運動を行った場合、両股関節屈曲位と骨盤を120度傾斜した場合に創面が最も拡大したとの報告[4]から、関節可動域運動を行う際は、創部を確認し、創面が拡大しない範囲にとどめる必要があります。さらにポジショニングクッションなどを用いてポジショニングを行い、圧分散を図りながら、関節可動域運動を行う（図5）など、褥瘡予防ケアと運動療法を組み合わせることも有効です[3]。

尾骨部に褥瘡を保有している場合

いわゆる仙骨座りなどの骨盤後傾位での座位姿勢（図6）では、尾骨部に圧やずれなどの外力が加わりやすいとされています。しかし、尾骨部と仙骨部が混同され尾骨部が仙骨部に総称されている場合[5]もあります。仙骨部は臥床時に、尾骨部は座位で圧迫されるため、外力が加わる体位が異なることに留意するとともに、リハビリテーション専門職も創部の場所を自ら確認することが重要です。

また、尾骨部に褥瘡を有した事例に対して、身体評価や車椅子、クッションの選定、調整といった車椅子シーティングを行い、骨盤の前傾など座位姿勢を制御する介入

図4 体圧分散マットレスの機能

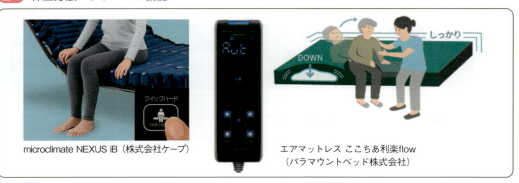

microclimate NEXUS iB（株式会社ケープ）

エアマットレス ここちあ利楽flow
（パラマウントベッド株式会社）

図5 褥瘡対策を行った運動療法

対策なし	対策あり （スライディングシート、下肢ポジショニング）
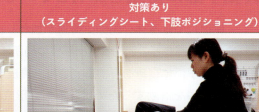	
仙骨部にずれ、摩擦が発生し、左の踵の圧が高くなる	仙骨部のずれ、摩擦が対策なしに比べて軽減 左の踵の圧が対策なしに比べて低くなる

図6 骨盤後傾位での車椅子座位

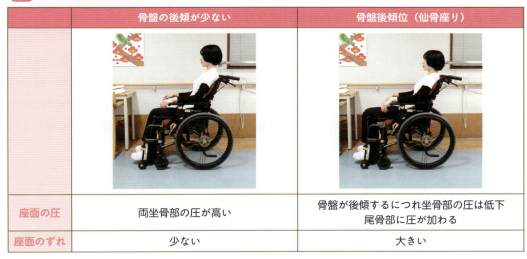

	骨盤の後傾が少ない	骨盤後傾位（仙骨座り）
座面の圧	両坐骨部の圧が高い	骨盤が後傾するにつれ坐骨部の圧は低下 尾骨部に圧が加わる
座面のずれ	少ない	大きい

を行った結果、座位をとることを禁止せずに褥瘡が治癒し、QOLが維持できることが報告[6]されています。仙骨部や尾骨部、坐骨部に褥瘡のある患者が椅子に座る必要がある場合は、創部と支持面とが接触する部位の圧の確認や、創部の状態に合わせた座位時間の調整、褥瘡部にかかる圧力の影響を減らす座面の工夫を検討します。車椅子シーティングとともに、その方の状況に応じた座位時間の管理を行うことも、生活支援を行ううえで重要となります。

大転子部に褥瘡を保有している場合[7]

　側臥位では身体の側面に荷重が加わり、仰臥位に比べ、支持面が狭い分、腸骨部や大転子部などの病的骨突出部位の局所圧が高くなる傾向にあります。

　大転子部に褥瘡を有する場合は、真皮を超えない深さの褥瘡であれば大転子部は皮膚の中を滑動するためポケットを形成しませんが、真皮を超えるレベルの褥瘡、またはそれより深い褥瘡では容易にポケットを形成します。特に股関節内外旋運動だけでなく、深い屈曲運動によっても大転子部と皮膚にずれが生じ褥瘡治癒の妨げになる場合があります。大転子部褥瘡患者では、股関節内外旋運動や深い屈曲運動をできる限り回避することを検討します。側臥位は、ベッドに接している方の股関節は外旋し、反対側の股関節は内旋位をとりやすいため、側臥位を保持する場合は、両下肢の間にクッションを挿入するなどの対応を行います。

　また仰臥位から起き上がる際、自力もしくは介助にて側臥位を取ってから起き上がる場合は、褥瘡がある側に起き上がると圧迫やずれなどの外力が加わりやすいため、反対側から起き上がるなど、創部に外力が加わらないような方法を検討し、必要であれば動作や介助の方法を多職種と共有します。

　さらに股関節を70度以上曲げると大転子部に強くずれ力が発生するとされ、股関節屈曲可動域が十分確保できない場合は、ティルト・リクライニング機構が備わった車椅子を検討し、離床を図っていきます。また移乗の際も、股関節が深い屈曲位をとらないような方法を検討します。移乗ボードを使用した臥位姿勢での移乗や、リフト移乗では、吊り具やハンガーの組み合わせで、座位や臥位姿勢での移乗を行うことができます[8]。

坐骨部に褥瘡を保有している場合

　一般的に立つことや歩くことが困難な方は、ベッドからの離床や日常生活活動を向上させるために、座位姿勢がとられます。座位姿勢は長座位や端座位、椅座位、車椅子座位などバリエーションも多く、その方の状態や座位能力、目的に応じた座位が選択されます。なかでも車椅子座位姿勢では、座面に体重の約84％の荷重が加わるとされ、特に左右の坐骨部に圧が集中します。褥瘡保有者では、車椅子クッションは体圧分散機能を備えたものを選定しますが、体圧分散機能が高く、沈み込みが大きい場合は座位姿勢や動作に影響する場合もあることに留意します。

　座位での姿勢変換は、褥瘡予防では自力で姿勢変換ができる場合は15分ごとに姿勢変換を行ってもよいとされ、自力で姿勢変換ができない人は、皮膚状況に合わせて適切な座位時間を設定するとされています[9]。車椅子上での座位姿勢変換の方法は、

プッシュアップ座位、身体を前傾・側屈・後傾する（図7）、ティルト機構を使用するなどがあります。理学療法・作業療法では、座位での姿勢変換能力を評価し、個々に応じた姿勢変換の練習を行います。座位での作業時間やプッシュアップ動作の頻度などは個別に検討し、座位姿勢のスケジュールを作成するなど、時間のコントロールも重要となります。

　坐骨部は、骨盤の前後傾などの動きに伴い、座面を転がるように前後に動くため、ポケット形成や坐骨部褥瘡の治癒の妨げとなります[10]（図8）。また、完全に背筋を伸ばした座位姿勢（図9）では、坐骨部の圧が高くなるため、坐骨部褥瘡保有者では、この姿勢を避けるようガイドライン[2]に明記されています。しかし、背もたれにもたれるとその反力で臀部は前に押し出され、骨盤が後傾し、臀部にずれ力が発生してしまいます。さらに日常生活で座位をとる場面は車椅子上だけではないため、トイレや入浴場面などでも褥瘡対策が必要になります[11]。そのため、座位活動を行う場面や移乗の場面、座り直しや移動の練習（図10）では、坐骨部に加わる外力に留意す

図7 座位での除圧動作（自分で身体を左右に倒す）

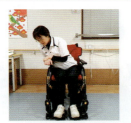
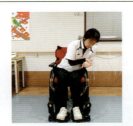
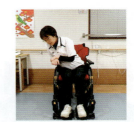

アームサポートに体重をのせることで、倒したほうと反対側の坐骨部の除圧を図る　　前方にあるテーブルなどに体重をのせることで、両方の坐骨部の除圧を図る

図8 骨盤前後傾：骨盤の角度の違いによる、外力が加わる部位の違い

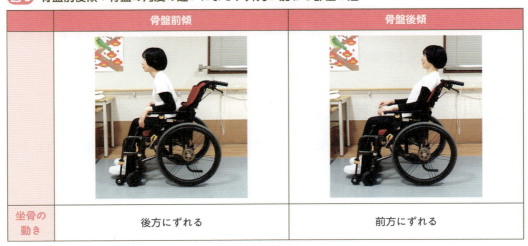

図9 直立座位：骨盤の角度の違いによる、外力が加わる部位の違い

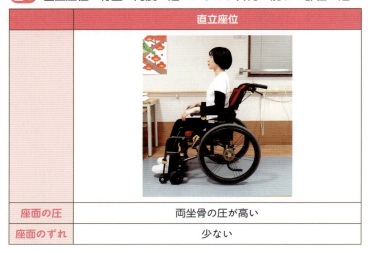

	直立座位
座面の圧	両坐骨の圧が高い
座面のずれ	少ない

図10 座位移動

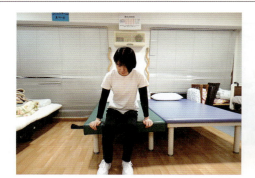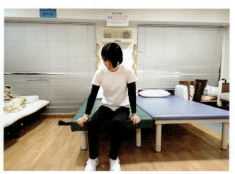

坐骨部にずれ、摩擦が発生する。
座り直しや除圧動作、座位での移乗の際に注意。

るとともに、褥瘡の治癒と、座位での日常生活や社会参加のバランスを考慮しながら生活行為向上支援を行うことが重要です。

踵部に褥瘡を保有している場合

　踵部の褥瘡は、歩く人にできるものと臥床により生じるものに大きく分けることができます[12]。
　歩く人にできる踵の褥瘡は、足底側、腓腸の中央にできることが特徴であり、臥床により生じるものは、水疱形成で始まり、踵部の足底とアキレス腱部の境目にできることが多いとされます。歩く人にできる踵の褥瘡の主な発生要因は運動神経麻

痺や自律神経麻痺、感覚神経麻痺などの末梢神経障害があります。治療は、創傷管理に加え、個々に合わせたフットウエアを装着することで、免荷を行い、さらに歩行指導を行うことで、患部への負担を軽減します。免荷には杖や歩行器などの歩行補助具も有効です。歩行指導は創傷の治癒だけでなく、再発予防にも寄与します。また、変形を予防する目的に足趾や足関節の関節可動域運動や筋力増強運動が行われます。

　臥床により生じる踵部の褥瘡は、膝関節の屈曲拘縮や足関節の尖足変形などで、局所圧が高くなる傾向があることから、拘縮予防を目的とした関節可動域運動が行われます。しかし、関節可動域運動を行う際も踵部に加わる圧に配慮し、ポジショニングを併用するなどの対策を行う必要があります（図11）。また、自力で寝返りを行う場合、踵で支持面を蹴って寝返る場合（図12）などは、褥瘡部に外力が加わらないような動作方法を指導します。

　ここで、これらをまとめて褥瘡発生部位別の運動療法実施時の留意点を表1に示しました。

運動療法中の疼痛

　運動療法中は褥瘡部の疼痛にも配慮する必要があります。褥瘡保有者が感じる痛みには疾患や拘縮による痛みと褥瘡自体による局所的な痛みがあるとされています。

図11 褥瘡対策を行った場合の踵の圧の変化

		仰臥位	股関節90度	股関節110度
対策なし	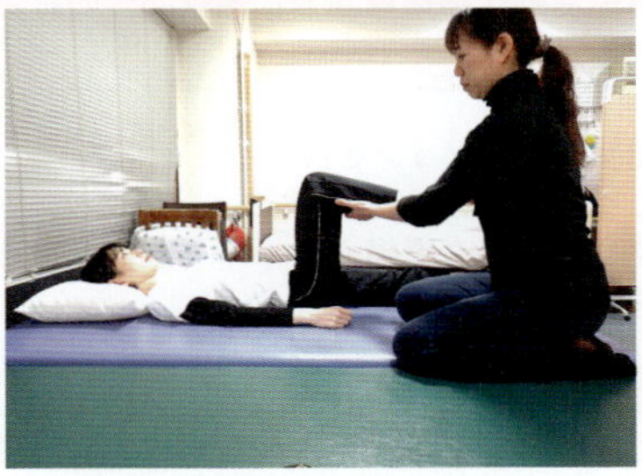	31.3mmHg	58.5mmHg	61.8mmHg
対策あり	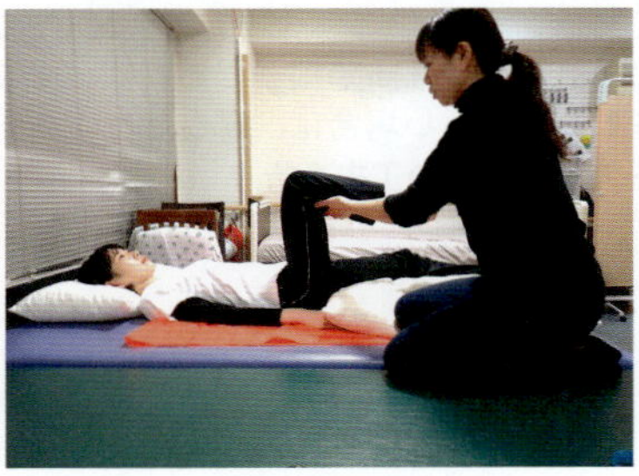	19.4mmHg	27.6mmHg	28.4mmHg

（簡易体圧測定器にて計測）

図12 寝返りの際に踵に加わる圧

左踵の圧の変化

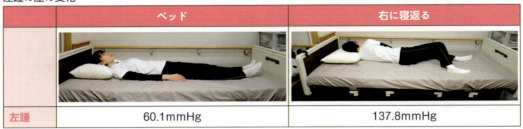

	ベッド	右に寝返る
左踵	60.1mmHg	137.8mmHg

(簡易体圧測定器にて計測)

表1 褥瘡発生部位別、運動療法実施時の留意点

部位	運動療法中に外力が加わりやすい姿勢と動き	対策例
仙骨	仰臥位	仙骨部に加わる圧を評価し、褥瘡部への圧を軽減する体位や、時間の管理、圧分散機能のあるマットレスを敷いた場所で実施するなどを検討する
	仰臥位での下肢関節可動域運動時は仙骨部にずれや摩擦が発生しやすい	スライディングシートなどの摩擦軽減用具を活用する
	寝返り動作や臥位移動の練習で、仙骨部にずれや摩擦が生じやすい	スライディングシートなどの摩擦軽減用具を活用する
尾骨	骨盤後傾位での座位(いわゆる仙骨座り)	身体評価や車椅子、クッションの選定、調整などを行う
坐骨	座位(特に直立座位)	身体評価や車椅子、クッションの選定、調整、座位時間の管理、除圧動作の指導など
	骨盤の前後傾運動が坐骨部のポケット形成に影響する	日常生活動作指導場面で、坐骨部への影響を考慮する
大転子	側臥位では、ベッドに接している方の股関節は外旋し、反対側の股関節は内旋位をとりやすい	大腿部にクッションを挟む
	股関節を70度以上曲げると大転子部に強くずれ力が発生する	リクライニング機構やティルト機構のある車椅子を使用する
踵骨	仰臥位	下肢をクッションでサポートする
	立位姿勢や歩行	装具や歩行補助具による免荷を検討し、歩行指導を行う
棘突起	背もたれのある椅子や車椅子での座位姿勢	背張り調整が行える車椅子であれば、背張り調整を行い、難しい場合は、背もたれにクッションを入れるなどの工夫を行う

褥瘡保有者は安静時にも痛みを感じている[9]ため、運動療法前より、創の確認と、疼痛評価が重要となります。運動療法中は、褥瘡部の疼痛以外にも疼痛が発生する場合があることから、疼痛の原因を評価します。寝具を滑らかでしわがない状態にし、移動リフトまたはスライディングシートを用いて摩擦やずれを最小限にすることや、可能な限り褥瘡が支持面に接触しない体位[2]で運動療法を行うなどの工夫も検討していく必要があります。

　また、疼痛による防御収縮が生じると関節の被動抵抗が高くなり、関節可動域運動が思うように進めることができない場合があることから、ポジショニングを行い、リラクセーションを図りながら実施することも有効な手段となります[3]。運動療法後も新たに疼痛が発生していないか、疼痛の増悪がないか、などを確認します。

参考文献
1. 石澤美保子, 紺家千津子, 北村言, 他：療養場所別自重関連褥瘡の有病率, 有病者の特徴, 部位・重症度およびケアと局所管理：第5回（2021年度）日本褥瘡学会実態調査委員会報告. 褥瘡会誌 2023; 25（2）：119-171.
2. National Pressure Ulcer Advisory Panel, European Pressure Ulcer Advisory Panel and Pan Pacific Pressure Injury Alliance. Prevention and Treatment of Pressure Ulcers:Quick Reference Guide. Emily Haesler（Ed.）. Cambridge Media: Perth, Australia; 2014.
3. 辻宏：リハビリテーションにおける褥瘡予防. 北出貴則編, 褥瘡を防ぐポジショニング　体位変換 シーティング ～ベッド上から車椅子, ADLにおける褥瘡予防の取り組み～, WOC Nursing 2019;7（7）：70-77.
4. 前重伯壮, 本田寛人, 吉川義之, 他：股関節運動と骨盤傾斜角度が仙骨部褥瘡の形状変化に及ぼす影響. 褥瘡会誌 2011, 13（2）：157-161.
5. 藤本由美子, 真田弘美, 須釜淳子：座位姿勢をとる高齢者の褥瘡形成の実態把握調査 褥瘡の形状と車椅子接地形状の関係から. 日本看護科学会誌 2004; 24（4）：36-45.
6. 廣瀬秀行, 田中秀子, 間脇彩奈, 他：適切な車いす座位を維持した状態は高齢者尾骨部褥瘡治癒を妨げない. 褥瘡会誌 2011; 13（1）：54-60.
7. 前重伯壮：褥瘡を悪化させない運動療法. 杉元雅晴編著. 理学療法を活かす褥瘡ケア. 文光堂, 東京, 2016：96-99.
8. 前重伯壮, 杉元雅晴, 吉川義之, 他：褥瘡対策チームで発揮できる理学療法技術. 理学療法学 2014; 41（8）：690-698.
9. 日本褥瘡学会編：褥瘡ガイドブック 第3版. 照林社, 東京, 2023.
10. 前重伯壮：今, 必要な褥瘡におけるポケット形成機序の理解―坐骨部. 日本医事新報 2015; 4747：26-29.
11. 杉元雅晴, 吉川義之, 植村弥希子：坐骨部褥瘡患者へのリハビリテーション医療の原則. 褥瘡会誌 2021; 23（1）：1-7.
12. 藤井美樹：踵部褥瘡を識る. 褥瘡会誌 2021;23（1）：26-31.

第5章

褥瘡に対するリハビリテーション医療

物理療法

前重伯壮

　物理療法は、英語では"Biophysical Agents"と表記されます。つまり、"physical agents"（物理的媒体・刺激）が"bio"（生物）に作用してこそ物理療法といえます。本稿では、各物理療法の生物学的・生理学的メカニズムを基軸として、褥瘡および褥瘡患者に適用するための手段を解説します。

電気刺激療法

❶ 電気刺激療法とは

　電気刺激療法は、細胞、組織が存在する環境に電位差（電圧）を生じさせることで、電気の流れ（電流）を発生させ、その電流の方向や量・強さを変化させることで効果をもたらせるものです。電流・電圧による代表的な変化が細胞膜の脱分極であり、神経細胞、筋細胞の興奮が代表例となります。これらが感覚神経、運動神経、中枢神経の興奮性制御、骨格筋の収縮、筋緊張管理などにつながる重要な反応です。一方、細胞膜の脱分極を介さずに、標的細胞を電気刺激そのもので刺激（以下、細胞電気刺激）する効果も存在しており、それぞれが褥瘡患者に対する物理療法として応用されます。

❷ 電気刺激療法の作用機序

1）運動神経刺激

　運動神経細胞、軸索（神経）、受容器を電気刺激して、骨格筋を収縮させます。褥瘡患者においては、座位時にハムストリングスや大殿筋を刺激することで臀部接触圧を減少させることも可能です（**図1**）[1]。近年、座位に加えて、ベッド上臥位でも大殿筋を収縮させることで仙骨部圧が減少する効果が報告され始めています。

図1 大殿筋・ハスムトリングス電気刺激による坐骨部接触圧の減少

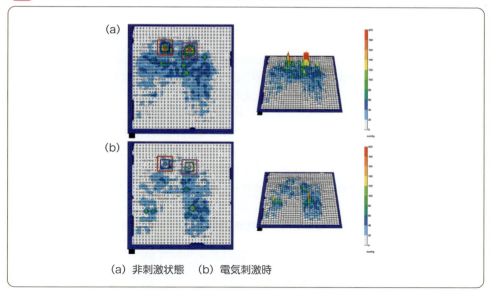

(a) 非刺激状態　(b) 電気刺激時

2）感覚神経刺激

　多くの褥瘡患者は、創傷部に知覚麻痺を有しますが、意識障害によって褥瘡が発生した患者では、意識回復後に創傷部に強い疼痛を感じることがあります。このような場合には、褥瘡部皮膚の皮節部への電気刺激が痛みを軽減する可能性があり、実施を検討する必要があります。この際、創傷部に感覚閾値以上の電流が流れると電流そのものが痛みの原因となるため、創傷部をまたがないように電極を貼付する必要があります。

　感覚神経の電気刺激は、主に疼痛緩和を目的として活用されています。ゲートコントロール理論と内因性オピオイド放出の2つの理論が応用されていますが、いずれも、触刺激の際に興奮するAβ線維を興奮させることが重要になります。そのため、疼痛部の皮節（デルマトーム）内に生じる疼痛を抑制するために、疼痛部の皮節内への電気刺激が有効になります[2]。

3）細胞電気刺激

　褥瘡治療で用いられる細胞電気刺激の代表的なものとして、微弱電流刺激があります。細胞膜脱分極で用いられる刺激強度はmA単位ですが、細胞電気刺激ではμA単位と弱い強度でありながらも、電気刺激強度、電流方向に応答して細胞内での反応が惹起されます。

TOPIC 1

細胞実験方法

　細胞に電気刺激を行う場合には、電極からのイオン漏出を防ぐ必要があります。プラチナ電極を用いた微弱電流刺激（図2）[3-6] や、炭素電極を用いた低周波刺激[7] が行われます。いずれの刺激においても、電気刺激によって細胞生存率が低下しないことを確認することが必要であり、電気刺激直後だけでなく、刺激24時間後の生存率も評価をして潜在的な影響の確認が行われています。また、単極性の刺激を適用する場合には電圧が経時的に蓄積することにより、刺激後に放電（逆向き電流）が生じると報告されています[6]。特に、褥瘡治療のため、細胞の遊走を促進する場合には、この逆向き電流によって意図した効果が抑制されることがないように、電気刺激後に電極間を電気コードでシャントして蓄電圧を除去する必要があります（図3）。

図2　プラチナ電極を用いた線維芽細胞への微弱電流刺激

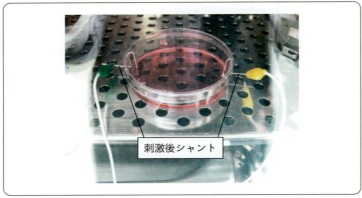

μAレベルの微弱電流刺激において、線維芽細胞の各種反応における強度依存性の解明に成功している。刺激後に両電極をシャントしないと効果が得られにくい。

図3　刺激後に電気コードでシャント

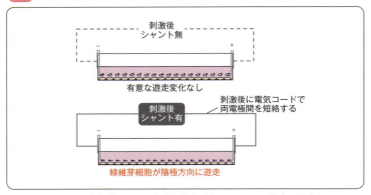

・両極間に蓄積した電位差によって逆向き電流が生じてしまい、遊走が阻害される。
・両極間に蓄積した電位差が解消されるため、逆向き電流が生じず遊走が持続する。

TOPIC 2

細胞活性化・代謝促進

物理療法の作用としては、さまざまな細胞活性化・代謝促進が存在しますが、最も典型的なものは細胞増殖の促進です。細胞増殖は組織の再生や修復に必要です。褥瘡の肉芽形成の主要細胞である線維芽細胞において、微弱電流刺激の刺激強度やパルス幅依存的な増殖促進効果が報告されています[4]。Duty cycle 10%、刺激強度 200μA、周波数 2Hz を用いた研究[5]において、①線維芽細胞で構成されるコラーゲンゲルの収縮（図4）、②線維化促進因子（TGF-β1）の発現、③線維芽細胞の筋線維芽細胞への分化因子（α-SMA）の発現、が促進されることが示されています。

図4 微弱電流刺激によるコラーゲンゲル収縮促進

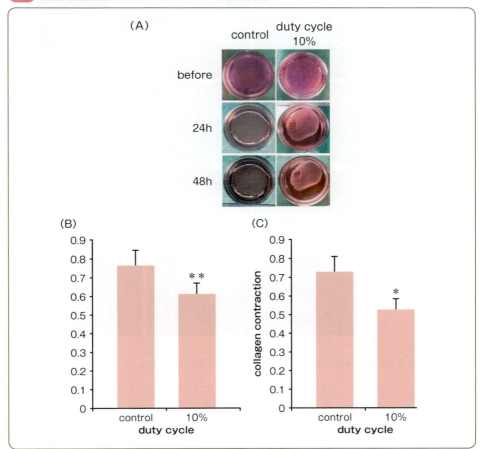

（A）コラーゲンゲル変化 （B）24時間後および（C）48時間後のコラーゲンゲル収縮率

細胞遊走

　微弱電流刺激で各種細胞の遊走反応を誘導することが可能です。肉芽の構成細胞である線維芽細胞において、2012年に杉元らが100μAの微弱電流刺激によって陰極方向に線維芽細胞が遊走されることを世界で初めて解明しました[3]。その後、植村らにより200μAでさらに強く遊走が促進される一方[8]、300μAでは遊走が促進されないという刺激強度特異性が示されています[8]。微弱電流刺激が細胞内骨格に作用し、細胞内のアクチン重合（ラメリポディア）が電流の一極方向に偏ることで遊走が誘導されることが、この作用メカニズムとされています（図5）[8]。

図5 微弱電流刺激による細胞内骨格の変化

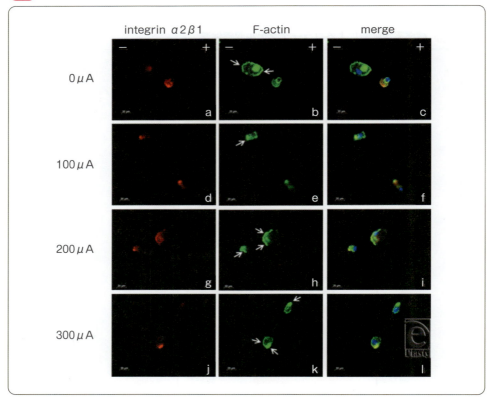

遊走を促進する200μAの刺激提供時に細胞内アクチン重合が陰極方向に偏る。

❸ 電気刺激療法による褥瘡治癒促進

　褥瘡に対して各種物理療法の効果が検証されており、その中で電気刺激療法が最も研究報告が多く、国際ガイドラインにおいても高い推奨度が設定されています。日本褥瘡学会編集の『褥瘡予防・管理ガイドライン 第5版』では、推奨度1Aとして「褥瘡の治癒促進に対して、電気刺激療法を行うことを推奨する」とされています。この、基になった研究6論文のうち5論文がNPIAP分類Ⅱ度以上を対象としたものであり、上皮化や肉芽形成が必要な褥瘡を対象としています。

　一方で、刺激条件については研究報告によってさまざまです。有効性が認められている電気刺激として、高電圧刺激療法と直流微弱電流刺激があり、高電圧刺激療法では高電圧が印加された直後に放電として微弱電流が発生することが知られています。

　このことを鑑みると、組織修復の反応を引き出すためには、刺激領域に微弱電流を発生させることが重要と考えられます。さらに、微弱電流刺激療法は痛みや組織損傷等の有害事象が報告されていない点と、意図した電流強度を通電しやすいメリットがあります。

　このことから、安全かつ正確な電気刺激療法の実施のためには、微弱電流刺激療法が妥当な選択肢といえます。わが国で実施されたランダム化比較試験では、褥瘡部を陰極（図6）として、周波数2 Hz、パルス幅250 ms、刺激強度170 μA、Duty cycle 50％で実施され、有意な創縮小効果が検出されています。

　臨床治療の体制に課題があり、現状では創傷治療のために専用機器、および電極が存在せず、創傷への電気刺激療法に対する専門的知識を有する医療スタッフが、汎用性の電気刺激装置を適切に使用している状況です。基本的に倫理委員会による

図6 褥瘡に対する直流微弱電流刺激療法の手順

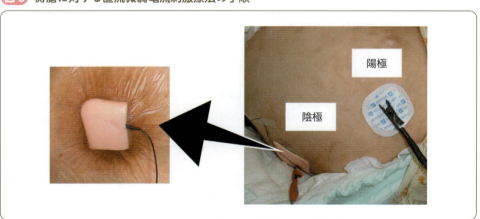

陰極の創傷被覆材の滲出液が存在する部位に棒電極を挿入し、褥瘡周囲の皮膚に陰極を貼付している。被覆材を適用していない場合には、生理食塩水を浸したガーゼが代用されている。

承認を得た治療研究として実施されています。今後、専用デバイスが開発される、あるいは創傷物理療法の専門家が創傷治療にかかわる制度が整備されることが、臨床治療として普及するために求められています。

超音波療法

❶ 超音波療法とは

　超音波は、ヒトの可聴範囲を超える音波であり、縦波つまり振動波です。音波とは異なり、超音波は振動の波長が小さいため、細胞を振動・伸縮することができます。同時に、細胞周囲の微小環境に働きかけてキャビテーション（空洞現象）、マイクロストリーミングなどを発生することができ、細胞、組織に対して幅広い効果を発揮します。

❷ 超音波療法の作用機序

1）細胞レセプター刺激

　細胞にはメカノレセプターが存在し、Integrin やその裏打ちタンパクである Focal adhesion kinase：FAK などが代表的なレセプターです（図7）。これらの刺激は抗炎症作用を含む多くの治療的作用に結びつけられています。培養筋線維において、0.5W/cm^2 の強度刺激によって FAK の活性が高まり、抗炎症作用を示すことが報告されています[9]。褥瘡において、0.5W/cm^2 の強度で有意に治癒が高まる報告もあることから、当該強度によるメカノレセプター刺激が褥瘡治癒反応を促進させている

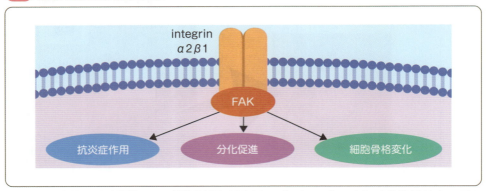

図7　細胞の機械的刺激受容器

さまざまな受容体や細胞内機構によって機械的刺激が受容されるが、インテグリンやその細胞膜裏打ちタンパクのFAK は代表的な機械的刺激の受容器である。

可能性が考えられます。

　また、線維芽細胞に超音波を照射して、肉芽の線維形成を促す因子である TGF-B1、創収縮を促す因子であるα-SMA の発現が促進されることが報告されています[10]。さらに、この促進効果が、連続モードの超音波では認められず、20%パルスモードにおいて認められるという、パルスモード特異性についても報告されています[11]。

2）細胞膜透過性促進

　褥瘡において、超音波照射によって滲出液が増加する例があることが報告されており、超音波の膜透過性促進の作用が影響していると考えられます。この点は、今後詳細な検討が必要なところであり、超音波の適用にあたっては、滲出液の状況を観察しながら進めることが必要となります。

3）エクソーム放出促進

　骨格筋線維に対する超音波刺激によって、抗炎症性のエクソソーム（細胞外小胞・ベシクルとも呼ばれる）の放出が促進することが報告されています（図8）[7,12]。抗炎症作用は難治性潰瘍の創傷治癒反応を促進させるものであり、褥瘡下層の骨格筋に対する超音波の照射が、治癒を促進させる可能性があります。この作用仮説についても今後の研究が必要であり、特に褥瘡の滲出液内のエクソソームを分析することが、

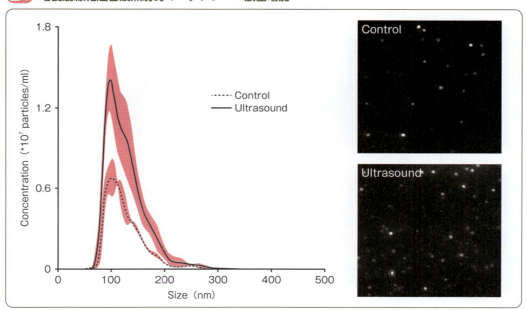

図8　培養筋線維超音波照射時のエクソソーム放出増加

培養筋線維に対して超音波を照射することで、エクソソームの放出が2倍以上増加することが示された。

エクソソームの由来臓器、および作用メカニズムの解明のために期待されています。

❸ 超音波療法による褥瘡治療促進

　重症度II度以上の褥瘡の創面積を縮小させたというランダム化比較試験[13]や症例報告[14]がみられます。照射条件は、肉芽組織に対して強度 0.5W/cm² を照射している研究が多く、照射時間率はすべて 20% となっています。周波数については、一部の研究で 3MHz が利用されていますが、ガイドラインで引用されている論文では 1MHz 用いられています。照射時間については、創傷面積に応じて変更させているものが多いです。一方で、創傷面積が 10 倍以上異なる場合もあることから、治療時間の管理が難しい手段とも言えます。創傷のサイズに応じてプローブの大きさを変化させ、可能な限り治療時間を一定にすることが理想的と考えられます。日本褥瘡学会編集『褥瘡予防・管理ガイドライン 第 5 版』[15]において、超音波療法はエビデンスレベルや推奨度が設定されておらず、総論内で一治療手段として紹介されるに留まっています。国際ガイドライン[16]においても、さらなるエビデンスが求められている状況となっています。

　また、肉芽への超音波照射媒体についても、課題が残ります。ドレッシング材の上から超音波透過率を考慮して超音波を照射する方法（図 9）が報告されていますが、超音波透過性のドレッシング材が限定される問題があります。また、滅菌した超音波ゲルを創傷に塗布している報告がありますが、超音波ゲル自体が皮膚に塗布する

図9 褥瘡に対する超音波照射の手順

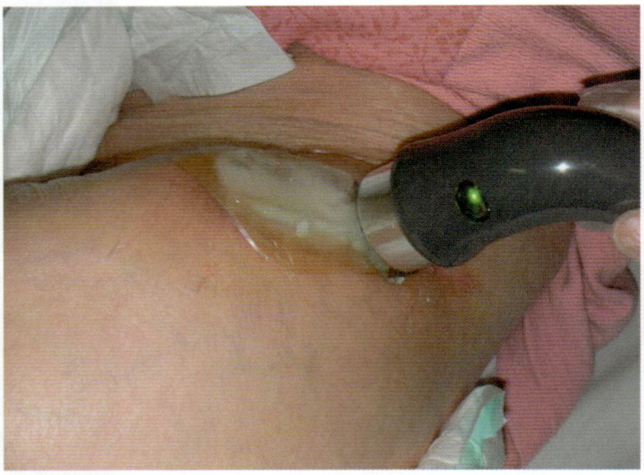

ハイドロコロイドドレッシング材の滲出液を吸収した領域に超音波を照射している。ハイドロコロイドドレッシング材とフィルムドレッシング材を合わせた超音波透過率が 48.1% であったため、1.05W/cm² を出力して、肉芽に 0.5W/cm² を照射している。幅広い適用のため、汎用性の高い超音波媒体の開発が求められる。

ことを前提に作成されているため、現時点では適用に倫理委員会を通す必要があります。今後、創傷および超音波に適した媒体の開発が求められています。

水治療法

❶ 水治療法と作用機序

　水治療法は、水の粘性と圧を用いて生体に治療的作用を与える手段です。粘性によって水が生体面に適合することができ、動的場面では粘性抵抗を生み出して抵抗運動を可能にします。

　圧は、「静止している水の圧（静水圧）」、「運動している水の圧（動水圧）」に分けられます。静水圧は、水面からの深さに比例して**表1**の式で表され、重積する水の重力により生み出される圧縮力といえます。動水圧は、水の運動エネルギーにより対象物に対して与える動圧のことで、ここでは、水は駆出力の伝達媒体として働きます。

　非浸水型（放水型）の水治療法は動水圧が、浸水型の水治療法では静水圧が主に活用されています。なお、対流が生じる渦流浴では、静水圧と動水圧が同時に作用します。創傷治療では、主に動水圧が応用されます。静水圧は、創傷面に持続的に水圧がかかり、さらに水の深さが生み出す水圧差によって、生体内流体を四肢遠位から近位に移動させるポンプ作用が働きます。創傷によっては、創傷面から生体内に水が浸入することがあり、その場合、水圧およびポンプ作用によって創傷部の汚染が生体内で上行するリスクがあります。

表1　静水圧

p（水圧）＝ρgh
ρ：水の密度、g：重力加速度、h：測定点と水面の距離（深さ）

　シャワーなどの動圧を活用する場合は、創傷面に水流が衝突することによって水が保有する運動エネルギーが消失するため、動圧によって創傷部汚染物が生体内で上行するリスクは低いです。そのため、創傷管理では動圧、つまり流水・放水を活用することが推奨されます。

❷ 水治療法による褥瘡治癒促進

　理学療法における水治療法技術に、「渦流浴」と「ハバード浴」があります。どちらも噴流を生じさせる浴槽であり、渦流浴が四肢だけを浸す部分浴であり、ハバー

ド浴は全身浴です。この噴流により、壊死組織除去、細菌除去を図ることができます。これらの根拠は現状ではエキスパートオピニオンレベルです[15]。また、上述した静水圧の問題を考慮すると、浅い褥瘡を対象とすることが適切といえます。

一方、放水として噴流を用いる物理療法は、創洗浄（図10）として頻繁に適用されており、効果を示す研究報告が存在します。さらに静水圧によるリスクがないため、積極的に適用されています。吉川らにより、在宅褥瘡患者を対象に医療職による創洗浄の回数と褥瘡治癒の関連性を分析し、週2回の洗浄群と比較して、週3回以上の群で有意に褥瘡治癒率が高まることが明らかになっています（図11）[17]。

図10 褥瘡の創洗浄

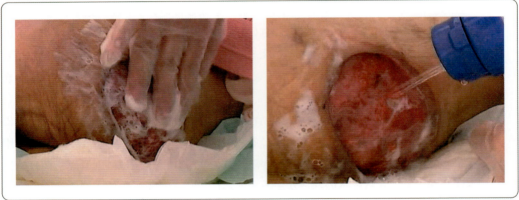

創周囲・創傷を積極的に洗浄する。創傷創面への洗浄剤の適用は、創傷の汚染状況や治療指針によって異なるため、医師への確認が必要である。

図11 創洗浄の頻度と創傷治癒の関係

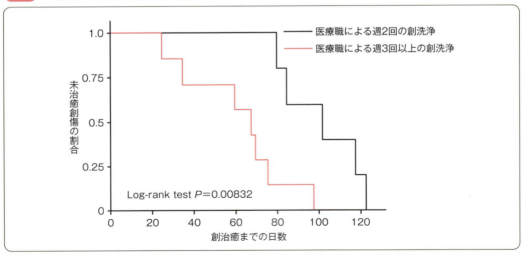

在宅褥瘡に対しては、家人による創洗浄に加えて医療職による専門的な創洗浄が実施される。医療職による創洗浄頻度が高いほうが創傷が早期に治癒することが示されている。

振動刺激療法

❶ 振動刺激療法と作用機序

　振動とは、物体がある基準位置を中心にして時間とともに上下または左右に位置変化を繰り返す現象です。超音波、音波も振動ですが、これらは視覚、触覚によって認識できるレベルの振動ではないため、振動療法とはいわれません。すなわち、ヒトが認識できる振動を扱う物理刺激を振動療法ということができます。

　振動の認識には、その周波数・波長が関係し、認識できる振動は、音波等と比較して周波数が低く、波長が大きいです。そのため、超音波が細胞・オルガネラレベルでの歪みを生じさせ、振動は主に組織レベルの歪みを生じさせることができます。代表的な組織レベルの歪みに、心拍による動脈拍動があります。心拍から血液が駆出されることにより、動脈に歪み（応力）が生じ、それに伴って血管内壁に存在する血管内皮細胞が歪み、一酸化炭素（CO）が産生されることで、血管が拡張されます。それと同様に、振動療法では皮膚から振動を与えることで振動が血管に伝達し、血管からのCO産生を促すことができます。

❷ 振動刺激療法による褥瘡治療

　振動刺激の生理学的効果を分析するために、健常者を対象として血流変化が分析されています。29名を対象としたクロスオーバー実験にて、有意な血流改善効果が示されています（図12）[18]。臨床研究では、時期で対照群、介入群を分けた群間比較

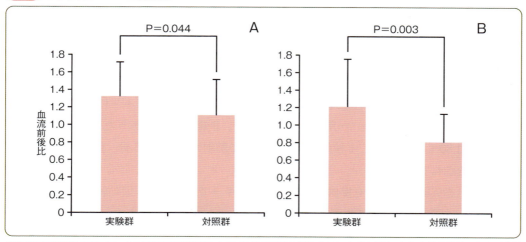

図12 加振装置による血流改善

健常者の下腿部分のエアマットの下に振動器を挿入して15分の振動を加えることで（A）踵と（B）大伏在静脈の血流が改善した。

図13 加振装置による褥瘡治癒促進

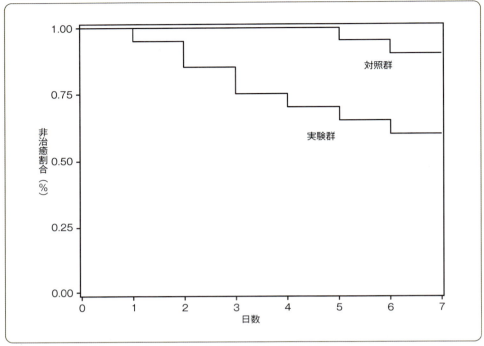

加振装置による振動刺激が、重症度Ⅰ度の褥瘡の治癒を促進することが示された。

研究が行われ、対照群で21褥瘡、介入群20褥瘡が対象となりました。Ⅰ度の褥瘡が対象とされ、介入群で有意に治癒が促進することがわかりました（図13）[19]。その後、壊死組織除去に対する効果も検証され、振動刺激により有意な壊死組織現象が確認されました[20]。研究では、体圧分散マットレスの直下に差し込み可能な加振器で、1日3回15分間の振動が適用されました。

近赤外線療法

　褥瘡治療における近赤外線療法としては、近赤外線の中でも生体深達度の高い近赤外線（0.6～1.6μm）が用いられています。創縮小効果のあった刺激条件として、出力80%、3秒照射、1秒休止のサイクルで照射時間10～15分、照射距離5mmが報告されています。

　近赤外線は輻射熱を提供する物理エネルギーであるため、温熱刺激そのもの、あるいは温熱による血管拡張作用がメカニズムとして想定されますが、本治療方法は、より詳細な検討が求められる状況にあります。

おわりに

　本稿では、『褥瘡予防・管理ガイドライン』で取り扱われてきた物理療法を中心に、その作用機序と適用方法を解説しました。一方で、高圧・低圧酸素療法、変動・静磁場や超短波療法等も、細胞外マトリクスや細胞に働きかけるさまざまな作用を有しています。褥瘡患者および褥瘡のための物理療法として今後有効性が注目され、細胞機能を制御できる可能性があります。

　物理療法のエビデンスを構築していくためには、基礎研究と臨床研究の両輪が大切です。また、診療ガイドライン上で新規治療法として記載されるためには、特定臨床研究あるいは医療機器製造販売承認を受けた機器による臨床研究において効能があるというエビデンスが必要となります。独立行政法人 医薬品医療機器総合機構（PMDA：Pharmaceuticals and Medical Devices Agency）から機器承認を受けるためにもこれらのエビデンスが重要です。

　本稿で紹介した物理療法をはじめとして、物理療法の可能性に注目しています。積極的かつ挑戦的に臨床治療研究が実施されることを期待します。今後、褥瘡を含む難治性創傷患者に適用される時代を迎えられることを切望します。

文献

1. Smit CA, Legemate KJ, de Koning A, et al: Prolonged electrical stimulation-induced gluteal and hamstring muscle activation and sitting pressure in spinal cord injury: effect of duty cycle. J Rehabil Res Dev 2013; 50（7）: 1035-1046.
2. 徳田光紀：電気を用いた治療 B）TENS．庄本康治編，エビデンスから身につける物理療法 第2版，羊土社，東京，2023：217-234.
3. Sugimoto M, Maeshige N, Honda H, et al: Optimum microcurrent stimulation intensity for galvanotaxis in human fibroblasts. J Wound Care 2012; 21（1）: 5-6, 8, 10; discussion 10-1.
4. Yoshikawa Y, Sugimoto M, Uemura M, et al: Monophasic pulsed microcurrent of 1-8 Hz increases the number of human dermal fibroblasts. Prog Rehabil Med 2016; 1: 20160005.
5. Uemura M, Sugimoto M, Yoshikawa Y, et al: Monophasic pulsed current stimulation of duty cycle 10% promotes differentiation of human dermal fibroblasts into myofibroblasts. Phys Ther Res 2021; 24（2）: 145-152.
6. Uemura M, Sugimoto M, Yoshikawa Y, et al: Electrical shunting prevents the decline of galvanotaxis after monophasic pulsed microcurrent stimulation in human dermal fibroblasts. Eplasty 2022; 22: e27.
7. Maeshige N, Langston PK, Yuan ZM, et al: High-intensity ultrasound irradiation promotes the release of extracellular vesicles from C2C12 myotubes. Ultrasonics 2021; 110: 106243.
8. Uemura M, Maeshige N, Koga Y, et al: Monophasic pulsed 200-μA current promotes galvanotaxis with polarization of actin filament and integrin $\alpha_2\beta_1$ in human dermal fibroblasts. Eplasty 2016; 16: e6.
9. Ueno M, Maeshige N, Hirayama Y, et al: Pulsed ultrasound prevents lipopolysaccharide-induced muscle atrophy through inhibiting p38 MAPK phosphorylation in C2C12 myotubes. Biochem Biophys Res Commun 2021; 570: 184-190.
10. Maeshige N, Terashi H, Aoyama M, et al: Effect of ultrasound irradiation on α-SMA and TGF-β_1 expression in human dermal fibroblasts. Kobe J Med Sci 2011; 56（6）: E242-252.
11. 前重伯壮，鳥井一宏，田淵寛人，他：超音波の照射時間率がヒト皮膚由来線維芽細胞のα-SMA発現に対して与える影響．日本物理療法学会会誌 2012; 19：44-48.
12. Yamaguchi A, Maeshige N, Noguchi H, et al: Pulsed ultrasound promotes secretion of anti-inflammatory extracellular vesicles from skeletal myotubes via elevation of intracellular calcium level. Elife 2023; 12: RP89512.
13. 日本褥瘡学会編：褥瘡予防・管理ガイドライン 第5版．照林社，東京，2022.
14. European Pressure Ulcer Advisory Panel, National Pressure Injury Advisory Panel, Pan Pacific Pressure Injury Alliance：Prevention and Treatment of Pressure Ulcers/Injuries：Clinical Practice Guideline. The International Guideline（Emily Haesler, Ed.）, 2019.

物理療法　　173

15. Polak A, Franek A, Blaszczak E, et al：A prospective, randomized, controlled, clinical study to evaluate the efficacy of high-frequency ultrasound in the treatment of stage II and stage III pressure ulcers in geriatric patients. Ostomy Wound Manage 2014; 60（8）：16-28.
16. Maeshige N, Fujiwara H, Honda H, et al：Evaluation of combined use of ultrasound irradiation and wound dressing on pressure ulcer. J Wound Care 2010; 19（2）：63-68.
17. Yoshikawa Y, Maeshige N, Tanaka M, et al: Relationship between the cleaning frequency and healing time of pressure ulcers in elderly receiving home care. J Wound Care 2024; 33（6）：418-424.
18. 浦崎雅也，真田弘美，田高悦子，他：踵部の褥瘡予防―振動による血行促進効果の検討―. 褥瘡会誌 2007; 9（2）：192-198.
19. Arashi M, Sugama J, Sanada H, et al: Vibration therapy accelerates healing of stage I pressure ulcers in older adult patients．Adv Skin Wound Care 2010; 23（7）：321-327.
20. 上田葵子，須釜淳子，大桑麻由美，他：壊死組織を有する褥瘡に対する振動の効果．褥瘡会誌 2010; 12（2）：111-117.

第5章

褥瘡に対するリハビリテーション医療

作業療法

岩谷清一

作業療法とは

　作業療法は英語で "Occupational Therapy" と表記され、直訳すると「職業療法」となります。また、日本語でも「作業」という言葉は「仕事」や「仕事をすること」を意味します。しかし、作業療法における「作業」は、職業や仕事に限らず、人が営むあらゆる生活行為全般を意味しています。生活行為は日本作業療法士協会が開発した「生活行為向上マネジメント[1]」において、以下の5つに分類されています。

　①日常の身のまわりの生活行為、②家事などの IADL を維持するための生活行為、③仕事などの生産的な生活行為、④趣味などの余暇的な生活行為、⑤地域活動などの生活行為。

　生活行為の分類とそれぞれの具体例を表1に示します。

　作業療法を一言で言うと、障害への生活支援といえます。また、作業療法士の使

表1　生活行為の分類と具体例

生活行為の分類	具体例
① 日常の身のまわりの生活行為	更衣、整容、食事、排泄、入浴、移動、睡眠、コミュニケーションなど
② IADLを維持するための生活行為	食事の準備、掃除、洗濯、買い物、ゴミ出し、外出時の移動、服薬管理、電話・インターネットの使用、家計管理など
③ 生産的な生活行為	仕事、育児、介護、ボランティア活動、起業、農作業、学習や自己開発など
④ 余暇的な生活行為	趣味（読書、音楽、手工芸、書道、絵画、ガーデニングなど）、スポーツ、散歩、旅行、娯楽（映画鑑賞、ゲームなど）、社交活動、アウトドア活動、ペットとのふれあいなど
⑤ 地域活動などの生活行為	ボランティア活動、コミュニティクラブへの参加、地域のイベントや防災活動への参加など

作業療法　175

命をわかりやすく表していることわざがあります。それは、「1匹の魚を人に与えよ。しからばその人、一日空腹にあらず。魚とりの術を人に与えよ。しからばその人、生涯空腹にあらざるなり。」です。作業療法士は、当事者を主人公として、当事者がしたい（またはする必要がある）生活行為をしやすくなるように、医療と生活の視点から心身機能を維持・改善し、生活行為をしやすくするための方法、技術、道具、環境整備などを用いて支援します。

褥瘡予防・悪化防止における作業療法士の役割と専門性

　褥瘡予防・悪化防止における作業療法士の役割は、「本人らしい生活」と「褥瘡の予防・悪化防止」の両立を支援することです。そのためには、本人らしい生活を実現するための生活行為で生じる圧迫やずれ力を最小限にする必要があります。作業療法士の専門性は、褥瘡発生の原因となる生活行為を見つけ出し、①姿勢の調整（ポジショニング、シーティング）、②生活行為のやり方の指導や工夫の提案とその練習、③生活用具・自助具・福祉用具などの適切な選択と使い方の指導ならびに環境調整を実施することです（図1）。なお、ポジショニングは臥位、座位、立位を合わせた概念ですが、本稿では臥位をポジショング、座位をシーティングとしています。

　また、作業療法士は当事者にとって必要な生活行為の再獲得・再構築に向けて、成功体験を共感しながら、信頼関係を築いていきます。その過程で当事者が褥瘡とうまくつきあう力、すなわち褥瘡に対するセルフマネジメント力を獲得できるよう支援します。医療機関における褥瘡対策チームにおける作業療法士の取り組みの一例を図2に示します[2]。

図1 褥瘡予防・悪化防止における作業療法士の役割と専門性

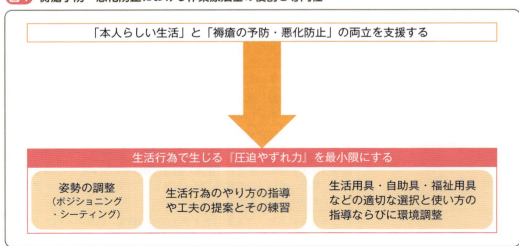

図2 褥瘡対策チームにおける作業療法士の取り組み

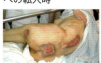
【ベッド上の生活】
前医から医療療養病床への転入時
右上肢は随意性あり。
本人：「生きていても仕方がない」

【離床の機会の獲得】
OT：車椅子や座クッションの適合

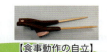
【食事動作の自立】
OT：自助具（箸）の選定と使い方の指導。他者との交流の促し

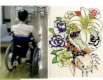
【屋内移動の自立／趣味の絵を描く】
OT：電動車椅子の適合・操作練習
本人：「どんな絵を描いて欲しい？」

「本人らしい生活」と「褥瘡の予防・悪化防止」の両立

【移動手段の拡大】
退院後
本人：公共交通機関利用の自立

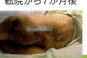
【褥瘡の治癒・予防】
転院から7か月後
OT：離床時間の調整や介助方法の多職種共有、環境調整など

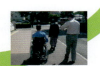
【屋外移動の自立】
OT：電動車椅子での外出支援

【役割の獲得】
本人：描いた絵を依頼者に渡しに行く

50歳代前半、男性。脳梗塞と末梢神経障害により右上肢のみ随意性あり。前医から医療療養病床への転院時、全身に8か所の褥瘡（仙骨部、脊椎部、左大転子部、両外果部、右腓骨部、両踵部）があった。多職種協働のもと作業療法士は褥瘡の悪化防止を図りつつ、随時当事者の希望を聴取した。目標達成に向けた支援として車椅子、車椅子用クッションなどの福祉用具や自助具の適合などにより、本人が望む生活行為の獲得と生活範囲の拡大を支援した。本人は趣味の絵画を通じて、入院生活の中で自分の役割を獲得していった。転院から7か月後にはすべての褥瘡が治癒し、再発なく14か月後に退院となった。その後、一人で自分の電動車椅子と公共交通機関を利用して、来院された。

ICFと褥瘡予防・管理

2001年にWHO総会で採択された「ICF（International Classification of Functioning, Disability and Health：国際生活機能分類）」は、健康状態と関連する機能、障害、環境因子を包括的に評価する枠組みです。ICFは生活環境や当事者自身の背景や特性にも焦点をあてているため、作業療法においても広く活用されています。多職種協働による褥瘡予防・管理においても、ICFを使用することで、当事者の生活者としての全体像を把握し、チーム全体で共通の理解と目標を持つことができます。図3に例を示して解説します。

褥瘡予防・悪化防止と作業療法の手順

褥瘡予防・悪化防止と作業療法の手順は、作業療法士にとって馴染みのあるPDCAサイクルに基づいています。図4に示す手順について、具体的に説明します。

作業療法　177

> **図3** 脊梗塞発症から3年後、両坐骨部に褥瘡を発症した事例

40歳代前半、男性。30歳代前半に脊髄梗塞を発症したが、車椅子を使用して仕事や国内外で車椅子テニスの試合に出場していた。脊髄梗塞発症から3年後、両坐骨部に褥瘡が発生したが、筋皮弁術等の治療により治癒し、現在は定期的な訪問診療、訪問リハビリを利用している。現在の目標は、現状できている生活行為の継続と褥瘡の再発防止である。訪問診療では、左坐骨部のエコー検査と全身管理などを行っている。作業療法では、現在できている生活行為が継続できるよう、以下の作業療法プログラムを実施している。また、当事者が新たにチャレンジしたいことや相談にも適宜対応している。

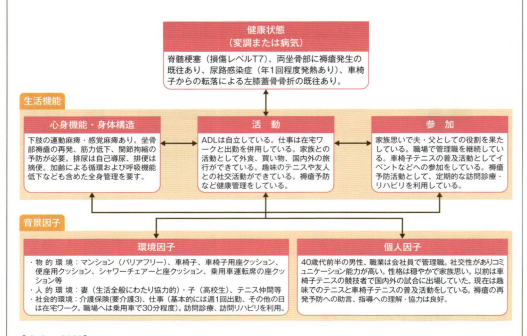

【本人の希望】
・褥瘡の再発を防止しながら、今の生活を続けたい。
・家族でまた海外旅行に行きたい。

【共有した目標】
・長期目標：乗用車運転、車椅子テニス、旅行などによる褥瘡再発の防止
・短期目標：現在実施している生活行為の維持と褥瘡再発の防止。筋力低下や拘縮の予防

【作業療法プログラム】
①坐骨部等の皮膚確認と左坐骨部のエコー検査結果の確認
②関節可動域運動、筋力維持運動、ストレッチの指導
③排泄、入浴、移乗（車椅子とベッド、便座、シャワーチェア、乗用車間への移乗）の動作指導、環境調整、相談対応
④シーティング、日常生活用車椅子の座クッションの空気調整方法の指導、車椅子上での除圧動作の指導（接触圧測定器を使用）
⑤乗用車運転、テニス、筋力トレーニング時などの除圧動作指導、環境調整、接触圧測定の実施
⑥旅行時に使用する減圧用具（トイレの便座や入浴時の椅子の上に使用するクッション）の接触

圧測定、使用方法の確認、動作指導
⑦当事者による臀部確認の方法と習慣化の指導
⑧心理社会的支援として家族と作業療法士のコミュニケーションの場作りや本人の社会貢献活動の支援と促進

〈プログラム実施場面〉

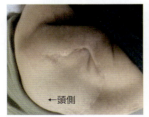
左坐骨部の確認

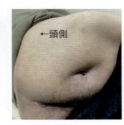
右坐骨部の確認

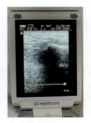
左坐骨部のエコー検査結果の確認

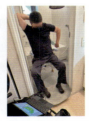
模擬入浴動作時の座面の接触圧測定と動作指導

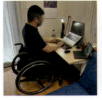
在宅ワーク時の環境の確認と座面の接触圧測定場面

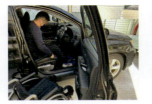
乗用車運転席の座面の接触圧測定と移乗動作の確認場面

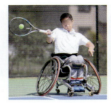
車椅子テニスの練習時の座面の接触圧測定と練習方法の相談対応

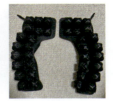
外出時に使用しているトイレ用のエアクッションの確認

図4　褥瘡予防・悪化防止と作業療法の手順

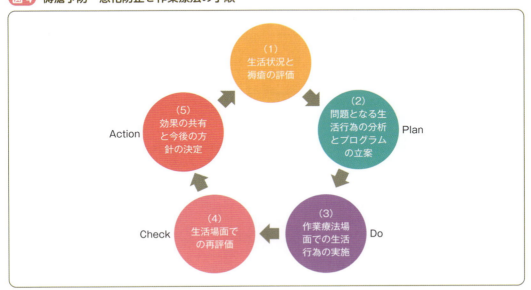

作業療法　179

❶ 生活状況と褥瘡の評価

当事者の生活状況と褥瘡に関する情報収集や現場での評価を実施し、問題となっている生活行為を見つけ出します。

1）カルテや他職種からのヒアリングによる事前の情報収集と評価

図 5 に示す情報収集・評価シートにある基本情報と生活環境の情報収集、褥瘡と生活行為・福祉用具などの評価をします。また、カルテ上に褥瘡の写真やベッド上、車椅子上の姿勢の写真などがあれば確認します。

図5 情報収集・評価シート

---

1. 基本情報
   氏名：＿＿＿＿＿＿＿＿＿＿　性別：＿＿＿＿　年齢：＿＿＿＿歳
   要介護度：要支援＿＿＿＿／要介護＿＿＿＿　身障手帳：＿＿＿＿級
   主病名（発症日）：＿＿＿＿＿＿＿＿＿＿＿（　　年　　月）合併症：＿＿＿＿＿＿＿
   身長：＿＿＿cm　体重：＿＿＿kg　摂取カロリー：＿＿＿＿kcal
   感覚障害：なし・あり（部位：＿＿＿＿＿＿＿＿＿＿）・不明
   特記すべき心身状況(麻痺・拘縮・変形・筋緊張など)：＿＿＿＿＿＿＿＿＿＿＿＿

2. 生活環境の情報
   住居：□一戸建て（□バリアフリー）□マンション（□バリアフリー）□病院　□施設
   　　　□その他
   住居の周辺：□平地　□段差あり（場所：＿＿＿＿／段差の高さ：＿＿＿＿cm）□スロープあり
   　　　　　　□砂利道あり □坂あり
   主な介助者：□病院・施設スタッフ　□配偶者　□子　□親　□在宅のケアスタッフ
   　　　　　　□その他：＿＿＿＿＿＿＿＿＿＿＿＿
   外出：□通院　□デイケア・デイサービス　□買い物　□仕事・学校　□余暇活動
   　　　□その他：＿＿＿＿＿＿＿＿＿＿＿＿

3. 褥瘡の評価
   褥瘡：なし・あり（部位：＿＿＿＿＿＿＿＿＿／形：円形・輪形・馬蹄形・蝶形・不整形）
   ポケット：なし・あり（部位：＿＿＿＿＿＿＿＿＿／
   　　　　　方向（〇時方向）：＿＿＿＿＿＿＿＿＿）
   褥瘡の大きさ：縦；＿＿＿＿＿＿mm　横；＿＿＿＿＿＿mm
   　　　　　　　DESIGN-R®2020：＿＿＿＿＿＿＿＿＿
   褥瘡の観察における問題点：□色　□浸軟　□病的臭　□褥瘡部周辺のかたさ
   皮膚の観察における問題点：□色素沈着　□瘢痕　□発赤　□びらん　□乾燥具合　□湿潤
   　　　　　　　　　　　　　□かたさ　□衛生状態
   褥瘡の既往：なし・あり（部位：＿＿＿＿＿＿＿＿＿　いつ頃：＿＿＿＿＿＿＿
   　　　　　　　　　　　　発症原因：＿＿＿＿＿＿＿＿＿）
   褥瘡発生から現在までの治療経過：＿＿＿＿＿＿＿＿＿＿＿＿＿＿＿＿
   褥瘡リスクの確認：ブレーデンスケール：＿＿＿＿＿点
   　　　　　　　　　病的骨突出：なし・あり（部位：＿＿＿＿＿＿＿＿＿＿＿）
   褥瘡発生の原因として考えられる生活行為：＿＿＿＿＿＿＿＿＿＿＿＿＿＿＿
   当事者や家族が考えている褥瘡発生の原因：＿＿＿＿＿＿＿＿＿＿＿＿＿＿＿

4．生活行為・福祉用具などの情報

〈生活行為に関する特記事項〉

当事者・家族が今、そして今後したい生活行為、今の生活で困っている生活行為など

_____

_____

食事：＿＿＿＿＿＿＿　排泄：＿＿＿＿＿＿＿　入浴：＿＿＿＿＿＿＿

更衣：＿＿＿＿＿＿＿　整容：＿＿＿＿＿＿＿

移動：＿＿＿＿＿＿＿　ADL以外の生活行為に関する特記事項：＿＿＿＿＿＿＿＿＿＿＿＿

〈福祉用具に関する情報〉

寝具：□布団　□ベッド　□電動ベッド（メーカー名：＿＿＿＿＿＿　□2モーター　□3モーター）

　ベッドの背上げ：□する（□目的＿＿＿＿＿　□最大角度＿＿＿度

　　　　　　　　　　　　　□時間　1回＿＿＿分1日合計＿＿＿分）　□しない

マットレス：商品名：＿＿＿＿＿＿＿＿＿

　　　　　　□静止型　□圧切替型（エア）　□体位変換機能　□その他＿＿＿＿＿＿＿＿＿

マットレスの問題点：＿＿＿＿＿＿＿＿＿＿＿＿＿＿＿＿＿＿＿＿＿＿＿＿＿＿＿＿＿

移動方法：□歩行（屋内・屋外）　□車椅子（屋内・屋外）　□乗用車　□タクシー・電車・飛行機

　　　　　□その他＿＿＿＿＿＿＿＿＿＿

歩行能力と使用している福祉用具：□自立　□要介助（見守り・手引き歩行）　□杖　□歩行器

　　　　　　　　　　　　　　　　□シルバーカー　□その他＿＿＿＿＿

使用している椅子とその問題点：＿＿＿＿＿＿＿＿＿＿＿＿＿＿＿＿＿＿＿＿＿＿＿

車椅子の種類：□標準型車椅子　□モジュラー車椅子　□リクライニング車椅子

　　　　　　　□ティルト機能付き車椅子

　　　　　　　□その他＿＿＿＿＿＿＿　駆動方式（電動・手動・介助用）　製品名：＿＿＿＿＿＿

車椅子の座クッション：□なし　□あり　製品名：＿＿＿＿＿＿＿＿＿＿＿＿＿＿＿＿

車椅子と座クッションの問題点：＿＿＿＿＿＿＿＿＿＿＿＿＿＿＿＿＿＿＿＿＿＿＿

車椅子操作能力：□自走不可

　　　　　　　　□自走可（上肢：右・左　下肢：右・左　操作距離　約＿＿＿＿＿m　操作時間＿＿＿＿分）

車椅子乗車時間：1回の乗車時間：＿＿＿時間　回数：＿＿＿回　1日合計＿＿＿＿＿時間

　　　　　　　　主な乗車目的：＿＿＿＿＿＿＿＿＿＿＿＿＿＿＿＿＿＿＿＿＿＿＿

除圧動作：□非実施　□実施（□自力　□介助）

　　　　　除圧方法と時間：＿＿＿＿＿＿＿＿＿＿＿＿＿＿＿＿＿＿＿＿＿＿＿

移乗能力：□自立　□要介助（介助量：□全介助　□半介助　□部分介助）　介助人数（□1人　□2人）

その他に使用している福祉用具またはサービス：

　□介助バー　□トランスファーボード　□スライディングボード　□スライディングシート

　□介護用リフト

　□入浴関連＿＿＿＿＿＿＿＿　□排泄関連：＿＿＿＿＿＿＿＿＿　□外出：＿＿＿＿＿＿＿＿

　□その他＿＿＿＿＿＿＿＿

2) 生活場面での評価

①褥瘡・皮膚の確認

　褥瘡や皮膚の状態を確認します。褥瘡がある場合は、発生部位、形状、骨突出の程度、浸軟、臭いなどを確認します。皮膚は、色素沈着、瘢痕、発赤、びらん、乾燥具合、湿潤、かたさ、衛生状態を評価し、褥瘡発生のリスクを検討し、褥瘡予防・悪化防止に活かします。

　発症部位からは、褥瘡の発生原因となる姿勢が推測できます。形状からは、圧迫によるものかずれによるものかが推測できます。円形や楕円形は、圧迫、不整形は頭側挙上（ベッドの背上げ）や座位での姿勢崩れなどによるずれが原因となってい

作業療法　181

る可能性があります。ポケットがある場合は、創底の浅いほうから深い方向にずれ力が発生している可能性があります。褥瘡の部位・形状と主な発生原因とその対応例は別稿（p.78、79）をご参照ください。

また、座位姿勢をとる高齢者の褥瘡形成の実態把握調査[3]では、座位特有の形状には円形、輪形、馬蹄形、蝶形、不整形があり、円形と輪形は垂直の圧力が関与し、馬蹄形と蝶形と不整形はずれ力が加わっていると述べられています。エコー検査は皮膚の表面から観察できない軟部皮下組織の状態を評価することができ、リスク管理に有用です。病的骨突出がある場合は褥瘡の発生リスクが高まります。浸軟はおむつや尿とりパット、被覆材などによる「蒸れ」を疑います。病的臭がある場合は感染の可能性があります。

②当事者・家族からの聴取

褥瘡発生の原因追求として、1日や1週間などの生活パターンを把握し、褥瘡発生の原因と考えられる場面が1日のなかでどのくらいの時間を占めているのかを明確にします（図6）。

また、目標設定やプログラムの立案に関する聴取内容は、当事者が今、そして今後したい生活行為、今の生活で困っていること、生活状況の変化の予定（復職、復学、転居など）などがあります。

③生活環境、福祉用具、自助具などの確認（図7）

ベッド、マットレス、ベッド周辺用具、椅子、ソファー、車椅子、車椅子用の座・背クッション、移乗用具、入浴関連の用具と浴室の環境、排泄関連の用具とトイレの環境、テレビの位置、屋内外の移動方法と動線、車の座席などを確認します。歩行が可能でもテレビを見るなどして長時間ソファーに座っている場合は尾骨部や坐骨部に褥瘡が発生することがあります。また、テレビの位置により同一部位が長時間圧迫され、褥瘡が発生することがあります。適切な位置調整や体位変換が必要になります。

図6　生活パターン確認シート

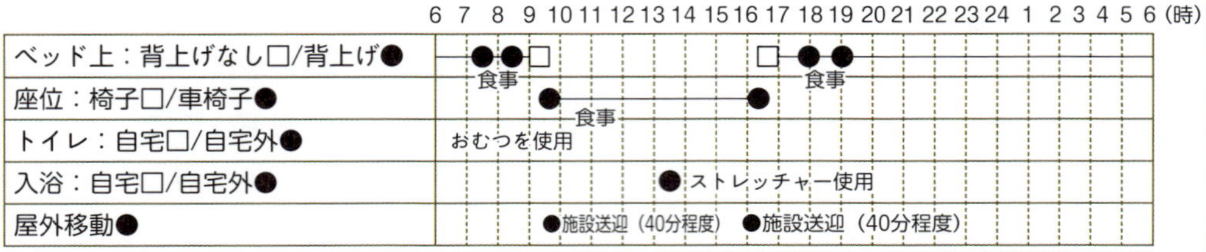

	6 7 8 9 10 11 12 13 14 15 16 17 18 19 20 21 22 23 24 1 2 3 4 5 6 (時)
ベッド上：背上げなし□/背上げ●	●●□　　　　　　　　　　　　□ ●● 食事　　　　　　　　　　　　　　食事
座位：椅子□/車椅子●	●　　　　　　　　　　● 食事
トイレ：自宅□/自宅外●	おむつを使用
入浴：自宅□/自宅外●	●ストレッチャー使用
屋外移動●	●施設送迎（40分程度）●施設送迎（40分程度）
1週間の生活パターン	月曜日・金曜日：デイサービス　火曜日：訪問診療か訪問看護　水曜日：訪問リハビリ　木曜日：訪問入浴
特記事項	表は月・金曜日の生活パターン。車椅子座位時に姿勢の崩れがあるため対応が必要。

図7 生活環境、福祉用具、自助具、生活用具などの確認

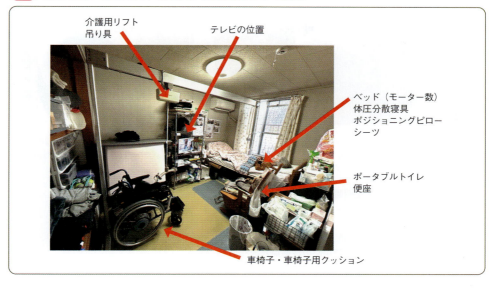

図5の情報収集・評価シートに評価結果を記入し、褥瘡発生の原因の発見に役立てます。

④**問題となる生活行為の推測**

上記の①〜③の結果から、褥瘡発生や悪化の原因となる生活行為を推測します。

❷ 問題となる生活行為の分析とプログラムの立案

問題となると推測された生活行為の姿勢、動作、やり方、環境、所用時間などを実際の場面を見て分析し、その生活行為が安全に継続してできるようになるための作業療法プログラムを立案します。

❸ 作業療法場面での生活行為の実施

目標を達成するための心身機能の代償方法、新たな動作方法の提案、生活行為がしやすい福祉用具や環境などを準備し、作業療法場面で生活行為を実施します。遂行状況を評価し、実施した内容が生活場面で継続してできるかを判断します。

また、シート型の体圧分布測定装置は圧分布や測定値を視覚的に示せるので、動作指導や座クッションの選択などの際に用いると当事者・家族の納得感が高まります。仙骨部、踵部、大転子などの静的な接触圧をピンポイントで簡易的に測定したい場合は、携帯型の接触圧測定器が有用です（**図8**）。

❹ 生活場面での再評価

生活場面において作業療法場面で実施した生活行為ができているか、新たな褥瘡

図8 体圧分布測定装置を用いた接触圧測定

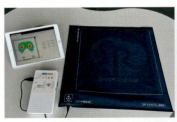
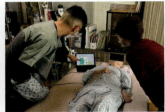
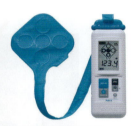

シート型の体圧分布測定装置の例（SRソフトビジョン 数値版ワイヤレス：住友理工社製）＊タブレットは同社製品ではありません　　体圧分布測定装置を使用した家族指導場面　　携帯型接触圧測定器の例（パームQ：ケープ社製）

〈シート型の体圧分布測定装置の使用メリット〉
① 車椅子用の座・背クッションの有用性や除圧動作の説明がしやすくなる。
② 適切な体圧分散寝具や車椅子用のクッションなどの選択の目安になる。
③ 動的な生活行為での測定ができる。

〈シート型体圧分布測定装置使用時の注意点〉
＊測定器による評価のみでなく必ず触診を行う。
＊測定時の姿勢、評価時間（沈み込みの影響など）に配慮する。
＊センサーシートには伸張性がなく、測定時にもハンモック様効果を取り除くことができないことを念頭におく。

の発生、痛みや不快感、呼吸や摂食・嚥下、介助等に問題が生じていないか、他の生活行為に悪影響がないかなどを評価します。創部の悪化やその他に悪影響が認められた場合はすぐに指導した内容を中止し、早急に用具の再適合や調整、介助方法の変更をします。現状維持、もしくは改善傾向の場合は実施内容を継続します。

❺ 効果の共有と今後の方針の決定

当事者、家族、関係者を含めた多職種による効果の共有と今後の方針を話し合います。目標達成時には支援の終了か新たな目標に向けた支援を開始します。

作業療法の実施における注意点

❶ 作業療法士の役割や専門性の説明

褥瘡予防・悪化防止にかかわる作業療法士の役割は十分に知られていないのが現状です。そのため、前述した作業療法士の役割や専門性を伝えることが必要になります。説明の際の注意点として、専門用語は極力使わず、使う場合はわかりやすく説明します。当事者や家族、他職種が理解し、納得しているかを確認しながら説明します。他職種と連携しながら当事者・家族と信頼関係を築いていこうとする姿勢

が大切です。

❷ 当事者の生活と褥瘡予防・悪化防止の方法への配慮

特に、在宅の当事者や経過の長い脊髄損傷者は本人なりの褥瘡予防・悪化防止の方法や考え方があり、生活環境や動作の変更に消極的な場合があります。現在の生活環境や生活行為のやり方の理由をしっかりと聴取し、受け入れたうえで、専門職として変更によるメリットと注意点を十分に説明し、そのうえで本人が納得していることを確認しながら進めていくことが大切です。

また、生活環境ややり方を急に変更することは難しい場合があるため、変更した生活行為ができるようになり、習慣化するまでのフォローが必要です。当事者と信頼関係を築くことが、後のセルフマネジメントの獲得につながります。

インターネットから褥瘡に関する情報を得られやすくなっていますが、適切でない情報もあるので、支援者は日本褥瘡学会が編集している『褥瘡予防・管理ガイドライン』などを参照しながら、医学的な根拠に基づいた情報を対象者や関係者に伝える必要があります。

❸ 褥瘡予防の重要性の伝達

当事者や家族が持続する発赤や表皮剝離を軽視し、褥瘡を「当たり前」と認識している場合があります。褥瘡の悪化は急速に進むことがあるため、日頃の皮膚の観察が大切なこと、持続する発赤や表皮剝離が褥瘡であることを説明します。伝達内容として以下の点を強調します。①褥瘡発生に伴う敗血症などのリスク（医師からの説明もふまえて説明する）、②褥瘡発生時に必要な対応（医療機関への相談や受診）。

❹ 実施可能で継続的な介助方法の提案

介助者の介入できる時間やマンパワー、そして介助者が介助方法を理解でき、実際に必要なケアを行えるかを把握します。介助者の負担にも配慮し、確実に実施できるよう、継続できる簡単な介助方法をわかりやすく提案し、相談に対応するなどの支援が必要になります。

生活行為における対応の例

❶ 起居動作

褥瘡の部位によって起き上がり動作の方法を検討します。また、マットレスが適切に選択されているかも評価します。

作業療法　**185**

1）坐骨部に褥瘡がある場合

側臥位になり電動ベッドの背上げ機能を使用して起き上がる方法や、自力で起き上がる場合には褥瘡がない側からゆっくりと起き上がり、褥瘡がある側の坐骨部への圧迫、ずれを回避する方法があります（図9）。

2）仙骨部に褥瘡がある場合

この場合は以下のような方法があります。
①側臥位になり仙骨部の接触をなくして、電動ベッドの背上げ機能を使用して起き上がる方法
②寝位置を調整し、ベッドの背上げをした後にスライディンググローブなどを使用して背抜きをする方法
③背面にスライディングシートを敷いておき、ベッドの背上げ時の背部のずれを軽減する方法
④介護用リフトを使用する方法
　①～④についてスライディンググローブやスライディングシートを使用する際は、持ち方、適切な介助姿勢、力の使い方など介助者の関節保護に配慮した使用方法を指導します（図10）。

❷ 移乗動作（ベッド上の移動含む）

端座位保持ができない場合は介護用リフトが有用です。移乗時の圧迫、ずれの軽減とともに介助者の腰痛予防にもつながります。また、介護用リフトを適切に用いることで、移乗後に適切な車椅子座位姿勢がとりやすくなります。脊髄損傷者の場合はプッシュアップがしっかりとでき、臀部を十分に浮かすことができているかを

図9　起居動作の評価場面

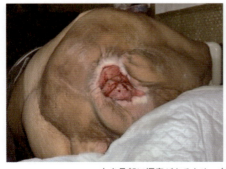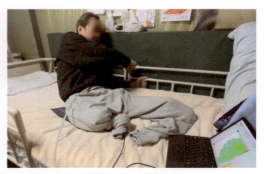

右坐骨部に褥瘡があるため、左側からの起き上がりを評価している場面

図10 起居動作時の介助指導場面

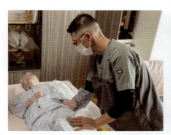
スライディンググローブを用いて仙骨部の圧迫の程度を評価している場面

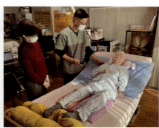
頭側挙上時に背中のずれを軽減するために背面にスライディングシートを敷いてベッドの背上げを行っている場面

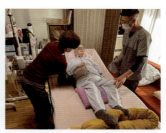
スライディンググローブを用いた背抜きの指導場面

確認します。不十分な場合はプッシュアップ台やスライディングシート、スライディングボードの使用を検討します。体圧分散寝具が柔らかすぎると十分にプッシュアップができず臀部が擦れるため、適切な硬さの体圧分散寝具の選定も重要です。褥瘡の発生リスクと併せて選定します。

❸ 排泄行為

1）適切な便座の選定と使用

柔らかい素材の便座や便座用のエアクッションなどを使用し、坐骨部の圧迫を軽減します。便座と坐骨部の位置関係を確認し、適切な位置に座るよう指導します。

2）自己導尿の指導

①車椅子上での自己導尿

クッションや下肢固定ベルトを使用して、安定した姿勢を保つことが重要です。自己導尿中やその前後に、坐骨部の除圧方法を指導します。具体的には、定期的に体幹を前傾させたり、側方に体重を移動させたりすることが効果的です。また、導尿時に使用する手鏡や補助具の選定と使用方法を指導し、必要に応じて改良を加えます。

②ベッド上での自己導尿

坐骨部の圧迫とずれに注意します。背上げをした状態での長座位は坐骨部の接触圧が高く、特に布団の掛け剝ぎなどで足の方向に体幹を前傾するとより接触圧が高まります。布団を足方向ではなく、側方に剝ぐ方法や日常用具を足側ではなく側方において操作する方法、長座位での除圧方法、時間管理などを指導します。図11 に体幹を傾けることによる坐骨部の除圧動作の指導場面を示します。

作業療法

図11 自己導尿への対応

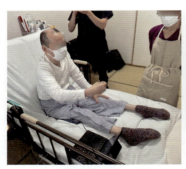
①自己導尿をする場面の確認

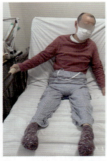
②ベッド上での右坐骨部の減圧動作の指導場面

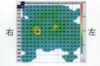
①右坐骨部の接触圧が高い。

②左側へ身体を傾けることにより右坐骨部の接触圧が減少。

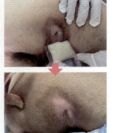
右坐骨部の変化
動作指導や体圧分散寝具の変更などにより褥瘡は治癒した。

3）排泄用具の適切な選定と装着

失禁状態を把握し、適切な排泄用具（リハビリパンツやおむつ）を選定します。通気性がよく、皮膚への負担が少ない製品を選ぶことが重要です。おむつやリハビリパンツがしっかりと装着され、しわや緩みがないことを確認します。適切なフィット感を保つことで、ずれや摩擦による皮膚の損傷を防ぎます。

4）外出時の対応

長時間の外出時には、携帯用のエアクッションなどを持参し、便座や座席での圧迫を軽減します。

❹ 食事行為

1）ベッド上での場合

ベッドの背上げによる座位姿勢は不安定であり、特に仙骨下部、尾骨部、踵部の褥瘡発生リスクが高くなります。摂食・嚥下をしやすくするためにもベッド上での端座位や車椅子座位で食事ができないかを多職種で検討します。ベッドの背上げをする際には、寝位置の調整、背上げ機能がついたエアマットを使用している場合は、その機能を使用します。摂食・嚥下に配慮したベッドの背上げ・膝上げ機能の角度設定、サイドテーブルの高さ調整、上肢の操作性と姿勢保持に配慮したポジショニング、食事〜食後の時間調整、背上げ後の背抜きなどが必要になります。

2）椅子・車椅子上での場合

病院・施設では食事が離床の機会になることがあり、食事時間の前後1時間程度

の座位保持が必要になることがあります。車椅子乗車時間の圧迫・ずれへの対応を
する必要があります。坐骨部、尾骨部や円背がある場合は脊椎部などに注意が必要
です。シーティングによる足底接地の確保、嚥下に配慮した頭頸部のアライメント、
上肢の操作性、机の高さ設定、上肢のリーチ範囲を考慮した食器のセッティング、
食事や食事時間前後に要する離床時間の調整が必要になります。脊椎部への対応と
しては車椅子の背張り調整機能の利用やクッションによる減圧などがあります。

❺ 更衣動作

　ベッド上長座位で行うと、坐骨部への圧迫や臀部にずれが生じやすいので注意が
必要です。また、更衣後、衣服にしわがよらないに注意します。更衣方法や更衣の
所要時間を評価し、上衣は下肢下垂位で着替える、下衣は、長座位あるいは胡坐位
のみでの着脱ではなく、臥位での引き上げも検討します。

　また、衣服の選択も大切で、伸縮性のある素材の服は着やすく、通気性がよく、
吸湿性に優れた素材の衣服は湿潤による褥瘡発生リスクを減らします。圧迫を避け
るためには、ゆったりとしたデザインの衣服を選ぶことや、衣服の縫い目やゴムが
皮膚に食い込まないように注意します。

❻ 入浴行為

1）用具の選定時の注意点

　入浴で洗い場に座るときにはバスマットのみでは減圧が不十分なことがあるので、
耐水性のある座クッションを検討します。また、シャワーチェアの座面も皮膚に直
接触れることや、大腿部・臀部の接触面積が少ないため坐骨部をより圧迫するので、
長時間にならないよう入浴時間の設定が必要になります。洗体の模擬動作時に接触
圧を測定することにより、座面クッションの選定や動作指導がしやすくなります（図
12）。また、スリングシート（吊り具）やスライディングボードなどの用具を使用す
る場合も、直に皮膚に触れるので、用具の硬さや移乗時のずれに配慮します。

2）シャワーキャリー使用時の注意点

　身体と座面との接触面の触診や体圧分布測定装置で接触圧を測定し、座面の硬さ
や形状が適切かを確認します。必要に応じて座り方を指導します。

❼ 屋外移動（車椅子・車・電車・飛行機）

1）車椅子駆動

　段差、スロープ、路面のがたつきなど、動線を評価し、ずれ力が発生しにくい動
線を検討します。また、屋外ではノーパンクタイヤは振動が大きくなるため、空気

作業療法　　**189**

図12 体圧分布測定装置を用いた洗体動作の指導場面と使用しているシャワーチェア

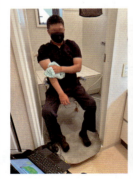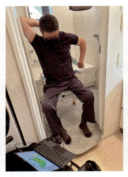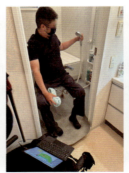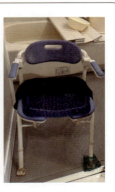

式のタイヤを検討します。その他に車椅子の座クッション（減圧と安定性のバランス）、サスペンションなどについて検討します。

2）車への乗車

　介護タクシーなど車椅子のまま乗車する場合、カーブやブレーキで坐骨部や尾骨部などにずれが生じ褥瘡を発生する可能性があります。車の座席に座る場合は骨盤が後傾位になりやすく、尾骨部の褥瘡発生、悪化にも注意が必要です。車椅子用のクッションを使用することにより、安定性や減圧が図れることがあります。

3）乗用車の運転

　当事者が車を運転する場合、減圧のために使用するクッションの厚みや形状・素材により運転がしにくくなることがあります。減圧と運動のしやすさ、運転時間を評価しながら安全性を確保します。運転席用のクッションの選定方法としては車のシートのやわらかさや形状、接触圧を評価した後、座クッションを置いて、運転のしやすさと接触圧を評価します。運転席での除圧方法としては、停車時にハンドルに覆い被さる、体幹を側方に傾けて減圧するなどがあります。

4）電車・飛行機での移動

　新幹線での移動では、臥位になれる多目的室が利用できます。障害者手帳を持っている場合は利用区間の事前予約が可能です。予約がなくても当日あいていれば、利用できます。飛行機での移動では、空気調整式のクッションを使用している場合、高度が上がるとセルが膨らむので、特に長時間のフライトでは注意が必要です。

❽ 仕事

復職後に褥瘡を再発する原因としては、通勤による座位時間の延長や就業環境などが関与していると推測されます。職場への移動手段と方法、職場の仕事内容と机・作業台の高さ、休息場所、除圧動作とその頻度、移乗動作などを確認します。仕事により長時間、車椅子に座り続ける場合は、除圧動作だけでは不十分な場合があるので臥位になれる時間を確保する必要があります。

❾ 車椅子スポーツ

スポーツ用の車椅子や車椅子用座クッションなどの座位環境は競技能力を高めるため、座面が硬く、固定ベルトを使用することがあります。足ベルトをきつく装着することにより、腓骨部や脛骨部に褥瘡が発生することがあります。練習時の筋力増強運動や長座位での練習場面での坐骨部の褥瘡発生にも注意が必要です。

また、練習や試合の遠征では、移動や座位時間の延長、宿泊場所など通常と異なる生活環境になるため注意が必要です。ハードな練習後の疲労により乗用車のシートで眠りこんでしまうことや、ズボンに携帯電話を入れたまま寝てしまうこともあります。日本褥瘡学会のホームページから『車いすアスリート褥瘡予防・管理ベストプラクティス』が閲覧でき、参考になります。

❿ 生活行為中の車椅子上での除圧・減圧動作

日本褥瘡学会編集の『褥瘡ガイドブック（第3版）[4]』では、自分で座位の姿勢変換ができる場合は、目安として15分ごとに姿勢変換を行ってもよいと明記されています。プッシュアップ以外の除圧方法としては体幹を前傾や側屈させる方法があり、複数のバリエーションを持っておくと当事者の負担軽減にも有用です。車椅子上で体幹を伸展させる除圧動作は、坐骨部や脊柱の棘突起部に褥瘡の発生リスクがあります。シート型の体圧分布測定装置は除圧効果を定量的に示すことができるため、除圧動作の方法や必要性を当事者が納得しやすく、セルフマネジメントにもつながりやすくなります（図13）。

ゲームやネットサーフィンなど当事者が集中して行う生活行為は、長時間同一姿勢となることに加え、除圧動作をすることを忘れてしまうことにより、褥瘡発生のリスクが高まります。対策としてタイマーやスマートフォンのタイマーアプリの使用を検討します。

図13 車椅子上の除圧・減圧動作と座面の接触圧

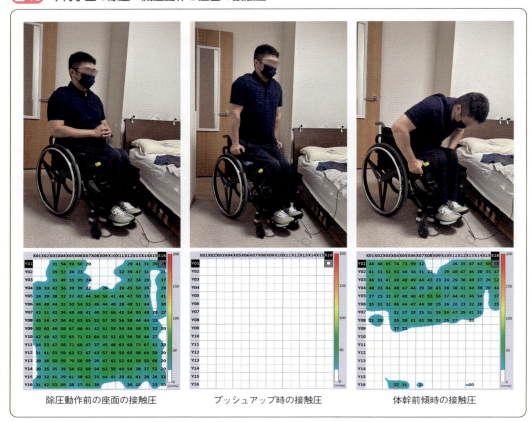

除圧動作前の座面の接触圧　　プッシュアップ時の接触圧　　体幹前傾時の接触圧

引用文献
1. 日本作業療法士協会編著：作業療法ガイドライン（2018年度版）．日本作業療法士協会，2019：5．
2. 岩谷清一：褥瘡患者に提供できる作業療法．褥瘡会誌 2020；22（2）：96-105．
3. 藤本由美子，真田弘美，須釜淳子：座位姿勢をとる高齢者の褥瘡形成の実態調査 褥瘡の形状と車椅子接地形状の関係から．日本看護科学会誌 2004；24（4）：36-45．
4. 日本褥瘡学会編：褥瘡ガイドブック 第3版．照林社，東京，2023：144．

第5章

褥瘡に対するリハビリテーション医療

栄養管理

真壁　昇

　栄養状態の低下は、褥瘡発生の危険因子であるだけでなく、褥瘡が難治化する要因の1つです。栄養状態を評価できる身体指標として除脂肪体重（Lean Body Mass：LBM）があり、この減少に伴い血清蛋白や免疫能が低下し易感染状態になるばかりか、フレイルやサルコペニアに伴うADL低下および転倒や骨折、褥瘡の発生要因と難治化の原因になります。そのため、LBMの減少が重要な栄養学的指標であることが明らかとされてきました。LBMの維持・改善のためには、十分な栄養と運動の両輪のどちらもが欠かせません。

褥瘡とLBM

　栄養管理が褥瘡予防や治療の柱になる理由は、LBMから理解できます。例えば、末梢輸液のみで栄養を摂らない状態が続くと低栄養が生じます。生体内では、肝臓と筋肉のグリコーゲンによって生命維持が図られますが1日程度で枯渇し、徐々にLBMが消費されます。生体侵襲が増加するほど栄養消費量が増えるため、LBMの減少が進行し栄養障害が増悪していきます。このLBMの減少に伴い、褥瘡が発症し易く難治性になるばかりか種々の臓器障害が生じることが知られています。そしてLBMが健常時と比して30〜40%以上喪失すると窒素死（Nitorgen Death）と呼ばれる不可逆的な生命の危機が生じます。このLBMが一定量以上減少し筋力・身体機能低下を認める病態がサルコペニアといえます。また、LBMの減少率が高くなるほど、摂取由来のタンパク質は創傷治癒に利用され難くなることが明らかとされています（図1）[1]。

　このように、褥瘡の予防および早期治癒を図るうえでの栄養管理の目的はLBMの維持・改善であり、サルコペニアの予防および改善を目指すことにもつながります。ただし、褥瘡の治癒遅延があるからと栄養摂取／投与量を盲目的に増加させることは、

図1 LBMの減少率と創傷治癒

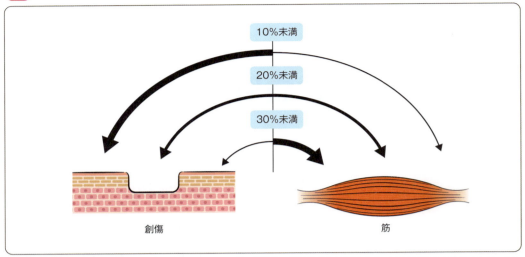

LBM減少率が10%未満時は、経口摂取由来のタンパク質は優先的に創傷治癒に利用される。LBMが減少するにつれて、タンパク質はLBMの回復に利用されるため、創部には利用されにくくなり、創傷治癒はLBMが回復するまで遅延する。LBM減少率が30%を超えると、コラーゲン損失により皮膚の脆弱化に伴い、創傷が悪化する。
Robert H, Demling RH：Nutrition, Anabolism and the Wound Healing Process: An Overview. ePlasty 2009；9：e9.より筆者訳

脂肪量を主とした体重の超過にもつながる可能性があるため、適切な栄養アセスメントに基づき栄養量を調整することに留意します。

サルコペニアと栄養のトピック

　種々の栄養素の中でも筋量、筋力および身体機能の維持・向上には十分なタンパク質摂取が必要であり、サルコペニア予防のためのタンパク質摂取量は1食あたり25〜30g（少なくとも1食20g以上）、1日あたり1.2〜1.6g/kgBW（体重）が推奨されます[2]。実際に、地域在住高齢者を対象としてレジスタンス運動を中心とした運動介入に加えホエイプロテインなどのサプリメンテーションを実施した複数の無作為化比較試験より、栄養強化介入が筋量や筋力、歩行速度などの身体機能の向上に寄与し、サルコペニアの予防または改善に有効であることが示唆されています。

　また、既存の研究ではサプリメント付加による栄養強化が中心であり、個々の患者における実生活での再現が可能であるかどうかについてはさらなる検証が必要と考えられています。近年のいくつかの報告より、高齢者では健康維持のために必要十分なタンパク質摂取ができていない可能性があること、また必要量は摂取できていたとしてもタンパク質摂取が1食（主に夕食）に偏っているなど摂取方法に課題があります。十分な筋蛋白の同化作用が得られていない可能性が報告されています。サルコペニアの発症および重症化予防を目的とした高齢患者に対する栄養介入にお

いては１日のタンパク質総量だけでなく３食の摂取比率等にも配慮する必要性が明らかとされてきました[3]。

褥瘡栄養対策で注目される栄養素

❶ エネルギーとタンパク質

　　エネルギーまたはタンパク質の不足は、体蛋白の合成低下および異化亢進をもたらし創傷治癒を遅延させます。また、健常時に比べ高エネルギー・高タンパク質の栄養補給が褥瘡治療の標準的な栄養管理として行われています。その有効性のエビデンスは少ないのが現状です。我々が行ったシステマティックレビューの結果[4]、高エネルギー・高タンパク質の栄養補給による褥瘡の治療効果を評価した介入研究として RCT が２件（介入期間８週間および 12 週間）ありました。また、高タンパク質の栄養補給の効果を評価した非 RCT は１件（介入期間８週間）でした。このなかで褥瘡のサイズは、すべての研究において有意に縮小していました。興味深い点は、体重・BMI は高タンパク質の栄養補給を行っても差は認めず、高エネルギー・高タンパク質の栄養補給では有意に増加していたことです。

　　これらのことから、体重の維持可能なエネルギー量の投与／摂取ができれば、タンパク質量を増加させるだけでも褥瘡のサイズが縮小する可能性が考えられます。

　　一方、腎機能の指標となるクレアチニンをアウトカムとした非 RCT が１件ありました。対象者は介入時の腎機能に異常がなく、高タンパク質（タンパク質エネルギー比率 24%）の栄養補給群と、通常タンパク質（タンパク質エネルギー比率 14%）の栄養補給群との間にも介入８週後のクレアチニン値に有意な差を認めず、血中尿素窒素の上昇も認めていません。そのため高タンパク質の投与に伴う腎機能への影響は、腎機能に異常がなければ、少なくともタンパク質エネルギー比率 24% までは悪影響を及ぼさないことが示唆されます。以上のことより、高エネルギー・高タンパク質の栄養補給は、適切なアセスメントのうえで褥瘡の治療に有益といえます[4,5]。

❷ 亜鉛

　　亜鉛は生体に必須となる微量元素ですが、入院高齢者において潜在的欠乏症が少なからず存在し、その原因は食事摂取量の減少や吸収率の低下、または基礎疾患やキレート作用のある薬剤使用など高齢化に伴う要因も考えられています。症状としては味覚・嗅覚異常や皮膚炎、口内炎、脱毛症などを認めます。亜鉛欠乏症の診療指針（2018）[6] では、欠乏症状があり血清亜鉛値にて亜鉛欠乏または潜在性亜鉛欠乏であれば亜鉛を投与し、症状の改善を確認することが推奨されています。なお、亜

鉛の生体内分布の大部分は血管外であり、かつ血清亜鉛値は日内変動を認めるため、その評価に際しては留意します。

褥瘡における亜鉛の有用性は古くから知られてきました。我々が行った褥瘡と亜鉛にかかわるシステマティックレビューでは、他の特定の栄養素とともに亜鉛を投与することによって褥瘡治癒に寄与すると結論づけています。また、『NPIAP（NPUAP）/EPUAP/PPPIA ガイドライン』[5]においても、亜鉛欠乏の際は40mg/日を超えないレベルで補給をすることが示されており、わが国の『褥瘡予防・管理ガイドライン 第5版』[4]でも、亜鉛単独の効果についての十分な報告はない現状であることを記しました。しかし、その後に、茂木らは亜鉛欠乏状態における褥瘡の発生と悪化の機序にかかわる研究を報告しています。亜鉛欠乏状態における褥瘡の悪化の機序は、亜鉛欠乏が褥瘡部位における血管損傷、酸化ストレスおよびアポトーシスを増加させ、さらにATPを不活性化する分子であるCD39を発現する表皮のランゲルハンス細胞の喪失やATP分解酵素の機能低下を誘発し、その結果、褥瘡部位の細胞外ATP量が増加し、炎症が惹起されることを明らかとしたのです（図2）。これらの成果により、亜鉛欠乏時には積極的にその補給をする重要性が示されました[7]。

＊

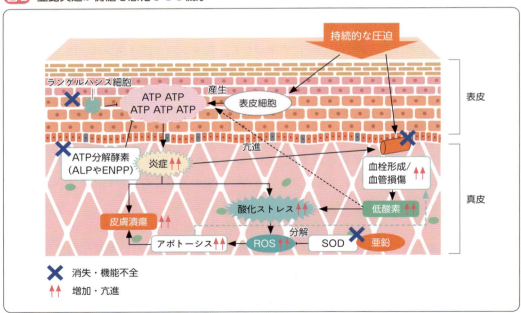

図2　亜鉛欠乏が褥瘡を悪化させる機序

ALP：アルカリフォスファターゼ（リン酸化合物の分解酵素）、ENPP：エクトヌクレオチドピロフォスファターゼ/ホスホジエステラーゼ（ヌクレオチドの分解酵素）、ROS：活性酸素種、SOD：スーパーオキシドディスムターゼ（活性酸素の分解酵素）
Nakamura H, Sekiguchi A, Ogawa Y, et al：Zinc deficiency exacerbates pressure ulcers by increasing oxidative stress and ATP in the skin. J Dermatol Sci 2019；95：62-69. より和訳改変

近年、サルコペニアの概念が普及し、その予防と改善にかかわる研究報告が増加しています。褥瘡診療においてはサルコペニアが注目される以前からその課題と直面しており、両領域の進展により、褥瘡予防にかかわるエビデンスが増加することも期待されます。

参考文献

1. Robert H, Demling RH：Nutrition, Anabolism and the Wound Healing Process: An Overview. ePlasty 2009；9: e9.
2. Paddon-Jones D, Rasmussen BB: Dietary protein recommendations and the prevention of sarcopenia. Curr Opin Clin Nutr Metab Care 2009; 12（1）: 86-90.
3. Smeuninx B, Greig CA, Breen L: Amount, Source and Pattern of Dietary Protein Intake Across the Adult Lifespan: A Cross-Sectional Study. Front Nutr 2020; 7: 25.
4. 日本褥瘡学会学術教育委員会ガイドライン改訂委員会：褥瘡予防・管理ガイドライン 第5版 . 褥瘡会誌 2022; 24（1）: 29-85.
5. National Pressure Ulcer and Advisory Panel, European Pressure Ulcer Advisory Panel and Pan Pacific Pressure Injury Alliance（NPUAP/EPUAP/PPPIA）：Prevention and Treatment of Pressure Ulcers：Clinical Practice Guidline,2014.
6. 日本臨床栄養学会編：亜鉛欠乏症の診療指針 2018． http://jscn.gr.jp/pdf/aen2018.pdf（2024/6/24 アクセス）
7. Nakamura H, Sekiguchi A, Ogawa Y, et al: Zinc deficiency exacerbates pressure ulcers by increasing oxidative stress and ATP in the skin. J Dermatol Sci 2019; 95（2）: 62-69.

第 5 章

褥瘡に対するリハビリテーション医療

嚥下機能低下を考慮した食事ケア

内田 学

はじめに

嚥下障害を有する患者は低栄養のリスクが高く、褥瘡の改善・治癒が遅延する症例も多くあります。低栄養によりエネルギーまたはタンパク質の不足が生じ、体タンパク質の合成低下および異化亢進をもたらし創傷治癒を遅延させることから、健常時と比較して高エネルギー・高タンパクの栄養療法が褥瘡治療の標準的介入となっています。

NPIAP（NPUAP）/EPUAP/PPPIA ガイドラインでは、褥瘡の治療のための具体的な必要量としてエネルギー投与量 30〜35Kcal/kg/ 日、タンパク質は疾患を考慮したうえで 1.25〜1.5g/kg/ 日が推奨量とされています[1]。嚥下機能低下を呈している患者にとって、前述したエネルギー強化療法は必須であることは周知の事実ですが、経口摂取することが困難な患者に対してエネルギー強化の手段はかえって嚥下障害を誘発することにつながり危険性も高くなります。

本稿では、褥瘡を形成する異常な座位姿勢が嚥下機能障害を誘発するメカニズムについて解説し、従来から実践されているポジショニングが嚥下機能を改善させる可能性について述べます。円滑な嚥下機能の獲得により、効果的な栄養強化療法の実践につながり褥瘡治癒に役立てることが望まれます。

褥瘡を形成する異常姿勢と嚥下機能障害の関連性

❶ 骨盤後傾 - 脊柱円背 - 頭部前方変位

坐骨や仙骨に褥瘡を形成する異常姿勢として、骨盤の後傾に伴い座面が前方にずれていく不良座位姿勢は容易に想像できます（図1）。坐骨や仙骨が前方に移動する

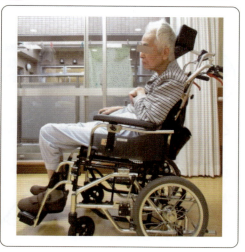

図1 褥瘡発生リスクの高い異常な座位姿勢

ことで、突出している骨が皮膚に持続的な圧迫と阻血を誘発し褥瘡を形成しやすくなります。この異常な座位姿勢は、脊柱の円背、頭部前方変位と連動した姿勢になりやすいです。嚥下機能として、頭部の位置は非常に重要であり、前方変位により舌骨下筋に伸張刺激が加わることとなります。舌骨下筋は嚥下運動時にリラックスした状態であることが要求され、舌骨上筋の活動により生じる喉頭挙上を促進する筋です。頭部前方変位により伸張刺激が加わることで、喉頭が下方に牽引され嚥下困難感が生じます（図2）。

骨盤後傾という異常な座位姿勢は褥瘡発生に対するリスクのみではなく、脊柱円背 - 頭部前方変位という一連の連動による嚥下障害の発生リスクも潜んでいます。褥瘡治癒のために実践するエネルギー強化療法を展開するうえでも、適切な嚥下機能を発揮させるためにも効率のよい嚥下機能の発揮を考慮する必要があります。

❷ 体幹の側方傾斜

適切な座位保持は、体幹を正中位に保持するだけではなく、安楽な日常生活を正中位に保持した状態で過ごせなくてはなりません。脳血管障害による弛緩性麻痺（図3）やパーキンソン病に好発するPISA徴候[注]などは体軸を側方に傾斜させやすい典型的な病態です。側方に傾斜することで、荷重が加わった側の坐骨には強い圧迫が加わり褥瘡の発生を誘発する因子となります。この一側に傾斜したアライメント変化は、嚥下機能に対しても不利に働きます。

実際の嚥下では、食べ物は口腔期から咽頭期を経て食道へと移送されます。食道入口部は１本の筒状の構造をしているものではなく、食べ物を嚥下する際には右側、左側の両側のルートに分割して梨状陥凹部まで移送しています。両側に振り分けて

注）立位や歩行時に、体幹の側屈や傾斜を特徴とする症状。非対称性が目立つことから、患者の活動を阻害しQOLを低下させる。

図2 骨盤後傾位が嚥下困難感を発生させるメカニズム

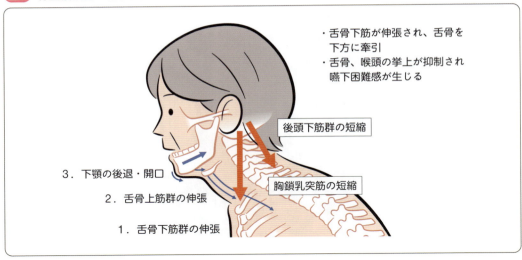

・舌骨下筋が伸張され、舌骨を下方に牽引
・舌骨、喉頭の挙上が抑制され嚥下困難感が生じる

後頭下筋群の短縮
胸鎖乳突筋の短縮

3．下顎の後退・開口
2．舌骨上筋群の伸張
1．舌骨下筋群の伸張

図3 体幹を一側に傾斜させる異常な座位姿勢

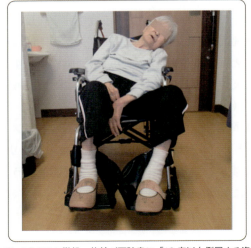

上半身が斜めに傾斜してしまうPISA徴候。体幹が不随意に「10度以上側屈する姿勢異常」と定義される。

　移送する外力は重力であり、体幹が正中位に保持されている状況であれば均等に振り分けられ適切に移送が完結します。
　しかし、体幹が傾斜している状況では、口腔期から食道入口部に移送する際に上側のルートを通過させることは重力に抗する力が要求されるため困難です。したがって、重力に従い下側のルートに集中した移送がなされており（図4）、狭い食道入口部に、本来よりも多くの食べ物が移送されることになります。この状態は、嚥下に対する強い飲み込みが要求され、患者自身も強い嚥下の発揮は達成されず口腔底に

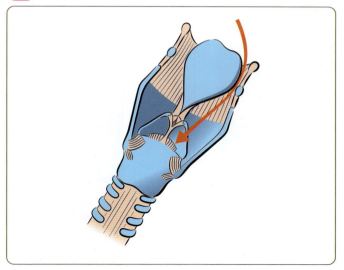

図4 側方への体幹の傾斜が嚥下困難感を発生させるメカニズム

ため込みが生じたり、1回の嚥下で完結することができずに何度にも分割して嚥下を行うなどの異常動作が出現しています。

このように、褥瘡を好発させる体幹の傾斜は、実際には嚥下困難感を誘発する不適切な姿勢であることを理解する必要があります。

嚥下機能を効果的に発揮させるポジショニング

異常姿勢は、咽頭や喉頭、食道の構造的変化が生じさせ嚥下機能を制限することについて述べてきました。褥瘡の治療戦略として、骨の突出部位にかかる座面の圧力を調整するシーティングが重視されています。褥瘡を有する嚥下障害患者に対しては摂取量を増加させる必要がありますが、安全で効率のよい咀嚼、嚥下を行うためにも座面にかかる座圧の評価だけでは不足しています。座圧に加えて、嚥下機能が効果的に発揮されるための骨盤、脊柱、頭頸部の位置を調整するという適切なシーティングの考え方も必須の介入となります。

そのためにも、骨盤の位置を適切に管理することが重要です。骨盤が後傾し前方にずれてしまうような場合などは、座骨の移動に対して制動を加える「アンカー付きクッション」（図5）やバスタオルなどを用いた「ウェッジ」（図6）が有効です。

円背が強い患者などでは、バックサポートとの接触部位が限局的となりやすいのです。後方に加わる圧力は、反作用として骨盤を前方にずらす力になりやすいため、モジュールタイプの車椅子などを活用し円背の程度に合わせて圧力を調整することなども有効な手段です。この介入は、脊柱とバックサポートとの接触面積を点では

図5 骨盤の前方滑りを制動するアンカー付きクッション	図6 バスタオルを用いた骨盤の前方滑りの制動
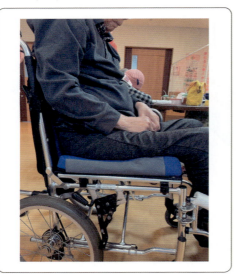	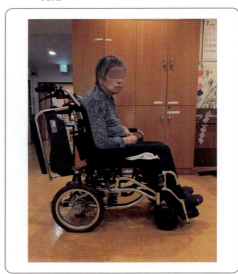

なく全面接触として受けることにつながり安定性が得られやすいのです。

体幹が側方に傾斜してしまう場合は、一側の座面にウェッジ状にしたタオル（図7）やクッションなどを用いて骨盤の傾斜を制動するなどの対応が効果的です。

ただし、いずれの対応も、固定することですべてが解決するものではなく、患者の状況に応じた微調整が必要です。シーティングを実践した環境下で患者がどのような姿勢になっているかを細かく評価し、嚥下機能と褥瘡の管理として適しているかどうかを再評価しながら決定していく必要があります。

具体的には、①皮膚の評価（発赤や圧痕の有無）、②骨盤の位置（中間位に近い状態）、③脊柱の円背、④喉頭隆起の位置（下方に引かれていないかどうか、舌骨下筋の筋緊張が亢進していないか）、⑤シーティングの持続時間（30分程度の持続性）、⑤嚥下の安全性（口腔内残渣の有無、むせの有無、嗄声の有無）などを総合的に評価していく必要があります。

嚥下機能が低下している患者に対する食事ケア

褥瘡患者に対する食事ケアとして、栄養療法は必須です。エネルギーやタンパク質だけではなく、亜鉛、アスコルビン酸、アルギニン、L-カルノシン、n-3系脂肪酸などといった栄養素の調整も必要[2]です。栄養療法については管理栄養士や栄養サポートチーム（NST：nutrition support team）に状況を相談することが推奨されています[3]。NSTの介入により、褥瘡発生率の低下、費用減少の報告[4]もなされているこ

図7 バスタオルを用いた骨盤の側方傾斜の制動

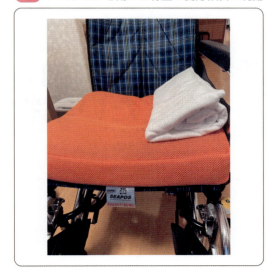

とから、状況に応じた提供量や種類の調整は重要です。しかし、現状のNSTなどでは、嚥下障害が出現している患者の「食べ方」や「食べる姿勢」などの評価を行うことは困難であり、専門である理学療法士、作業療法士の連携が必須です。

引用文献
1. 日本褥瘡学会編：褥瘡予防・管理ガイドライン 第5版．照林社，東京，2022：28-29．
2. 日本褥瘡学会編：褥瘡ガイドブック 第3版．照林社，東京，2023：138-139．
3. National Pressure Ulcer Advisory Panel. European Pressure Ulcer Advisory Panel. PanPacific Pressure Injury Alliance: Prevention and Treatment of Pressuer Ulcer: Quick Reference Guide（EMILY Haesler,Ed.）,Cambridge Media,oerth,Australia,2024.
4. 奥出公美子，東口高志，福村早代子，他：栄養療法に基づいた褥瘡管理の経済効果．静脈経腸栄養 2002；17（4）：29-33．

第**5**章

褥瘡に対するリハビリテーション医療

生活行為拡大に向けて
留意しておきたい薬物療法

生島繁樹

はじめに

　褥瘡の治療は創を正しく評価し、創に適した治療を選択します。その際に創は安静に保つ必要があります。また、褥瘡が治癒した直後の皮膚は脆弱です。そのため運動療法を行う際には、これらのことを理解したうえで行う必要があり、場合によっては、スポンジやクッションなどを用いて保護したうえでの治療が必要となります。

褥瘡のリスクを予想する褥瘡対策診療計画

　令和4年度診療報酬改定において「入院基本料及び特定入院料に関わる褥瘡対策」で、「褥瘡対策の基準」について「褥瘡対策の診療計画における薬学的管理に関する事項及び栄養管理に関する事項については、当該患者の状態に応じて記載すること。必要に応じて、薬剤師又は管理栄養士と連携して、当該事項を記載すること。なお、診療所において、薬学的管理及び栄養管理を実施している場合について、当該事項を記載しておくことが望ましい。」と追記されました。

　褥瘡対策の診療計画書は、医療機関における日常生活自立度が低い入院患者（自立度B・Cランク）に対し、褥瘡に関する危険因子の評価を行い、すでに褥瘡を有する患者に対して診療計画書の実施および評価を行います（表1）。

　褥瘡発生や発生予防には全身管理と局所管理が影響を与えます。褥瘡発生リスクに影響を与える可能性のある薬剤としては、催眠鎮静剤、抗不安剤、麻薬、解熱鎮痛消炎剤、利尿剤、腫瘍用剤、副腎ホルモン剤、免疫抑制剤などが挙げられています（表2）。

　2020年の日本褥瘡学会の報告によると、薬剤誘発褥瘡の原因薬剤としては催眠鎮静薬・抗不安薬（39.4%）、全身麻酔薬（15.9%）、精神神経用薬（15.7%）、麻薬

注）本稿では薬剤名において「薬」と「剤」の両方の表記をしている。本来は「薬」を使用するが、引用等の薬剤は「剤」のままとしている。

表1 日常生活自立度の低い入院患者

日常生活自立度	J (1, 2) A (1, 2) B (1, 2) C (1, 2)		対処
・基本的動作能力　（ベッド上 自力体位変換） 　　　　　　　　（イス上 坐位姿勢の保持、除圧）	できる できる	できない できない	「あり」もしくは「できない」が1つ以上の場合、看護計画を立案し実施する
・病的骨突出	なし	あり	
・関節拘縮	なし	あり	
・栄養状態低下	なし	あり	
・皮膚湿潤（多汗、尿失禁、便失禁）	なし	あり	
・皮膚の脆弱性（浮腫）	なし	あり	
・皮膚の脆弱性（スキン-テアの保有、既往）	なし	あり	

（危険因子の評価）

表2 薬学的管理に関する事項　□対応の必要無し

褥瘡の発症リスクに影響を与える可能性がある薬剤の使用 □無　□有（催眠鎮静剤、抗不安剤、麻薬、解熱鎮痛消炎剤、利尿剤、腫瘍用薬、副腎ホルモン剤、免疫抑制剤、その他（　　　　　　　））
〈すでに褥瘡を有する患者〉薬剤滞留の問題　□無　□有

（薬学的管理計画）

（13.0%）が上位を占めていました[1]。2014年に行われた褥瘡の危険因子であるスキン-テアの実態調査において、薬剤の使用歴はステロイド（27.5%）、抗凝固薬（43.3%）、抗がん薬（15.3%）であったと報告されています[2]。

　褥瘡治療における全身管理として、疾患管理、栄養管理は言うまでもありませんが、薬剤による影響もあることを理解しておくことが必要です。また、局所管理として、スキン-テアをはじめとする局所の皮膚の状態に加えて、適切な外用薬や創傷被覆材の使用状況を確認することが必要です。

リハビリテーション医療に影響を与える可能性のある薬剤

　褥瘡対策に関する診療計画書に記載されている褥瘡発生リスクに影響を与える可能性のある薬剤は、「体調チェック・フローチャート（日本薬剤師会編）」より食事、排泄、睡眠、運動、認知機能の5領域に影響する薬剤の一部が掲載され、催眠鎮静剤、抗不安剤、麻薬、解熱鎮痛消炎剤、利尿剤、腫瘍剤、副腎ホルモン剤、免疫抑制剤などが挙げられています[3]。これらの食事、排泄、睡眠、運動、認知機能の5領域に

生活行為拡大に向けて留意しておきたい薬物療法　　205

影響することは、言葉を変えると運動療法ならびに生活行為向上に影響を与える可能性のある薬剤とも言い換えることができます。

　これらの薬剤は、外力や皮膚の脆弱性に影響を与えると考えると理解しやすいです。

　例えば、催眠鎮静薬や抗不安薬、麻薬などの投与は、活動性を低下させ可動性に影響を与えることで、間接的に外力を逃がすことができず褥瘡が発生しやすくなります。

　また、利尿剤の投与により引き起こされる脱水状態は皮膚の脆弱性に関係し、褥瘡が発生しやすくなります。利尿剤が必要となる病態では、浮腫もみられる可能性も考えられ、皮膚の脆弱性に関係することから、褥瘡が発生しやすくなります。利尿剤により利尿が進むことによりおむつ内の皮膚が浸軟環境になりやすい可能性もあります。また、解熱鎮痛消炎薬などの投与は褥瘡発生に伴う痛みに気づかず発見が遅れ、悪化を見過ごす可能性があります[4]。

　また腫瘍剤のように細胞障害性のある薬剤は、障害を受けた皮膚組織の修復に時間がかかるとともに、下痢などの消化器症状を伴うものもあります。副腎ホルモン剤は、抗炎症作用、細胞増殖抑制作用、免疫抑制作用を有します。特に外用薬を長期的に使用することによって皮膚が萎縮し、少し圧迫されただけで毛細血管が破壊されて皮下出血や紫斑などを生じやすくなります。加えて、細胞増殖を抑えて創傷治癒を抑制することで、治癒期間を長くさせます。副腎ホルモン剤や免疫抑制剤は免疫力を低下させる薬の特性上、細菌や真菌による感染を引き起こしやすくなります。

筋弛緩作用を有し、運動療法時に注意を要する薬剤

　注射薬としての筋弛緩作用を有する薬剤は、手術時に使用するロクロニウム臭化物やスキサメトニウム塩化物水和物、A型ボツリヌス毒素やB型ボツリヌス毒素にはそれぞれ適応がありますが、筋を収縮させるアセチルコリンの働きを抑え筋を弛緩させる作用があり、痙縮や拘縮に対しても使用され、運動療法を補助する目的で使用されています。

　一般的に使用される内服薬として、メトカルバモール、クロルフェネシンカルバミン酸エステル、バクロフェン、チザニジン塩酸塩、プリジノールメシル酸塩、エペリゾン塩酸塩、アフロクアロン、ダントロレンナトリウム水和物などがあり、何らかの原因で筋の緊張が起こり、張りのある肩こりや腰痛などがある場合に処方されます。これらの薬剤を用いるときには筋弛緩作用に加えて、めまいやふらつきなどの神経症状にも注意が必要です。

　ベンゾジアゼピン系睡眠薬は、催眠効果や抗不安効果を期待し処方されます。脳内の抑制性神経伝達物質であるGABA（gamma-aminobutyric acid: γ - アミノ酪酸）

が作用する受容体は、抗不安、催眠、鎮静などに深くかかわり、GABA 受容体は、ベンゾジアゼピン（BZD）受容体とともに複合体を形成しています。これにより脳の興奮が抑えられ抗不安作用、催眠、鎮静作用を表します。この作用により不安障害、心身症や睡眠障害に対応しています。

　また、脊髄反射を抑えることにより筋の緊張を緩和する筋弛緩作用により腰痛や緊張性頭痛に使用する場合もあります。GABA$_A$ 受容体αサブユニットの薬理学的役割として、α1 は催眠作用と健忘や依存形成、α2 は抗不安作用、α3 は筋弛緩作用、α5 は耐性と関連するとされています。

　BZD 系睡眠薬は、α1 サブユニットのほかに、α2、α3、α5 サブユニットにも親和性をもつため、多様な薬理作用を有し、多くの副作用とも関係します。非 BZD 系睡眠薬はα1 以外のαサブユニットへの親和性が相対的に低いため、抗不安、筋弛緩、耐性などの薬理作用が少ないとされています[5]。

　さらに、高齢者の場合、薬物を排泄する腎機能も低下している場合があり、翌朝まで作用している可能性もあるため、褥瘡の有無にかかわらず生活行為を行う際に注意が必要と考えられます。

　また、睡眠薬については依存性の問題もあり、BZD 系睡眠薬から非 BZD 系睡眠薬（GABA 受容体に作用するがその他の作用が弱い）、メラトニン受容体作動薬（体内時計を調節するホルモンであるメラトニンの受容体に作用して眠気をもたらす）、オレキシン受容体拮抗薬（脳内の覚醒ホルモンであるオレキシンの作用を抑えて眠気をもたらす）の使用に変化してきています。

運動療法・ADL を制限することも必要になる褥瘡

　褥瘡外用薬を使用する場合には、創の状態を正しく把握し適切な薬剤を選択することが重要となります。褥瘡外用薬は、主薬と基剤で構成されています。主薬は薬効成分として作用し、基剤は創の滲出液などのコントロールに影響を与えて創の治癒過程に影響を与えます。

　褥瘡対策診療計画にも記載されているように、すでに褥瘡を有する患者において薬剤の滞留の有無を記載する必要があります。褥瘡は持続的な圧迫やずれなどの外力により発生する疾患です。そのため外力によって外用薬が創内に滞留させにくい状態により、外用薬本来の効果が発揮できない場合があります（図1）。

　特にⅢ度以上の褥瘡においては滲出液のコントロールが必要です。褥瘡を早期治癒に導くためには、創に薬剤が十分に充填され、死腔がない状態で使用することが重要になります。そのため、仙骨など姿勢維持に必要な部分や大転子など可動域の大きな部分に褥瘡がある場合は、廃用症候群予防の観点から関節可動域運動は重要

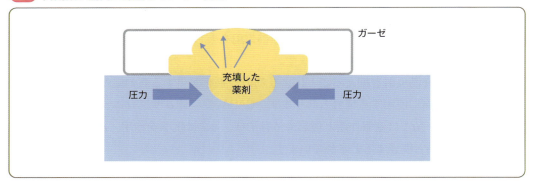

図1 外用薬が創内に滞留させにくい状態

ではあります。しかし、関節可動域運動の実施と薬剤の滞留は相反するため、褥瘡チーム内で十分なディスカッションが必要になります。

また、皮膚組織には弾性があり皮膚が動くことはよくありますが、若年者は弾性が高く移動させても元の位置に戻ります。しかし、高齢者では加齢により皮膚にたるみができ、移動した皮膚は自動的に戻らなくなります。

例えば、仙骨部褥瘡の場合、仙骨部から離れた場所に褥瘡ができている場合があります。これはベッド上での姿勢が皮膚を引っ張るずれ力と体圧による圧迫によりできたと考えられます。また治療を行う場合、骨突出部上に創が位置したままの状態では治りにくいことから、創を骨上から外すために、テープでけん引し、治りやすい創環境を作る場合があります。関節可動域運動を行う際にも、こうした点を考慮して行う必要があるでしょう[6]。

外用薬の使用方法

外用薬使用時の創傷被覆材には、一般的にガーゼが用いられます。

創傷治癒には、湿潤環境が必要であり、創傷被覆材による被覆は重要です。

軟膏を塗布する際は、ガーゼに軟膏を薄く伸ばして塗布したり、創面に直接軟膏を塗布した後にガーゼで被覆します。いずれの場合においても、創面の深さや大きさによって塗布量が異なります。特に、褥瘡治療においては創の深さに対して十分な薬剤を充填し、かつその上に3mmの厚さで塗布することが推奨されています（図2）。

滲出液が少ない創面の場合は、水分含有量の多い基剤に変更するか、直接またはガーゼの上からポリウレタンフィルムなどの創傷被覆材を用い、適正な湿潤環境を保持する工夫が必要となります。

また、ガーゼを創面に固着するときなど交換時に再生した組織を傷つけることが

図2 外用薬は十分に充填する

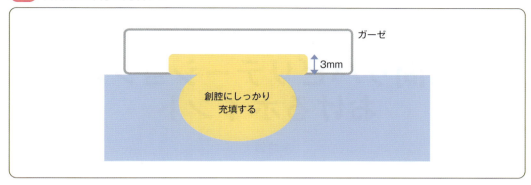

あるため注意が必要です。固着を避けるためには、非固着性ガーゼなどを使用します[7]。

被覆保護材を使用している患者に運動療法を行う際の注意点

褥瘡の治療には、被覆保護材を使用する場合も多くあります。被覆保護材は褥瘡部に貼付する剤型のものが多く、それらがずれ力によりよれている場合も見受ける場合があります。このずれ力の方向を意識して、患者の状態を把握した運動療法を行うことが望ましいといえます。

おわりに

薬剤を使用している褥瘡患者の運動療法を行う際に注意すべき事項について解説しました。全身作用を目的とし、活動性や皮膚脆弱性に関与する薬剤は、運動療法に影響を与える可能性があります。また、局所作用として外用薬を使用している場合は、薬剤の滞留性を意識した運動療法を行うことが望ましいと考えます。

引用文献

1. 溝神文博，磯貝善蔵：薬剤誘発性褥瘡の全国調査：薬物投与が褥瘡発生に与える影響に関する意識調査．褥瘡会誌 2020；22（4）：385-390．
2. 紺家千津子，溝上祐子，上出良一，他：ET/WOC の所属施設におけるスキン-テアの実態調査．日本創傷・オストミー・失禁管理学会誌 2015；19：351-363．
3. 日本薬剤師会編：生活機能と薬からみる 体調チェック・フローチャート 解説と活用 第2版．じほう，東京，2011．
4. 定岡摩利：褥瘡予防とリスク評価の考え方：褥瘡・創傷治療薬の使い方．月刊薬事 2023；65（4）：669-672．
5. Nutt DJ, Stahl SM. Searching for perfect sleep：the continuing evolution of GABAA receptor modulators as hypnotics. J Psychopharmacol 2010；24（11）：1601-1612.
6. 古田勝経：創の変形・移動による薬剤滞留の問題：褥瘡・創傷治療薬の使い方．月刊薬事 2023；65（4）；701-708．
7. 宮川哲也：適切な基剤選択と至適用量：褥瘡・創傷治療薬の使い方．月刊薬事 2023；65（4）：695-700．

第 **5** 章

褥瘡に対するリハビリテーション医療

訪問リハビリテーションに おけるポイント

永井健太

　訪問リハビリテーションでは、心身機能の維持回復を図りながら、当事者が望む生活が送れるようにさまざまな側面からアプローチします。在宅で生活する方々に褥瘡が発生すると、生活行為に制限をきたし、本人が望む生活を送ることが難しくなることから、褥瘡予防対策と治癒促進、再発防止の取り組みが重要となります。

　日本褥瘡学会実態調査委員会の調査（2021 年）では、訪問看護ステーションの褥瘡有病率が 1.26% であり、保有部位では仙骨部が 27.3% で最も多く、次いで坐骨結節部 13.9%、踵部 9.7% の順で多いことが報告されています。いずれも仰臥位や背上げ座位、車椅子座位で圧迫されやすい部位です[1]。

　ここでは、理学療法士・作業療法士が在宅で実施すべき褥瘡予防や褥瘡保有者に対する日常生活のアセスメントの方法を国際生活機能分類（ICF）の視点から考えていきます。

心身機能・身体構造を視る

　心身機能・身体構造の視点としては、皮膚の状態はもちろんですが、褥瘡発生要因でもある関節可動域や筋力、麻痺の状態などを評価します。また、認知機能面や精神状態も把握しておく必要があります。ここでは皮膚と関節拘縮について詳しく述べていきます。

❶ 皮膚を視る

　当事者の皮膚を視る際、病的骨突出部など褥瘡好発部位を中心に皮膚や創の観察を行います。訪問時に発赤を見つけたときは、その部位が、①圧迫が加わる部位または病的骨突出部か、②当事者の姿勢や生活上、外力が加わりやすい部位かを考えます。

発赤が褥瘡であれば、簡易体圧測定器を用いて外力を数値化することも有効です。簡易体圧測定器は持ち運びしやすく在宅でも使うことができます。数値化することで、本人や家族、他職種にも理解してもらいやすいです。

あわせて、創を観察することも重要です。外力の方向や褥瘡の原因を推測することができ、褥瘡の治癒や再発予防につながります。

在宅では専門職がかかわる時間や頻度が限られているため、皮膚の観察や発赤等を発見した際は、介護者（家族等）に写真を撮ってもらうことなどをお願いすると早期発見、褥瘡予防対策に有効です。

❷ 関節拘縮を視る

大浦らによると、関節拘縮は褥瘡危険要因（OH スケール）の 4 つの項目の 1 つに含まれており、どこの関節であっても拘縮があると、直接的あるいは間接的に褥瘡を発生させる原因となると述べています[2]。特に、股関節・膝関節の屈曲拘縮や股関節開排制限は体動を困難にさせ、臥位では接触圧の変化や接触面積が狭くなり、仙骨や踵に外圧が集中します。また、関節拘縮が進行してくると四肢同士が接触してその接触した部位にも褥瘡が発生しやすくなります。できる限り関節拘縮が進行しないよう、関節の各運動方向に対して関節可動域運動を実施します。

しかし、関節可動域運動を行う際にも外力（摩擦やずれ）が生じるため、スライディングシートなどを用いて外力を軽減させる工夫も必要です。関節可動域制限が筋短縮による場合は、リラクゼーションやストレッチングによる改善が見込まれる場合がありますが、抗重力活動を強いるような姿勢や不快感を伴う肢位によって筋緊張が亢進している場合もあるため、ポジショニングを指導することも重要です。

環境因子を視る

❶ 周辺環境

在宅生活における周辺環境とは、当事者が使用する用具（福祉用具を含む）やその周辺の環境を指します。具体的には、ベッドやマットレス、ポジショニングピロー、車椅子や車椅子クッション、また居室環境（室温や湿度、光など）等があります。例えば、ベッド上での食事やテレビ鑑賞等の背上げ操作時にずれによる褥瘡が発生したり、歩行が可能な方でもテレビ鑑賞時に同一姿勢（側臥位等）等で過ごしていると圧迫による褥瘡が発生します。

その他、体位変換時や長時間の車椅子座位、移乗時にも外力が生じやすく、褥瘡発生につながります。当事者が行う生活行為がどこでどのように行われるのか、そ

のときに使用する用具は何かを確認し、外力の低減や持続時間の短縮ができるのか
を考え、継続的に実践できる方法を提案します。

❷ 介護環境

在宅生活における介護環境とは、当事者にかかわる介護者やケアスタッフのこと
を指します。介護者の年齢や健康状態、どれくらい協力できるのか、経済的不安は
ないか、社会福祉制度、介護保険内外のサービスに関する情報や利用があるのか等
を確認します。

介護者が高齢である場合や健康状態が不安定な場合は、介護に負担がかかりすぎ
ると共倒れになり、当事者が在宅生活を継続できなくなる可能性もあります。また、
介護者が家族の場合は、専門知識が乏しいことも多く、体位変換や移乗介助時に当
事者を引きずり、褥瘡を悪化させてしまうこともあります。

経済的に不安がある場合は、適切な福祉用具や介護サービス等の導入が難しくなり、
褥瘡発生や治癒が遅れる可能性もあります。介護者が無理なく介護しやすいように、
専門用語を使わずに説明をすることや、手順は簡素でわかりやすい介護方法の提案、
介護者が扱いやすい福祉用具の選定も重要です。

また在宅では、複数事業所でかかわることも多くあります。ケアにかかわるすべ
ての人が、情報共有と役割分担をすることで、褥瘡の予防や治癒の促進を図ること
ができます。情報共有は口頭や個人情報に留意しながら写真や動画等のコミュニケー
ションツールを使用するのもよいでしょう。理学療法士・作業療法士の役割として、
当事者の可動域、姿勢、動作能力などの視点から褥瘡発生リスクや発生要因に関す
る情報提供や負担が少ない介護方法等を提案し、家族や多職種と連携することが大
切です。

在宅療養者の生活をみる視点についての実践報告

褥瘡再発予防の観点から考えるアセスメント方法（生活をみる視点）について、
症例を通して解説していきます。

1）症例紹介
90歳代、女性、要介護3、日常生活自立度 C-Ⅰ
[現在利用しているサービスの状況]

往診2回/月、訪問看護1回/週、訪問リハビリテーション3回/週、訪問入浴
1回/週

[既往歴]

脳梗塞後遺症、狭心症、心筋梗塞（心臓ステント術施行）、アルツハイマー型認知症

[経過]

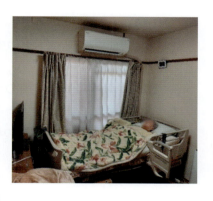

脳梗塞後、週5回認知症対応型通所介護を利用していたが、COVID-19を発症し自宅療養。臥床期間が長く、徐々にADL低下あり、現在は全介助状態になっている。同居の娘が日常生活の介護をしている（娘も心疾患あり）。以前、身体機能の向上とともに、静止型マットレスに変更したが、仙骨部にⅡ度の褥瘡が発生したため、再度エアマットレスに変更する。現在は再発なく経過している。家族は車椅子に移乗して一緒に外出したいと考えており、デイサービスの再開を希望している。

2）アセスメントの概要

①心身機能・身体構造

各関節（特に股関節屈曲、膝関節伸展、足関節背屈、右手指）の可動域制限と運動痛がみられ、心疾患、仙骨部に褥瘡の既往があります。

発語はみられるものの意思疎通困難なため、苦痛や不快感を訴えることができない状態です。

②生活活動

起居動作は自力での体位変換は困難、ADLは全介助状態。昼夜逆転傾向があります。咀嚼・嚥下に時間がかかります。口腔内に溜め込みもあり、食事形態は嚥下調整食を提供しています。

③周辺環境

・寝室の配置：ベッドは窓際にあり、テレビは足元に設置されています（背上げ姿勢でテレビを鑑賞します）。

・福祉用具：特殊寝台、自動体位変換機能付エアマットレス、標準型車椅子、車椅子クッション（ウレタン）、スライディングボード、スライディングシート。

④介護環境

娘（50歳代）、孫（20歳代）2人の4人暮らしで、日常の介護はすべて娘（キーパーソン）が実施していますが、娘自身も体調不安定です。

⑤訪問リハビリテーションの目標

・長期目標：家族と花見に行くこと。

・短期目標：車椅子座位保持時間延長と座位に必要な関節可動域の維持。

・訪問リハビリテーション時の注意点：心疾患があるため、全身状態の確認、負荷

量の調整が必要です。褥瘡の既往があり、体位変換やベッド上背上げ姿勢時の姿勢管理や臀部や踵などの皮膚の観察が必要です。

3) 褥瘡再発予防対策のポイント

以下のような対策が考えられます。

・全身状態の評価や異常の早期発見に努め、担当医や訪問看護師等のサービス提供者と連携を図る。
・褥瘡再発予防を中心とした安楽で快適な臥位姿勢、座位姿勢を提供する。
・福祉用具（自動体位変換機能付エアマットレスやスライディングシート等）を活用し、介護者の負担軽減を図る。

4) 実践
①ポジショニング（表1）

褥瘡の再発防止と拘縮進行防止、安楽で快適な臥位姿勢を目的にポジショニングを実施しました。指導前の姿勢は、身体を支持する面積が少なく点（踵・臀部）で支えており、褥瘡発生リスクが高い状態でした。指導後の姿勢は、上下肢ともに支持面が広く圧分散が図れています。ポジショニングは家族も実施可能な以下のような方法を提案しました。

①下肢全体を広い面で支えるように座布団を2枚使用
②姿勢の安定を図るため楔状クッションを1個使用
③肩甲骨周囲から上肢全体を支えるように市販クッションを2個使用

②移乗動作（表2）

この方は、以前から活動的で、デイサービスにも週5回通っていました。心疾患の悪化に伴い長期臥床傾向にありますが、家族は再び車椅子に移乗して一緒に外出したいとの希望がありました。心疾患と仙骨部褥瘡の既往があることから、身体に負担の少ない移乗方法と車椅子を再度提案しました。

5) 生活全体をみる視点

理学療法士・作業療法士が在宅で褥瘡予防の観点で実施すべきことは、ポジショニングや移乗方法を検討することだけではなく、環境因子（周辺環境や介護環境）が身体に及ぼす影響を考えて、対応策を提示することも大切です。本症例における生活全体をみるポイントを表3にまとめました。

*

在宅で褥瘡予防・生活行為向上を実施する場合、疾患や機能障害に加え、周辺環境や介護環境が身体に与える影響を考え指導する必要があります。生活全体を視る

表1 ポジショニングにおける視点

部位	指導前	指導後
全体像	 ・膝関節伸展制限あり、両膝裏に空間があり、踵と臀部の圧が高い | 部位	体圧（mmHg）
---	---
仙骨	50.0
右踵	67.5
左踵	80.5 | ・ベッドとの接地面が狭く安定した姿勢がとれず、全身の筋緊張が高い	 ・下肢後面の接地面が増え、踵と臀部の圧が低下 | 部位	体圧（mmHg）
---	---
仙骨	45.8
右踵	27.9
左踵	44.7	 ・上下肢のサポートにより身体が安定し、全身の筋緊張が低下
上肢	・上肢の重みにより、頭頸部や胸部の筋が引っ張られ、呼吸や嚥下に影響あり	・肩甲骨周囲から上肢全体を支える（市販クッション使用）ことにより、安楽な呼吸となる
下肢	・両膝、足関節可動域制限あり ・両下肢筋緊張亢進 ・下肢の重みを踵と臀部で支えているため踵部褥瘡リスク高い ・足関節が底屈位になりやすい	・体圧分散と背上げ時の身体のずれを最小限にするため、広い支持面で下肢全体を支える（座布団を使用） ・姿勢の安定を図るため、足底をサポートする

視点をもち、療養者が住み慣れた地域や自宅で質の高い生活が送れるように多職種で情報共有を密に行い、褥瘡ケアに取り組めるチーム作りが大切です。

表2 座位・移乗における視点

	以前の方法	現在の方法
車椅子	・跳ね上げスイングアウトが可能な車椅子を使用 ・乗車は週3回の訪問リハ時のみ ・スライディングボードを使用した座位移乗 ・座位時間は30～40分	・心疾患に加え、廃用症候群の悪化あり ・移乗時の負担軽減を目的に、ティルト・リクライニング型車椅子に変更 ・座位移乗からスライディングボードとスライディングシート、バスタオルを使用した臥位移乗に変更 ・座角度10度、背角度100～120度の状態で、座位時間は20分程度可能

イージーグライド
(パラマウントベッド株式会社)

マイチルトコンパクトⅡ
(株式会社松永製作所)

移座えもんシート BLACK
(株式会社モリトー)

表3 本症例の生活全体をみる視点と対策

項目	みるポイント	対策
周辺環境		
体圧分散用具	・エアマットの選定・設定 ・ポジショニング方法	・夜間だけではなく、日中も自動体位変換機能を使用 ・日中のみ半側臥位のポジショニングも実施
空調関係	・室温、日光、照明など ・発汗や呼吸状態、表情など	・温度湿度計の設置 ・エアコンやカーテンを使用して室温18～22℃前後になるよう調整 ・定期的な換気と加湿器の活用を提案
布団・敷物	・布団や毛布、敷物の素材 ・発汗や呼吸状態、表情など	・体温上昇や発汗があるときは、空調調整と掛布、敷物を調整
おむつ	・排泄状況 ・尿量、おむつ交換の頻度と交換方法など	・失禁状態が長時間にならないよう、おむつの種類や交換頻度を提案
	・服やシーツのしわ	・衣服圧は不快感につながるため、背上げ時や体位変換時など衣服のしわを伸ばし、衣服圧を解消する
時間的要因	・同一姿勢の時間管理	・テレビ視聴時や食事前後の背上げ時の角度、時間を管理する（背上げ座位は60分、臥位は自動体位変換機能の使用とおむつ交換時の圧抜きを提案）

介護環境		
介護者	・主介護者の体調（心身機能）の確認	・訪問時に娘自身の体調を確認 ・介護負担軽減のため、福祉用具導入やサービス（配食サービス等）の提案
	・ベッド上方への移動	・摩擦軽減と介護負担軽減のため、スライディングシートを使用する ・訪問時、娘に使用方法を説明する。
ケアスタッフ	・介助方法の確認、ケースや介護者についての情報共有方法	・異常の早期発見に努め、対象者・娘ともに何か変化があれば、口頭、書面での情報共有を行う

引用文献

1. 石澤美保子，紺家千津子，北村言，他：療養場所別自重関連褥瘡と医療関連機器圧迫創傷を併せた「褥瘡」の有病率，有病者の特徴，部位・重症度．褥瘡会誌 2023; 25（2）：96-118.
2. 大浦武彦：褥瘡治療 Update－リハビリテーションとの関係－．リハビリテーション医学 2005; 42（12）：862-868.

参考文献

1. 日本褥瘡学会編：褥瘡予防・管理ガイドライン 第 5 版．照林社，東京，2022.
2. 田中マキ子，北出貴則，永吉恭子編：トータルケアをめざす褥瘡予防のためのポジショニング．照林社，東京，2018.
3. 永吉恭子：褥瘡予防に必要な環境要因のアセスメント．WOC Nursing 2019；7（7）：13.

第 **6** 章

リハビリテーション支援
のためのエビデンス

第 **6** 章

リハビリテーション支援のためのエビデンス

最新のガイドライン

前重伯壮

ガイドラインとは

❶ ガイドラインとマニュアル

　「ガイドライン」は、指針や指標のことを指し、目指すべきゴールに到達する、目的を達成するまでの流れや方向性を示すものです。あくまで方向性を示すものであり、具体的な手段については、ガイドラインを参考にしつつ、読者が決めることになります。プロセスを進めるガイドとして「マニュアル」も存在し、ガイドラインと混同されることがあります。しかしながら、マニュアルはガイドラインとはまったく異なるものであり、何かを確実に実施するために参照するものをいいます。例えば、機械の取り扱い説明書や、実験試薬の使用手順、料理のレシピなどがそれに当たります。ガイドラインが目標達成の道筋であれば、マニュアルはその道筋の随所で具体的な成果・結果を出すための手順書といえます。

❷ 診療ガイドライン

　診療ガイドラインは、診療行為のためのガイドラインであり、「健康に関する重要な課題について、医療利用者と提供者の意思決定を支援するために、システマティックレビューによりエビデンス総体を評価し、益と害のバランスを勘案して、最適と考えられる推奨を提示する文書」[1] と定義されています。診療ガイドラインはマニュアルとは異なり、治療のための指針や有効な治療方法を推奨することに限局されます。

　したがって、実際の治療を実施するには、診療ガイドラインで道筋を理解したうえで、マニュアルや教科書を参照し、具体的な方法を確認する必要があります。一方で、近年、診療ガイドラインに準拠して具体的な診療方法が記載されたガイドブックが出版されており、指針と方法を統合して理解することが可能になってきています。

診療ガイドラインの作成方法

❶ 専門委員会の設置

　　診療ガイドラインの作成のためには、まず組織を作る必要があります。基本的には、学会などの学術団体で、作成に携わる専門家の構成を委員会として設定します。多職種で構成される学会では、委員会も多職種で構成されることが一般的であり、それによって多職種で活用されるガイドラインが生み出されます。

❷ 重要課題の決定

　　続いて、診療ガイドラインの目的、対象の疾患や検査、治療などにおける重要なトピック（重要臨床課題）を決定します。『褥瘡予防・管理ガイドライン』の場合、「褥瘡の治癒を促進すること」「褥瘡の発生を予防すること」が目的となり、そのための重要臨床課題として外科的治療、局所療法、リハビリテーション等のカテゴリーが設けられています。

❸ クリニカルクエスチョン（CQ）の設定

　　重要臨床課題が決定すると、検査や治療方法に関して診療ガイドラインで答えられるべきクリニカルクエスチョン（CQ）を設定します。CQ は、重要臨床課題の構成要素を抽出して、1 つの疑問文で表現したものであり、一般的には、構成要素を抽出する際に「PICO」が用いられます。PICO は、重要臨床課題の 4 つの構成要素の頭文字をまとめたものです（表1）。

表1 PICO の詳細

P（Patients、Problem、Population）
Patients 介入の対象となる患者の特性（性別や年齢など） Problem 疾患や病態、症状など Population 特定の地理的条件や施設的要件など
I（Interventions）
Pに対して行うことを推奨するかどうか検討したい介入（検査や治療など） 介入の期間、薬の用量や投与方法などの要素
C（Controls）
プラセボ（偽薬）、標準治療群など、比較する対照となる医療行為
O（Outcomes）
介入（検査や治療など）が推奨されるか判断するための基準となるアウトカム（生存率、痛みや副作用、入院日数など患者に生じる結果）

最新のガイドライン

そして、PICO で挙げた構成要素を、「P において、I を用いることが、C と比較して、推奨されるか（例：褥瘡治療において、標準治療に電気刺激療法を併用することが、標準治療のみを行うことと比較して推奨されるか）」というように一文で表現されたものが CQ です。

　また、1 つの P に対して、さまざまな、そして多数の I が存在するため、すべての CQ をガイドラインで扱うことは困難です。そのため、特に重大なアウトカムを伴う I に関する CQ が採用されます。基本的には、効果の大きいあるいは明確な I、あるいは有害性が明らかな I が優先的に取り扱われます。そして、設定した CQ に対して、システマティックレビューを行い、その根拠に基づいて、検査や治療方法などの推奨の強さ（推奨度）を決定し、診療ガイドラインとしてまとめます。

MEMO ▸▸ **エビデンス総体**

　研究論文などのエビデンス（科学的根拠）を系統的な方法で収集し、採用されたエビデンスの全体を評価し、統合したもの。介入とアウトカムの組み合わせごとにまとめられる。

褥瘡予防・管理ガイドライン（第 5 版）[2] の作成方針

　日本褥瘡学会は多職種で構成される学会です。学会内に設置された褥瘡ガイドライン改訂委員会は、医師、看護師、管理栄養士、薬剤師、理学療法士・作業療法士など多職種が改訂委員として参加し、議論と修正を重ね、推奨内容を決定しました。また、本ガイドラインでは、改訂委員のなかで作成委員（パネリスト）のほかにシステマティックレビューを担当するシステマティックレビューチームを設け、エビデンスの収集やエビデンス評価・統合が実施されました。重要臨床課題については、基本的にこれまでのわが国のガイドラインや海外のガイドラインを参考にして決定され、CQ が設定されました。

　PICO に基づく包括的な文献検索が実施された後、システマティックレビューチームによって各重要臨床課題と益と害のアウトカムに関する内容のスクリーニング（2 次スクリーニング）が行われ、採用論文が決定されました。

　エビデンス総体からエビデンスの確実性（強さ）（表 2）を判断する必要があり、文献の研究デザインや PICO の各項目の類似性が高いものが集まった CQ については、定量的システマティックレビュー（メタアナリシス）を行い、エビデンスレベルの高さを確認しました。「電気刺激療法」では、メタアナリシスによって有意な治癒促進効果が検出されたため、「A（強）」がエビデンスレベルとして設定されました。さ

らに、上記の内容をまとめたシステマティックレビューレポートが作成され、続く
推奨決定の資料とされました。

　エビデンスレベルの強さだけでなく、推奨度（表3）についても検討されました。
エビデンスの強さに加えて、望ましい効果（益）と望ましくない効果（害と負担など）
のバランス、患者の価値観・好みにコストなども加味して、総合的に推奨の向きと
強さを検討しました。

褥瘡予防・管理ガイドラインの活用方法

❶ 褥瘡予防・管理ガイドラインの作成方針

　『褥瘡予防・管理ガイドライン 第5版』では、2017年に改訂された「Minds診療
ガイドライン作成マニュアル2017」に準拠して、ガイドラインの構成が前版から見
直されました。具体的には、すでに臨床現場に浸透し、その是非について十分なコ
ンセンサスが確立していると考えられる事項（Background question：BQ）を、ガイ
ドライン後半部分に新たに設けられた総論の部分で紹介しています。

　一方で、BQにするには議論の余地が残るもの、およびその有効性を特に取り上げ
るべきものについては、CQとして前半部分に記載されています。そして、BQや
CQに該当しない事項（エビデンスレベルが不足している手段等）については、総論
内に記載されています。すなわち、最新情報、特に意識するべき点をCQで把握し、
すでに実施されている点や研究課題の残る点を総論を読むことで把握して、予防・
管理に臨むことが理想的です。

表2 ガイドラインにおけるエビデンスの確実性・強さ

エビデンス総体のエビデンスの確実性（強さ）	
A（強）	効果の推定値が推奨を支持する適切さに強く確信がある
B（中）	効果の推定値が推奨を支持する適切さに中等度の確信がある
C（弱）	効果の推定値が推奨を支持する適切さに対する確信は限定的である
D（とても弱い）	効果の推定値が推奨を支持する適切さにほとんど確信できない

表3 ガイドラインにおける推奨の強さ・推奨度

推奨の強さ	
行うことを推奨する（強い推奨）	1
行うことを提案する（弱い推奨）	2
行わないことを提案する（弱い推奨）	2
行わないことを推奨する（強い推奨）	1
推奨なし	

最新のガイドライン　　223

❷ 褥瘡予防・管理ガイドラインの活用方法

1）アルゴリズム

　予防・管理手段には、外用薬、ドレッシング材、リハビリテーションなどのさまざまな分野が存在します。そのため、患者を目の前にした際に注目するべき事項を決定するために、アルゴリズムが必要となります。

　最初に、対象者の全身観察、発生リスクを評価する必要があります。褥瘡発生リスクがない場合は、定期的に経過を観察し、褥瘡発生リスクがある場合には、局所（皮膚）を観察し、褥瘡の有無と褥瘡状態の評価を行います（図1）。そして、褥瘡がない場合には、予防ケアのアルゴリズム、発生予防全身管理アルゴリズムを使用し、計画を立案します。褥瘡がある場合は、発生後ケアのアルゴリズム、発生後の全身管理アルゴリズムを使用します。

　また、創部の管理のために保存的治療のアルゴリズムまたは外科的治療のアルゴリズムを使用して計画を立案し、実施します。実際のガイドラインを活用するためにも、各アルゴリズムについては褥瘡予防・管理ガイドライン第5版を参照してください。

図1 褥瘡予防・管理のアルゴリズム

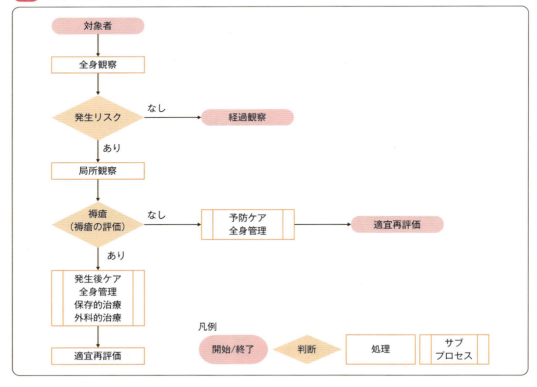

2) 患者支援・介入決定のフロー

　ここまでに、マニュアル、ガイドライン、ガイドブック、アルゴリズム等のキーワードが挙げられました。患者支援・介入を首尾よく実施するためには、これらの位置づけを理解し、活用する順序を明確にする必要があります。マニュアルはデバイスや治療材料の本来の効果を発揮するために決められた手順であり、ガイドラインは各医療手段（外科的治療、保存的治療、リハビリテーション等）における選択肢の推奨が示されます。ガイドブックは、ガイドラインに提示された治療指針を患者に提供する方法を解説し、アルゴリズムは患者の状態に応じて注目するべき医療手段を選択するためのガイドです。

　そのため、患者との対面を起点として活用順序を時系列的に整理すると、以下のようになります。

---

①アルゴリズム→②ガイドライン→③ガイドブック→④マニュアル

　この流れを適切に踏むことが、ガイドラインの活用の要といえるでしょう。なお、①アルゴリズム掲載の有無は、ガイドラインによって異なります。そのため、ガイドラインにアルゴリズムが記載されていない場合には、治療・予防対象となる疾病に関する書籍からアルゴリズムを得る必要があります。また、③ガイドブックについては、ガイドライン準拠版の有無が分野によって異なります。そのため、準拠版ガイドブックがない場合には書籍から具体的な方法を学ぶ必要があります。④マニュアルについては、デバイスや治療材料に添付されているため、その内容を順守する必要があります。

　各種書籍において「治療マニュアル」や「ガイド」などがタイトルとされている場合は、上記の①～④にまたがる内容が記載されていることがあるため、その書籍内でどの部分が①～④それぞれに該当するのかを見分けることが、整理された医療的計画の立案を行うために必要な観点といえるでしょう。

引用文献

1. 日本医療機能評価機構：Minds 診療ガイドライン作成マニュアル 2020 ver.3.0.
   https://minds.jcqhc.or.jp/docs/methods/cpg-development/minds-manual/pdf/all_manual_.pdf（2024/7/5 アクセス）
2. 日本褥瘡学会編：褥瘡予防・管理ガイドライン 第 5 版. 照林社, 東京, 2022.

第6章

リハビリテーション支援のためのエビデンス

研究の発展

吉川義之

　近年、根拠に基づく医療（evidence based medicine：EBM）は、医療者において広く知れわたり、今では当たり前のように耳にする言葉となりました。「EBM」と聞くと、研究によって明らかにされた治療のみを行うといった印象をお持ちの方が多いと思いますが、そもそもEBMとは医療者の専門知見や熟練性、患者の価値観、患者自身の状況、臨床現場の設備・環境などを考慮して行うものであるということを忘れてはいけません。したがって、EBMとは、そのときの状況に合わせて根拠ある治療法を選択し実施していくということになります。

　しかしながら、臨床現場において1つ1つの状況に合わせて、臨床効果を調べ、吟味しながら治療を行うということは至難の業です。そこで活用されるのが診療ガイドラインです。本書でいえば、日本褥瘡学会の『褥瘡予防・管理ガイドライン 第5版』がそれにあたります。ガイドラインには、エビデンスレベルと推奨グレードが記載されており、臨床導入するにあたって非常に有効なツールとなります。

　ただ、一方で、「診療ガイドラインで推奨グレードが高いから実施しなければいけない」や「診療ガイドラインに記載されていることはすべて正しい」といった誤解もあります。診療ガイドラインとは、エビデンスに基づいて最良と考えられる検査や治療法などを提示するものであり、あくまでも意思決定の際の判断材料の1つであることを忘れてはいけません。

　また、EBMは「研究によって明らかにする」ことが注目されすぎて、臨床現場に「伝える」ことや臨床現場で「実施する」ことがいまだに普及していない現状があります。このように、研究などで明らかにされ、根拠があるにもかかわらず、臨床現場に伝わらず、実施されていない現状を「エビデンス・プラクティスギャップ」と呼びます。この状況は大変非効率であるため、今後EBMを効率よく臨床現場に伝え、実施していくうえでは、臨床現場で使用できる（使用しやすい）検査や治療法を確立していくことが必要です。

ガイドラインの概要については前稿で紹介されていますので、本稿では、臨床の疑問（クリニカルクエスチョン）を研究の疑問（リサーチクエスチョン）に置き換え、学術大会での発表へつなげるための方法を少し解説します。臨床上の小さな疑問を解決していく手段を身につけることで、それが将来の EBM の基になるかもしれません。

クリニカルクエスチョンとリサーチクエスチョン

　日々の臨床業務において、目の前の患者に対して素朴な疑問をいだいたことはないでしょうか？　例えば「大転子部に褥瘡がある患者の理学療法は中止？」「坐骨部に褥瘡がある患者の座位は禁止？」など、筆者は日常臨床において多くの疑問を感じることがあります。これら臨床上の疑問をクリニカルクエスチョン（Clinical Question：CQ）といいます。これら臨床上の疑問が研究疑問（Research Question：RQ）の種になってきます。

　上記で記した「大転子部に褥瘡がある患者の理学療法は中止？」のクリニカルクエスチョンを具体的・構造化したリサーチクエスチョンとして置き換えるとすれば、「大転子部に褥瘡のある患者の何に対する理学療法が中止？」「股関節を動かすことで大転子の位置が動き、褥瘡のポケットを拡げてしまうから？」「しかし、座位になるには股関節の屈曲が必要では？」「おむつ交換でも股関節を動かしてしまうのでは？」「股関節屈曲角度が何度までなら大転子の動きが少ない？」「股関節は臼関節なので内外転・内外旋運動で代償できないか？」と発展し、「股関節屈曲運動における内外旋運動が大転子部の動きに与える影響は？」といった具体的なリサーチクエスチョンへと発展していきます。

　ただ、すべてのクリニカルクエスチョンがリサーチクエスチョンへと置き換わるわけではなく、倫理面や経済面などあらゆる条件をクリアしたものがリサーチクエスチョンに置き換わっていきます。研究と聞くと難しいイメージがあるかもしれませんが、臨床上の疑問を解決するための一手段として研究を捉えていただければと思います。

PI（E）CO

　リサーチクエスチョンが整えば、PICO や PECO を使用して研究を構造化させていきます（別稿 p.221 参照）。PICO/PECO はそれぞれの頭文字を取っています。P は Patient（対象者・患者）、I は Intervention（介入）、E は Exposure（曝露要因）、C は Comparison（比較）、O は Outcome（アウトカム・結果）です。リサーチクエスチョ

ンの内容を PICO/PECO に当てはめていくと、P：どのような患者に、I：○○を介入すると、C：○○に比べて、O：○○という結果になった、という形で落とし込んでいく必要があります。

　前述の「股関節屈曲運動における内外旋運動が大転子部の動きに与える影響は？」を例に挙げると、最初から褥瘡患者に実施することは困難であるため、P：健常者に対して、I：股関節屈曲時に内外旋運動を加えると、C：矢状面のみの股関節屈曲運動に比べて、O：股関節外旋運動を伴うことで大転子の移動距離が短くなった、という落とし込みになります。

研究デザイン（図1）

　研究を実施するには、研究デザインを知ることも重要です。研究デザインにはいくつかの種類があるため、ここでは研究デザインの一部を紹介します。

❶ 量的研究と質的研究

　まず、研究を実施するにあたり、「収集するデータが数値化されるものであるか？数値化されないものか？」でデザインが決まります。前者（数値化されるもの）は「量的研究」とされ、関節可動域や筋力などを用いた研究がこれにあたります。後者（数値化されないもの）は「質的研究」といわれ、インタビューなどを用いた研究がこれにあたります。

　量的研究は介入の有無や対象の違いなどでさらに細分化されます。まず、介入の有無で「介入研究」と「観察研究」に分けられます。

❷ 介入研究

　「介入研究」にはランダム化比較試験や準ランダム化比較試験、クロスオーバー比較試験、前後比較試験、シングルケースデザインなどがあります。ランダム化比較試験は Randomized Controlled Trial（RCT）と呼ばれ、介入研究のなかでは一番エビデンスレベルの高い研究です。

　一方、シングルケースデザインは「症例研究」であり、A：標準治療、B：標準治療＋介入、として、A期とB期の差を比べる方法です。介入研究のなかではこのシングルケースデザインが実施しやすいです。エビデンスレベルは高くない研究ですが、このような症例研究の積み重ねは非常に重要であり、将来のランダム化比較試験につながる可能性があります。

図1 研究デザイン

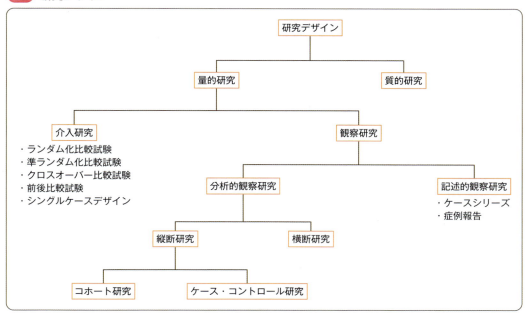

❸ 観察研究：記述的観察研究と分析的観察研究

　観察研究は比較対象の有無により「記述的観察研究」と「分析的観察研究」に分けられます。

　記述的観察研究とは比較対象のない観察研究であり、症例報告やケースシリーズなどがこれにあたります。この研究手法も臨床現場では実施しやすく、日常の臨床業務の症例に対する治療法の経過を分析していくものです。筆者も日々の臨床業務で実施していた褥瘡患者に対する電気刺激療法をケースシリーズとして報告しました。

　分析的観察研究は、要因とアウトカムの時期により「横断研究」と「縦断研究」に分けられます。

　横断研究は、要因とアウトカムの測定のタイミングが同時である研究であり、例えば車椅子クッションを使用したことによる坐骨部圧が「増加した or 減少した」といった研究がこれにあたります。

　縦断研究は異なる時点で要因とアウトカムを測定する研究です。縦断研究には、現時点の状況が過去の発生状況にどのように影響しているのか調査していく「後ろ向き研究」と、現時点の状況が将来の発生にどのように影響するかを観ていく「前向き研究」があります。後ろ向き研究を「ケース・コントロール研究」といい、例えば股関節の伸展制限がある患者20名と伸展制限がない患者20名の過去の1年間の褥瘡歴を比較した結果、股関節伸展制限がある患者のほうが褥瘡歴は「多かった or 少なかった」といった研究がこれにあたります。

一方、前向き研究は「コホート研究」といい、先ほどの例でいくと、股関節の伸展制限がある患者 20 名と伸展制限がない患者 20 名の 1 年後の褥瘡発生率は、股関節伸展制限がある患者のほうが褥瘡発生率は「多かった or 少なかった」といった研究がこれにあたります。

　これら研究デザインは、実施できる環境に応じて実施することをお勧めします。エビデンスレベルの高いランダム化比較試験などの研究は研究者に任せ、まずは日常臨床の報告から始めることをお勧めします。臨床家と研究者がタッグを組むことで、臨床現場で実施しやすい必要とされる治療方法が確立されるかもしれません。

参考文献
1.　中山健夫監修，日髙正巳，藤本修平編：PT・OT・ST のための診療ガイドライン活用法．医歯薬出版，東京；2017：7-60．

索引

和文

あ

アームサポート	94,134,137
アウター	108
亜鉛（欠乏症）	195
アキレス腱	156
アクチン重合	164
浅い潰瘍	24
アスコルビン酸	202
アセチルコリン	206
圧再分配機能	130
圧縮応力	5,18
圧抜き	110
圧抜きグローブ	118
圧迫	5,17
圧迫骨折	84
圧分散	131
アドヒアランス	45
アライメント	6,83,189
アルゴリズム	224
アンカー付きクッション	201
安静	4,148
安全性	82
安楽	105

い

医原性疾患	4
異常姿勢	198
移乗動作	186,214
痛み	128
一次治癒	35
位置調整	182
一酸化炭素	171
イリアックメジャー	57
医療関連機器褥瘡	16
陰圧閉鎖療法	43
インターディシプリナリアプローチ	25
インターフェロン	35
インターロイキン	35
インナー	108

う

ウェッジ	201
動けるポジショニング	109
後ろ向き研究	229
ウレタン	131,135
運動強度	92
運動神経刺激	160
運動神経麻痺	156

運動麻痺	123
運動療法	122,142
運動連鎖	85
ウンドハイジーン	41
運搬用車椅子	134

え

エア	131
エアセル	135
栄養アセスメント	194
栄養管理	193
栄養強化介入	194
栄養サポートチーム	202
栄養状態	52,57,58
エクササイズボール	119
エクソソーム放出促進	167
エコノミークラス症候群	137
壊死組織	73
壊死組織・活性のない組織	38
エネルギー	195
エネルギー強化療法	199
エビデンス・プラクティスギャップ	226
エビデンス総体	220
エビデンスの確実性	223
エビデンス評価	222
エビデンスレベル	226
塩基性線維芽細胞増殖因子	31
嚥下機能低下	198
嚥下困難感	199
嚥下障害	198
円形	77
炎症/感染	72
炎症期	35
炎症性サイトカイン	36
炎症性細胞	30
エンドフィール	133,145,202
円背	84,202

お

黄色期	29
横断研究	229
応力	17,171
大浦・堀田スケール	53
大きさ	71
屋外移動	189
汚染	30,72
おむつ	107,188
オレキシン	207

か

ガーゼ（汚染）	70,208

索　引　**231**

外果	143
介護環境	212
介護福祉士	12
開始姿勢	7
介助用車椅子	100
回旋	83,146
快適性	82
回転軸	106
ガイドブック	225
ガイドライン	220
介入研究	228
臥位評価	134
開放骨折	33
外力	80,94
覚醒ホルモン	207
下肢駆動	96,116
下肢固定ベルト	187
臥床	4
活動性	52,83
可動性	52,83
構え	82
渦流浴	169
簡易体圧測定器	211
感覚神経刺激	161
感覚神経麻痺	157
環境調整	176
幹細胞療法	45
観察研究	228
関節運動	124,142
関節可動域	4,143
関節可動域運動	6,20,114,123,159
関節可動域制限	85,122,124,211
関節拘縮	19,54,58,112,118,123,211
間接サポート	110
間接法	110
関節モビライゼーション	123
感染	30,72
感染／炎症	31
完全側臥位	143
感染徴候	72
感染の4徴	40
乾燥	33
管理栄養士	12

き

起因性褥瘡	54
機械的効果	8
機械的変形	17
起居動作	143,185
義肢装具士	12
記述的観察研究	229
キッキング運動	125

亀背	84
ギプス	85,124
基本的動作能力	58
基本的日常生活自立度	22
逆向き電流	162
キャビテーション	8,166
キャリブレーション	86
急性期褥瘡	24
急性創傷	34
強直	19
局所圧	154
虚血性再灌流障害	5
起立性低血圧	114,148
銀含有創傷被覆材	43
筋萎縮	3,11,46,125,127
筋緊張	82,83,116,118,202,211
筋弛緩作用	206
近赤外線療法	172
筋線維芽細胞	163
近代的ドレッシング材	33
緊張性頭痛	207
緊張度	6
筋ポンプ作用	124
筋力増強運動	125,127,147,148

く

空気入りキャスタ	101
空洞現象	166
偶発性褥瘡	54
靴型装具	144
屈曲・伸展運動	142
駆動輪	96
クリティカルコロナーゼーション	30,36,40
クリニカルクエスチョン	221,227
クリープ現象	86
車椅子	91,128,134
車椅子アスリート	14
車椅子クッション	128,135,143
車椅子駆動	91,95,96,117,146,189
車椅子座位姿勢	145
車椅子シーティング	152
車椅子スポーツ	191
グローブ	129

け

ケアプラン	13
ケアマネジャー	12
傾斜	132
痙縮	123
頸静脈抗菌薬	40
ケース・コントロール研究	229
ゲートコントロール理論	161

外科的デブリードマン	38	コンタータイプ	137
血液凝固期	35	コンプライアンス	45
血管損傷	196		
血行再建術	39	**さ**	
血小板由来成長因子	31	座圧分布チェックリスト	87
血清亜鉛値	195	座位腋窩高	135
血流評価	39	座位下腿長	135
血流不全	18	再灌流障害	17
解熱鎮痛消炎剤	204	再構築期	35
ケラチノサイト	27	最終姿勢	7
ゲル	131,135	最大静止摩擦力	100
研究	226	最大体圧	87
研究デザイン	228	最大反復回数	125
言語聴覚士	3,11	在宅褥瘡予防・管理師	13
検知面積	87	座位姿勢	155
		座位肘頭高	135
こ		座位臀幅	135
コ・メディカル	2	座位能力	83
更衣動作	189	座位評価	134
高エネルギー・高タンパク質	195	サイドレール	129
高気圧酸素治療	45	再発予防	148
口腔衛生	41	細胞・オルガネラレベル	171
口腔内残渣	202	細胞外ATP量	196
膠原線維	30	細胞外基質	32
拘縮	157	細胞外高分子物質	30
較正	86	細胞外マトリックス	33
厚生労働省危険因子評価票	58	細胞活性化	163
好中球	29	細胞電気刺激	160
高電圧刺激療法	8,165	細胞膜透過性促進	167
喉頭隆起	202	細胞遊走	164
口内炎	195	細胞レセプター刺激	166
抗不安剤	204	催眠鎮静剤	204
誤嚥性肺炎	114	座角度	136
コーチ役割	3	作業療法	175
股関節	119	作業療法士	3
股関節屈曲	143	座クッション	108
股関節内外旋運動	154	坐骨部褥瘡	144
国際生活機能分類	177,210	座シート	95
黒色期	28	嗄声	202
胡座位	189	座底長	135
骨粗鬆症	84	座幅	99
骨突出	19,56,87	サプリメンテーション	194
骨盤挙上運動	125	座面クッション	189
骨盤後傾	198	座面のたわみ	136
骨盤サポート	113	作用点	5
固定ベルト	191	サルコペニア	193
コホート研究	230	酸化ストレス	196
小枕法	110	酸素バランス	31
コラーゲン	27,163		
転がり抵抗	96,100	**し**	
コロニー形成	36	自家皮膚移植	45
根拠に基づく医療	226	シーティング	89

索引　233

シート奥行	136	衝撃吸収	131
シート型センサ	87	上肢駆動	96,116
シートタイプ	130	照射時間率	8
シート幅	136	床上動作	143
シートベルト	101	消退性発赤	63
シーネ	85	消毒	33
弛緩性麻痺	199	情報収集・評価シート	180
刺激強度特異性	164	乗用車の運転	7,179,190
自己管理能力	7	症例研究	228
自己導尿	187	食事ケア	198
四肢の置き直し	109	食事行為	188
自重圧の開放	110	褥瘡再発予防	214
自重関連褥瘡	16	褥瘡内褥瘡	80
自助具	176	褥瘡認定師	13
システマティックレビュー	220,222	褥瘡の治癒過程	27
沈み込み	150	褥瘡の病態	16
沈める	130	褥瘡ハイリスク状態	23
姿勢アライメント	106,128,131,132	褥瘡予防・管理のアルゴリズム	224
姿勢管理	104	褥瘡予防マットレス	128
姿勢反応	134	除脂肪体重	193
刺創	33	自力体位変換（不可）	54,56
湿潤	52	自律神経麻痺	157
湿潤の増加	57	シン・メディカル	2
湿潤のバランス	31	シングルケースデザイン	228
湿潤環境の不均衡	41	神経筋電気刺激療法	127
湿潤療法	33	滲出液	70,207
質的研究	228	新生血管	30
しているADL	83	身体活動量	123
支点	99	身体寸法	101,129,134
自動体位変換機能	62,131	伸張運動	19
紫斑	24	振動刺激療法	171
脂肪組織	31	振動波	166
シャワーキャリー	189	浸軟	21
シャワーチェア	137,189	真皮	27
シャント	162	深部組織損傷	65
住環境整備	101	深部損傷褥瘡（DTI）	5,69,79
重症虚血肢	34	心理的問題	4
重心	5,112	診療ガイドライン	220
重錘	147		
縦断研究	229	**す**	
修復と再生	44	推奨グレード	226
周辺環境	211	推奨度	223
重力	112	推奨の強さ	223
手指衛生	41	水治療法	8,169
腫脹	123	水疱	24
術後回復の強化	105	睡眠のサポート	106
腫瘍用剤	204	スキサメトニウム塩化物水和物	206
循環動態	23	スキン-テア	58,129
除圧	145	スクワット運動	126
漿液性滲出液	71	ストレッチング	123,143,211
障がい者総合支援法	128	滑り座り	94
障害受容	2	滑り止め	118

スモールチェンジ ·············· 62,109
スライディンググローブ ········ 118,186
スライディングシート ···· 129,139,152,186
スライディングボード ··············· 139
スリングシート ················· 135,189
スルファジアジン銀 ················· 40
ずれ ······················· 5,18,57
座り直し ························· 155

せ

背上げ機能 ·········· 105,119,128,186
生活行為 ················· 2,175,204
生活支援 ························· 175
生活習慣病 ······················ 137
生活能力 ·························· 2
生活用具 ························· 176
成熟期 ··························· 35
静水圧 ··························· 169
成長因子 ·························· 35
静的座位姿勢 ······················ 82
赤色期 ··························· 30
脊髄損傷患者 ····················· 144
脊柱円背 ························· 198
舌骨下筋 ························· 202
摂食・嚥下 ······················ 188
接触圧 ······················ 183,184
接触面積 ·········· 93,112,129,189,201
切創 ···························· 33
背抜き ·························· 118
背張り ························ 95,101
セラバンド ······················ 148
セルフケア ···················· 46,104
セルフマネジメント ·········· 76,185,191
線維芽細胞 ···················· 27,30
仙骨座り ···················· 79,85,145
潜在性亜鉛欠乏 ··················· 195
先進的治療 ······················ 31
せん断力 ························· 93
せん断応力 ···················· 5,18,93
前段階要因 ······················ 55

そ

創縁の治癒遅延・表皮の巻き込み、ポケット形
成 ···························· 42
早期座位・立位 ··················· 104
早期歩行訓練 ····················· 104
早期離床 ························· 117
総合リハビリテーション実施計画書 ········ 13
創縮小効果 ······················ 165
創傷衛生 ························· 41
創傷治癒過程 ····················· 25
創傷治癒遅延 ······················ 70

創傷被覆材 ······················· 33
増殖期 ··························· 35
創の形状 ···················· 77,80,85
創の評価 ························· 64
創の変形 ························· 142
創面環境調整 ····················· 37
創面積評価 ······················ 81
側臥位 ··························· 148
足関節背屈 ······················ 144
足底 ···························· 156
側方安定性 ······················ 99
側弯 ···················· 23,83,131,145
阻血性障害 ····················· 5,17
底づき ·························· 147
組織管理 ························· 31
組織球 ··························· 29
組織耐久性 ······················ 21
咀嚼 ··························· 201
損傷電流 ·························· 8

た

体圧左右差 ······················ 87
体圧の増加 ······················ 57
体圧ピーク数 ····················· 87
体圧分散マットレス ················ 62
体圧分布測定装置 ················· 184
体位 ···························· 82
体位変換間隔 ····················· 63
体幹過緊張 ······················ 115
体幹屈曲運動 ····················· 114
体幹傾斜角度 ····················· 96
体幹後傾位 ······················ 97
体幹前傾位 ······················ 96
体幹前傾運動 ····················· 114
体幹前傾モーメント ················ 97
体調チェック・フローチャート ········ 205
大転子 ·········· 19,68,89,107,132,142,150,154
大転子部褥瘡 ···················· 143
対流 ··························· 169
滞留 ··························· 207
楕円形 ··························· 77
多汗 ···························· 21
多血小板血漿 ····················· 45
多職種連携 ······················ 14
立ち直り反射 ···················· 132
脱分極 ·························· 160
脱毛症 ·························· 195
他動的関節可動域運動 ··············· 6
端座位 ······················ 114,143
短縮 ···························· 19
弾性ストッキング ·················· 85
弾性線維 ························· 27

炭素電極 · 162	
タンパク質 · 195	
蛋白分解酵素 · · · · · · · · · · · · · · · · · · · 35	

ち

知覚の認知 · 52	
知覚麻痺 · 161	
窒息死 · 193	
超音波画像診断装置 · · · · · · · · · · · · · · · 80	
超音波療法 · · · · · · · · · · · · · · · · · · · 8,166	
蝶形 · 79	
腸骨部 · 154	
直接的サポート · · · · · · · · · · 110,111,112	
直流微弱電流刺激 · · · · · · · · · · · · · · · 165	
治療計画 · 43	

つ

対麻痺 · 2	
包む · 130	
強さ · 223	
吊り具 · 154,189	

て

低栄養状態 · 20	
抵抗感 · 123	
低酸素状態 · 124	
低周波刺激 · 162	
定着 · 30,72	
低反発フォーム · · · · · · · · · · · · · · · · · 131	
ティルト・リクライニング型車椅子 ·101,134,143	
ティルト機能 · 95	
手鏡 · 187	
できるADL · 83	
デブリードマン · · · · · · · · · · · · · · · · · · 28	
デルマトーム · · · · · · · · · · · · · · · · · · · 161	
電気刺激療法 · · · · · · · · · · · · · 8,126,160	
電気走性 · 8	
転倒（リスク）· · · · · · · · · · · · · · · · · 147	
電動車椅子 · · · · · · · · · · · · · 100,101,177	
臀部接触圧 · 160	

と

動作管理 · 104	
動水圧 · 169	
頭側挙上 · · · · · · · · · · · · · · · · 79,104,181	
疼痛 · 33,123,157	
動的座位姿勢 · 91	
糖尿病性壊疽 · 34	
頭部前方変位 · · · · · · · · · · · · · · · · · · · 198	
特殊疾患 · 23	
特定臨床研究 · · · · · · · · · · · · · · · · · · · 173	
独居高齢者 · 22	

戸の開閉動作 · · · · · · · · · · · · · · · · 99,146	
トラフェルミン · · · · · · · · · · · · · · · · · · 31	
トレーシングフィルム · · · · · · · · · · · · 81	
トレーナー役割 · · · · · · · · · · · · · · · · · · 3	
ドレッシング材 · · · · · · · · · · · · · · · · · · 5	

な・に・ね・の

ナーズ · 37	
内因性オピオイド放出 · · · · · · · · · · · 161	
難治性創傷 · 34	
軟部組織 · 6,124	
臭い · 33	
肉芽腫 · 31	
肉芽組織 · 73	
二次治癒 · 35	
日常生活活動 · 2	
日常生活自立度 · · · · · · · · · · · · · · · · · · 58	
日常生活用車椅子 · · · · · · · · · · · · · · · 178	
二分脊椎症患者 · · · · · · · · · · · · · · · · · 143	
入浴行為 · 189	
尿・便失禁 · 21	
尿取りパッド · · · · · · · · · · · · · · · · · · · 108	
寝返り · 143,152	
ねじれ · 83	
熱圧縮綿 · 138	
ノーパンクタイヤ · · · · · · · · · · · · · · · 190	

は

パーキンソン病 · · · · · · · · · · · · · · · · · 199	
バイオフィルム · · · · · · · · · · · · · · · 30,36	
排泄行為 · 187	
ハイブリッド · · · · · · · · · · · · · · · 135,138	
培養筋線維 · 166	
廃用症候群 · · · · · · · · · · · · · · · · · · · 4,104	
バスマット · 189	
バタフライ型 · 79	
バックサポート · · · · · · · · · · · 92,95,136	
発生リスク要因 · · · · · · · · · · · · · · · · · · 50	
ハバード浴 · 169	
ハムストリングス · · · · · · · · · 85,145,160	
パラメディカル · · · · · · · · · · · · · · · · · · 2	
バランス反応 · · · · · · · · · · · · · · · · · · · 132	
バリア機構 · 41	
パルス超音波 · 8	
パルスモード特異性 · · · · · · · · · · · · · 167	
ハンガー · 154	
バンカー法 · 110	
瘢痕 · · · · · · · · · · · · · · · · · · · 19,32,181	
ハンドリム · 96	
反応性精神症状 · · · · · · · · · · · · · · · · · · 4	
半腹臥位 · 148	
ハンモック様効果 · · · · · · · · · · · · · · · · 6	

ひ

ヒアルロン酸	27
皮下組織	27
引き金要因	55
飛行機での移動	190
非固着性ガーゼ	209
腓骨	143
微弱電流刺激	161
非侵襲的換気療法（NPPV）マスク	85
引張応力	5,18
引張変形	6
皮膚・排泄ケア認定看護師	11
皮膚炎	195
皮膚湿潤	58
皮膚脆弱性	209
皮膚弾力性	21
評価	43
標準型車椅子	134
標準治療	228
病的骨突出	5,19,54,58,210
表皮角化細胞	27
びらん	24
ピロー	109

ふ

ファイブロネクチン	27
深さ	69
福祉用具	128,176
福祉用具専門員	13
復職	182,191
副腎ホルモン剤	204
浮腫	21,24,54,123
プッシュアップ	145,155,186
フットウェア	144,157
フットサポート	92,145
フットボード	129
物理療法	123,160
太ももの形	87
フラットタイプ	137
不良座位姿勢	198
不良姿勢	140
フレイル	4,193
ブレーデンスケール	50
プロテアーゼ	29,35,36
プロテオグリカン	27
分析的観察研究	229
分類不能	65

へ

併存疾患	45
ペダリング運動	143
ベッド	128

ヘッドサイドアップ	104
ヘルスリテラシー	45
変形（拘縮）	17,23
便座	187
ベンゾジアゼピン系睡眠薬	206

ほ

包括的高度慢性下肢虚血	39
訪問リハビリテーション	210
ホエイプロテイン	194
ポケット切開	43,73
歩行	143
ポジショニンググローブ	118
ポジショニングピロー	128,131
補助具	187
発赤	24,33,210
ポリウレタンフィルム	208

ま

マイクロクライメット	63
マイクロストリーミング	166
前上がりタイプ	137
前向き研究	229
マクロファージ	29,31
摩擦	93
摩擦とずれ	52
末梢神経障害	157
末梢動脈疾患	29,38
マットレス	130
マニュアル	220
麻薬	204
慢性期褥瘡	24
慢性創傷	34

み・む・め・も

味覚・嗅覚異常	195
むせ	202
蒸れ	5,182
メカノレセプター刺激	166
メタアナリシス	222
メラトニン受容体作動薬	207
免疫抑制剤	204
免荷	144
メンテナンスデブリードマン	41
モジュラー型車椅子	134
モニタリング	43

や・ゆ・よ

薬学的管理	205
薬剤師	12
薬剤滞留性	209
薬物療法	204

有棘細胞癌 ······· 39	Barthel Index ······· 83
遊走 ······· 27	bFGF(basic fibroblast growth factor) ······· 31
床座位姿勢 ······· 143	Biophysical Agents ······· 160
容積導体 ······· 8	bony prominence ······· 19
ヨウ素製剤 ······· 40	BQ(Background question) ······· 223
腰痛 ······· 207	B型ボツリヌス毒素 ······· 206
ヨードホルム ······· 40	Clinical Question ······· 227
予後予測 ······· 105	CLTI(Chronic threatening ischemia) ······· 39
よじれ ······· 5	colonization ······· 72
予防的スキンケア ······· 21	co-medical ······· 2

ら・り・れ・ろ

ラテラルパッド ······· 113	Comparison ······· 227
ラメリポディア ······· 164	compressive stress ······· 18
ランダム化比較試験 ······· 228	contamination ······· 72
理学療法士 ······· 3	Controls ······· 221
リクライニング型車椅子 ······· 134	CQ(Clinical Question) ······· 221,227
リクライニング機能 ······· 95	D in D ······· 80
リサーチクエスチョン ······· 227	DTI(deep tissue injury) ······· 5,67,69,79
離床 ······· 104	Depth ······· 69
梨状陥凹部 ······· 199	DESIGN-R®2202 ······· 68
利尿薬（剤） ······· 204	duty factor ······· 8
リハビリテーション・栄養・口腔連携体制加算	EBM(evidence based medicine) ······· 226
······· 11,13	Edge of wound-non advancing or undermined
リハビリパンツ ······· 108,188	epidermal margin ······· 42
リハビリモード ······· 152	end feel ······· 6
リフト ······· 115,154	ERAS(Enhanced recovery after surgery) ······· 105
量的研究 ······· 228	EPIFIX ······· 44
リラクゼーション ······· 123,211	EP(Sextracellular polymeric substance) ······· 30
臨界的定着 ······· 30,36.72	Evaluation ······· 43
臨床研究 ······· 171,173	Exposure ······· 227
リンパ球 ······· 29	Exudate ······· 70
リンパ系機能障害 ······· 17	FAK(Focal adhesive kinase) ······· 166
レジスタンス運動 ······· 194	FIM(Functional Independence Measure) ······· 83
裂創 ······· 33	
老老介護 ······· 22	

G-N

ロールタイプ ······· 130	GABA（受容体） ······· 206,207
ロクロニウム臭化物 ······· 206	gamma-aminobutyric acid ······· 206
	Granulation ······· 73
	Hofferの座位能力分類 ······· 83,84
	ICF(International Classification of Functioning,
	Disability and Health) ······· 177,210

欧文

A-F

ABI(Ankle brachial pressure index) ······· 39	IL-1 ······· 36
ADL(Activity of Daily Living) ······· 2,83	Implementation ······· 43
ankylosis ······· 19	Infection ······· 72
ATP分解酵素 ······· 196	Inflammation/Infection ······· 72
Attitude ······· 82	injury current ······· 8
Aβ線維 ······· 161	interdisciplinary approach ······· 25
A型ボツリヌス毒素 ······· 206	Intervention ······· 221,227
bacterial burden ······· 72	kwashiorkor ······· 20
	K式スケール ······· 55
	LBM(Lean Body Mass) ······· 193
	L-カルノシン ······· 202
	M.O.I.S.T.(Moist wound healing) ······· 32,33

marasmus ···································· 20
MDRPU(medical device related pressure ulcer) ····································· 16
mechanical effect ························· 8
microclimate ··························· 5,63
MMP(matrix metalloproteinase) ········· 29
moisture balance ····················· 31,41
Monitoring ······························· 43
Mucosal membrane pressure injury ········ 67
n-3系脂肪酸···························· 202
Necrotic tissue ·························· 73
NERDS ································· 37
Nitorgen Death ························· 193
NPIAP(National pressure injury Advisory Panel)································· 65
NPWT(Negative pressure wound therapy)43,44
NPWT with instillation and dwell time ······ 43
NST(nutrition support team)·············· 202

O-S

Occupational Therapy···················· 175
OHスケール···························· 53
on elbow ····························· 143
on hand······························ 143
OT(Occupational Therapist) ·············· 3
Outcome ·························· 221,227
oxgen balance ························· 31
PAD(peripheral arterial disease) ········ 29,38
para-medical ···························· 2
Patients ····························· 221
PDCAサイクル························· 177
PDGF(platelet-derived growth factor) ······ 31
PEM(protein energy malnutrition) ········· 20
physical agents ························ 160
PICO/PECO ······················ 221,227
PISA徴候 ····························· 199
PMDA（Pharmaceuticals and Medical Devices Agency)······················ 173
Pocket ······························· 73
Population ···························· 221

Position ······························· 82
Problem ····························· 221
PRP(Platelet-Rich Plasma) ·············· 45
PT(Physical Therapist) ················· 3
QOL(Quality of Life) ·················· 2
RCT(Randomized Controlled Trial)········ 228
repair and regeneration················ 31,44
repetition maximum ···················· 125
ROMEx(Range of Motion Exercise) ········· 6
RQ(Research Question)················· 227
self related pressure ulcer ··············· 16
shear stress ·························· 18
size································· 71
slide································· 18
social factors ························· 31
Social situation and patient-related factors · 45
SPP(Skin perfusion pressue) ············· 39
ST(Speech Therapist)·················· 3
stress ······························· 18
support ······························ 31
syn-medical·························· 2

T-W, γ

TcPO₂(Transcutaneous oxgen) tension ······ 39
tensile stress ························· 18
tightness ····························· 19
TIME ······························ 31,37
TIMER ····························· 31,44
tissue management ···················· 31
Tissue non-viable or deficient ············ 38
tissue viability ························ 31
TNF-α ······························ 36
Treatment plan ························ 43
Unstageable pressure injury ·············· 67
volume conductor···················· 8
WOCナース························· 11
Wound Bed Preparation(WBP) ········ 25,34,37
wound edge························· 31
Wound hygine ························· 41
γ-アミノ酪酸·························· 206

索 引　239

褥瘡のリハビリテーション医療
予防・治療・ケアの実際

2024年9月4日　第1版第1刷発行	監　修　寺師　浩人
	編　著　杉元　雅晴、日髙　正巳、吉川　義之
	発行者　有賀　洋文
	発行所　株式会社　照林社
	〒112-0002
	東京都文京区小石川2丁目3-23
	電話　03-3815-4921（編集）
	03-5689-7377（営業）
	https://www.shorinsha.co.jp/
	印刷所　共同印刷株式会社

●本書に掲載された著作物（記事・写真・イラスト等）の翻訳・複写・転載・データベースへの取り込み、および送信に関する許諾権は、照林社が保有します。

●本書の無断複写は、著作権法上の例外を除き禁じられています。本書を複写される場合は、事前に許諾を受けてください。また、本書をスキャンしてPDF化するなどの電子化は、私的使用に限り著作権法上認められていますが、代行業者等の第三者による電子データ化および書籍化は、いかなる場合も認められていません。

●万一、落丁・乱丁などの不良品がございましたら、「制作部」あてにお送りください。送料小社負担にて良品とお取り替えいたします（制作部☎0120-87-1174）。

検印省略（定価はカバーに表示してあります）
ISBN978-4-7965-2624-1
©Hiroto Terashi , Masaharu Sugimoto, Masami Hidaka, Yoshiyuki Yoshikawa/2024/
Printed in Japan